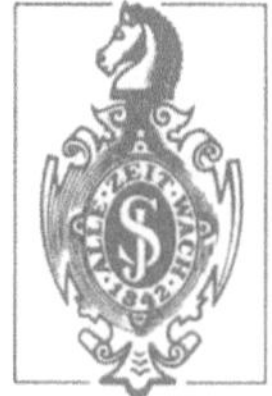

J. Köbberling C. R. Pickardt (Hrsg.)

STRUMA

Unter Mitarbeit von

W. Becker H. Dralle R. Gärtner R. Gutekunst
G. Hintze und F. Manz

Geleitwort von D. Hötzel und P. C. Scriba

Mit 54 Abbildungen, z. Teil mehrfarbig, und 22 Tabellen

Springer-Verlag Berlin Heidelberg GmbH

Prof. Dr. med. Johannes Köbberling
Städtisches Ferdinand-Sauerbruch-Klinikum
Akademisches Lehrkrankenhaus der Universität Düsseldorf
Arrenberger Straße 20
5600 Wuppertal

Prof. Dr. med. Caroline Renate Pickardt
Medizinische Klinik Innenstadt der Universität München
Ziemssenstraße 1
8000 München 2

ISBN 978-3-540-51067-3   ISBN 978-3-642-88313-2 (eBook)
DOI 10.1007/978-3-642-88313-2

Vorwort

Strumen fanden schon frühzeitig das Interesse der Menschen. Hexenglaube und obskure Vorstellungen, aber auch folgerichtige Beobachtungen haben in der Vergangenheit bei Überlegungen zur Pathogenese in einem bunten Reigen Pate gestanden. Schon im klassischen Griechenland soll Kropf mit pulverisierten Meeresschwämmen therapiert worden sein. Der Jodreichtum dieser Organismen wurde erst viel später erkannt, wodurch die Kausalität dieser Behandlungsmethode schließlich bestätigt wurde. Es hat den Anschein, daß auch heute noch in der Bundesrepublik die Relikte mittelalterlicher Vorstellungen die Beurteilung und Einschätzung der Problematik mitbestimmen. Jedenfalls hat der Kropf in der Bundesrepublik Deutschland ein Reservat gefunden, dem zwar mittlerweile hohe diagnostische und therapeutische Aufmerksamkeit zugewandt wird, das jedoch in der Prophylaxe nur sehr zögernd und mit Vorbehalten angegangen wird. Dabei haben bis vor kurzem Hemmnisse im lebensmittelrechtlichen Bereich die Entwicklung unnötigerweise beeinträchtigt. Deutschland wird in absehbarer Zeit zu den wenigen Gebieten der Erde zählen, in denen Strumen noch in ihrer großen Vielfalt und weiten Verbreitung studiert werden können, damit aber auch erhöhte Aufmerksamkeit erfordern. In anderen Ländern und Gebieten tendiert die Prävalenz zu einer sehr niedrigen Basisrate.

Die Herausgeber legen mit diesem Werk eine Dokumentation des Wissens vor, die sich von der Pathophysiologie und Epidemiologie über die Klinik bis hin zur Diagnostik und Therapie erstreckt. Wichtige Zusatzkapitel runden den Stoff ab. Dem Jod wird berechtigterweise besondere Aufmerksamkeit zuteil. In zwei Kapiteln werden die Rolle des Jod in der Ernährung und die Möglichkeiten und Ergebnisse der Jodprophylaxe behandelt. Es ist den Herausgebern (Köbberling und Pickardt) gelungen, besonders erfahrene Autoren für die einzelnen Abschnitte des Buches zu gewinnen. Die Leser dieses Buches schulden ihnen Dank für die präzise und ausgewogene Form der Darstellung, die auf einer sorgfältigen Stoffauswahl beruht. Besonders muß hervorgehoben werden, daß bei Berücksichtigung bewährter Erkenntnisse der neueste Stand des Wissens dargestellt wird.

An den Folgen des Jodmangels leiden derzeit in der Bundesrepublik Deutschland 8–12 Mio. Menschen, vielleicht auch noch mehr. Erkrankungen der Schilddrüse stehen an vierter Stelle aller Indikationen für Operationen. Die Kosten, die der deutschen Volkswirtschaft durch Jodmangelstrumen entstehen, werden auf mehr als eine Milliarde Mark jährlich geschätzt.

Vor diesem praktischen Hintergrund – aber auch aus erkenntnis-theoretischer Sicht – ist das vorliegende Buch in besonderem Maße zu begrüßen. Es wird wesentlich dazu beitragen, die Kenntnisse zu vermitteln, die als Voraussetzungen für eine ausgewogene Meinungsbildung erforderlich sind und damit die Grundlage für eine wirkungsvolle Prophylaxe schaffen. Bei vielen Schilddrüsenkrankheiten gilt in besonderem Maße, daß die Prophylaxe der Therapie weit überlegen ist. Wir wünschen diesem gelungenen und wichtigen Werk, das im deutschen Sprachgebiet einmalig ist, eine weite Verbreitung.

Bonn/München, im Februar 1990   D. Hötzel, P. C. Scriba

Autorenverzeichnis

Becker, Wolfgang, Dr. med.
Universität Erlangen/Nürnberg, Institut und Poliklinik für Nuklearmedizin,
Krankenhausstraße 12, 8520 Erlangen

Dralle, Henning, Priv.-Doz. Dr. med.
Medizinische Hochschule Hannover,
Klinik für Abdominal- und Transplantationschirurgie,
Konstanty-Gutschow-Straße 8, 3000 Hannover 61

Gärtner, Roland, Priv.-Doz. Dr. med.
Medizinische Klinik Innenstadt der Universität München,
Abt. Endokrinologie,
Ziemssenstraße 1, 8000 München 2

Gutekunst, Rainer, Priv.-Doz. Dr. med.
Medizinische Hochschule Lübeck, Klinik für Innere Medizin,
Ratzeburger Allee 160, 2400 Lübeck 1

Hintze, Gerhard, Priv.-Doz. Dr. med.
Städtisches Ferdinand-Sauerbruch-Klinikum, Akademisches Lehrkrankenhaus
der Universität Düsseldorf,
Arrenberger Str. 20, 5600 Wuppertal

Köbberling, Johannes, Prof. Dr. med.
Städtisches Ferdinand-Sauerbruch-Klinikum, Akademisches Lehrkrankenhaus
der Universität Düsseldorf,
Arrenberger Straße 20, 5600 Wuppertal 1

Manz, Friedrich, Prof. Dr. med.
Forschungsinstitut für Kinderernährung,
Hainstück 11, 4600 Dortmund 50

Pickardt, Caroline Renate, Prof. Dr. med.
Medizinische Klinik Innenstadt der Universität München,
Abt. Endokrinologie,
Ziemssenstraße 1, 8000 München 2

1 Geschichtlicher Abriß

J. KÖBBERLING

Vergrößerungen der Schilddrüse, „Struma" oder „Kropf" genannt, sind seit Jahrhunderten als individuelles Problem wie auch als allgemeines Problem bestimmter Regionen mit endemischem Auftreten dieses Merkmals (im europäischen Kulturkreis sind dies insbesondere die Alpenländer) bekannt. Zeugnisse gehäuften Vorkommens von Strumen finden sich auch aus verschiedenen Regionen Deutschlands. So berichtet darüber z. B. Albrecht von Haller im 18. Jahrhundert aus der Gegend um Göttingen (Südniedersachsen).

Bildliche Darstellungen von Menschen mit Kröpfen als ganz normales körperliches Merkmal sind keine Seltenheit. Sie kommen schon in der sakralen Kunst des 14. Jahrhunderts vor, insbesondere aber in der Kunst und Volkskunst des 18. und 19. Jahrhunderts. Für Interessierte sei auf das eindrucksvolle Werk *Geschichte und Ikonographie des endemischen Kropfes und Kretinismus* von Merke [2] hingewiesen. In der vornaturwissenschaftlichen Ära der Medizin wurden sehr vielfältige, aus heutiger Sicht z. T. kurios wirkende Vorstellungen über die Ursache der Kropfentstehung diskutiert. Zu nennen sind z. B. „korrupte Humores", heiße, feuchte Luft, Trinken kalten Wassers, verminderte Luftelektrizität, falsches Pressen bei der Geburt, häufige Reklination des Kopfes, Tragen schwerer Lasten, Erdstrahlungen, Radioaktivität des Bodens, gutes Essen und Trinken, häufiges Schreien in der Kindheit oder einfach „Strafe Gottes".

Schon bald nach der Entdeckung des Elementes Jod Anfang des 19. Jahrhunderts wurde ein Zusammenhang zwischen Jodmangel und Strumaentstehung vermutet. Bis in die 2. Hälfte des vorigen Jahrhunderts hinein war jedoch die Funktion der Schilddrüse völlig unbekannt, so daß pathophysiologische Erklärungen für die Jodmangeltheorie nicht gegeben werden konnten. Um so überraschender sind die klaren Schlußfolgerungen, die aus einzelnen epidemiologischen Beobachtungen gezogen wurden. So erwähnt Alexander von Humboldt in seinen *Reiseerinnerungen* von 1824 eine Region in Südamerika, in der der Kropf als endemisches Problem auftrat, nachdem die Bewohner ihr Salz aus einer neuen Mine gewinnen mußten. Dieses Salz stellte sich später als jodfrei heraus. Ein mit Humboldt befreundeter Chemiker vertrat bereits damals die Meinung, daß der Kropf verschwinden würde, wenn in allen Gegenden, wo dieser endemisch auftritt, ein allgemein zugängliches Depot von jodhaltigem Salz errichtet würde. Vorschläge dieser Art gerieten aber noch fast ein Jahrhundert lang in Vergessenheit.

Daß die Schilddrüse ein lebenswichtiges Organ ist, stellte sich erst Ende des vorigen Jahrhunderts heraus, nachdem der Chirurg Kocher nach Verbesserungen der Operationstechnik in größerem Umfang Totalentfernungen vergrößerter Schilddrüsen vorgenommen hatte. Nachdem ein Hausarzt einer so behandelten Patientin Kocher auf deutliche Wesensveränderungen hingewiesen hatte, untersuchte dieser zusammen mit seinen Mitarbeitern in kürzester Zeit 34 seiner 77 operierten Patienten nach. Er beschrieb den „müden schwerfälligen Gang, die frostigen, angeschwollenen Hände, das gedunsene, faltige Gesicht und den kretinenhaften Ausdruck" und schuf den Begriff der Cachexia strumipriva [3]. Es verging aber noch einmal ein Jahrzehnt, bis bewiesen werden konnte, daß sich die von Kocher beschriebenen klinischen Zeichen, die natürlich Ausdruck einer Schilddrüsenunterfunktion waren, durch die Gabe von Extrakten aus Schilddrüsen beseitigen lassen.

Schilddrüsenextrakte wurden bald industriell hergestellt und für verschiedene mehr oder weniger sinnvolle Indikationen angeboten.

Eine Zufallsbeobachtung führte zu der Erkenntnis, daß sich Schilddrüsenpräparate auch zur Behandlung euthyreoter Strumen eignen. Ein Psychiater hatte geglaubt, unter Schilddrüsenextraktverabreichung eine günstige Beeinflussung der als Komplikation der Cachexia strumipriva beobachteten geistigen Störungen festzustellen und verordnete sie daher auch bei anderen Geisteskrankheiten. Die psychischen Leiden wurden nicht beeinflußt, wohl aber zeigte sich ein Abschwellen eines zufällig bei einem solchen Patienten gleichzeitig bestehenden Kropfes. Im Jahre 1895 berichtete Kocher über eine solche „Organotherapie" bei 12 Patienten mit Struma. Thyreoidea siccata wurde nun für etwa 70 Jahre das gängige Präparat zur Behandlung der Struma. Erst Mitte der 60er Jahre wurde es durch synthetische Schilddrüsenhormonpräparate ersetzt. Für etwa 20 Jahre galt nun Thyroxin als die Standardsubstanz zur Behandlung der Struma mit Euthyreose, häufig mit der Empfehlung einer lebenslangen Einnahme. Jod dagegen wurde ausschließlich als zur Prophylaxe von Strumen geeignet angesehen. Erst seit kurzem wird Jodid auch wieder zur Therapie einer diffusen Jodmangelstruma eingesetzt.

Die Geschichte der Strumaprophylaxe durch Jodsalz ist sehr wechselhaft. Schon 1852 wurde erstmals in 3 französischen Provinzen der Versuch einer allgemeinen Strumaprophylaxe mit Jodsalz begonnen. Das Salz enthielt damals bis zu 500 mg Kaliumjodid/kg, so daß unter Umständen mehrere Milligramm Jodid/Tag zugeführt wurden. Wegen auftretender Nebenwirkungen, wahrscheinlich in Form von Hyperthyreosen durch die sehr hohe Joddosis, mußte die Studie schon nach wenigen Jahren beendet werden. Ein besser vorbereitetes Kropfprophylaxeprogramm wurde im Jahre 1922 in der Schweiz begonnen. Nur ein Salz mit mindestens 5 mg Kaliumjodid/kg darf seit dieser Zeit in der Schweiz als „Vollsalz" bezeichnet werden. Die Erfolge waren überwältigend. Parallel zum Vollsalzverbrauch nahm die Kropfhäufigkeit deutlich ab. Der Jodidgehalt wurde später auf 10 mg/kg und 1980 sogar auf 20 mg/kg erhöht, nachdem nachgewiesen worden war, daß der durchschnittliche Salzverbrauch um mehr als 50 % zurückgegangen war.

Auch in Amerika wurde in dieser Zeit ein jodiertes Speisesalz eingeführt. Die Dosis wurde deutlich höher als in der Schweiz angesetzt. Von 1924 bis 1951 nahm die Strumahäufigkeit im Staate Michigan von 38,6 auf 1,4 % ab [1]. Wegen des zurückgehenden Salzverbrauchs wurden in den USA zusätzlich andere Methoden der Jodapplikation eingeführt, z. B. über Brot und Milch oder über die in Amerika verbreiteten Lebensmittelfarben. Die durchschnittliche Jodaufnahme in Amerika ist heute mehr als 10mal so hoch wie in der Bundesrepublik Deutschland. Die Struma als endemische Erkrankung ist dort unbekannt.

In der Bundesrepublik Deutschland ist seit 1981 ein mit 20 mg Jodid/kg angereichertes Speisesalz erhältlich. Eine allgemeine Einführung jodierten Speisesalzes war in Deutschland jedoch politisch nicht durchsetzbar. Erst seit 1989 darf jodiertes Speisesalz auch bei der Lebensmittelherstellung und in Großküchen verwendet werden, nach wie vor jedoch nur mit entsprechender Kennzeichnung. Auf die Probleme der Jodprophylaxe in der Bundesrepublik Deutschland wird an anderer Stelle des Buches ausführlich eingegangen. Auch wenn das Problem von der Öffentlichkeit zunehmend erkannt wird und wenn Bemühungen um eine Beseitigung des Problems intensiviert werden, dürften wir noch über Jahrzehnte hinaus mit dem Problem der endemischen Struma in der Bundesrepublik konfrontiert bleiben.

Literatur

1. Matovinovic J (1985) Iodine status and prevention of endemic goitre: past and present. In: Hall R, Köbberling J (Hrsg) Thyroid disorders associated with iodine deficiency and excess. Raven, New York
2. Merke F (1971) Geschichte und Ikonographie des endemischen Kropfes und Kretinismus. Huber, Bern Stuttgart Wien
3. Thröhler U (1984) Der Nobelpreisträger Theodor Kocher. Birkhäuser, Basel Boston Stuttgart

2 Pathophysiologie und Definition des Krankheitsbildes

Vorbemerkungen: J. KÖBBERLING

Im folgenden Beitrag wird nicht nur der letzte Stand der Kenntnisse zur Pathophysiologie der Strumaentstehung geschildert, sondern es werden auch ältere Anschauungen referiert. Der Wandel der Anschauungen zur Pathophysiologie der Struma hilft, den Wandel der Therapiekonzepte zu verstehen, der sich in den letzten Jahren vollzogen hat.

Lange Zeit galt es als feststehende Tatsache, daß dem TSH der Hypophyse die entscheidende Rolle bei der Pathogenese der Struma, insbesondere auch der Jodmangelstruma einzuräumen ist. Diese Ansicht läßt sich aber sicher nicht aufrechterhalten. Offen ist, ob dem TSH ein permissiver Effekt zukommt. Als Stimulatoren für das Schilddrüsenwachstum sind inzwischen lokal entstehende Wachstumsfaktoren anerkannt, die in der Schilddrüse selbst gebildet und autokrin (innerhalb der Zelle selbst) bzw. parakrin (durch Diffusion von Zelle zu Zelle) wirksam werden. Der Jodmangel wirkt vermutlich unmittelbar auf die Produktion oder Sekretion dieser lokalen Wachstumsfaktoren ein.

In einem weiteren Abschnitt wird die Pathophysiologie der Knotenbildung der Struma dargelegt. Die funktionelle Heterogenität der Follikelzellen führt dazu, daß Tochterfollikel sehr unterschiedlicher Aktivität und unterschiedlicher Proliferationstendenz entstehen. Am Ende dieses Prozesses entstehen disseminierte oder multifokale Autonomien, insbesondere bei länger bestehenden Strumen älterer Menschen. Auf diese Autonomieentstehung wird auch in Kap. 9 ausführlich eingegangen.

2.1 Pathophysiologie und Definition des Krankheitsbildes

R. Gärtner

Definitionen

Ungeachtet der Ätiologie wird jede Vergrößerung der Schilddrüse als Struma bezeichnet. Mit diesem Begriff wird also lediglich ein Symptom beschrieben. Ist die Struma frei von knotigen Veränderungen, so bezeichnet man sie als *Struma diffusa*. Werden palpatorisch, szintigraphisch oder sonographisch Knotenbildungen in der Schilddrüse gefunden, so bezeichnet man diese nodös vergrößerte Schilddrüse als *Struma nodosa*. Erst die weiterführende Diagnostik ermöglicht eine genaue Beschreibung (s. Kap. 5). Wenn mehr als 10 % der Bewohner einer Region eine vergrößerte Schilddrüse haben, so spricht man von einer *endemischen Struma*. Für diese ist der Jodmangel in der Nahrungskette weltweit die häufigste Ursache [20]. Neben dem Jodmangel gibt es andere, seltenere Ursachen wie bei der endemischen Struma in Zentralafrika oder Vietnam [13]: dort liegt die Ursache im Verzehr von Casava, einer cyanidhaltigen Wurzel. Dieses wird zu Thiocyanid verstoffwechselt, das die Jodaufnahme in die Schilddrüse hemmt. Verschiedene Substanzen im Trinkwasser können die Jodaufnahme in die Schilddrüse vermindern und somit auch zu einer endemischen Struma führen, obwohl in diesen Gebieten kein Jodmangel herrscht. Diese Ursachen führen also auch zu einem intrathyreoidalen Jodmangel. Für die Entstehung der endemischen Struma in diesen Gebieten dürfte der gleiche pathophysiologische Mechanismus wie bei einem Jodmangel in der Nahrungskette verantwortlich sein.

Von einer *sporadischen Struma* spricht man, wenn eine Schilddrüsenvergrößerung in einem Nichtendemiegebiet auftritt. Bei einem geringen Teil der sporadischen Strumen ist die Ursache ein genetischer Defekt, der zu einer Jodfehlverwertung führt.

Histologisch liegt bei den endemischen Strumen und den sporadischen Strumen eine Hypertrophie und/oder Hyperplasie der Schilddrüse vor. Daneben gibt es noch eine ganze Reihe anderer Ursachen für eine Schilddrüsenvergrößerung, wie z. B. entzündliche, lymphozytäre Infiltrate, fibröse Veränderungen oder Neoplasien. Auf all diese soll im folgenden nicht eingegangen werden; wir diskutieren lediglich die Entstehung der endemischen Struma bei Jodmangel, der entweder durch eine verminderte Aufnahme oder durch eine Blockierung der Jodaufnahme in die Schilddrüse hervorgerufen werden kann.

Bisherige Vorstellungen über die Entstehung der endemischen Struma

Die Schilddrüse gehört zu den endokrinen Organen, die in der Lage sind, nicht nur durch eine kompensatorische Hypertrophie, sondern auch durch eine Hyperplasie auf einen Substratmangel zu reagieren. Die ersten wissenschaftlich belegten Zusammenhänge zwischen endemischer Struma und Jodmangel gehen auf die Arbeiten von Baumann [1] und Bruns zurück [3], in denen gezeigt werden konnte, daß Strumen einen deutlich niedrigeren Jodgehalt aufweisen als normal große Schilddrüsen.

Den exakten wissenschaftlichen Nachweis über den Zusammenhang zwischen Jodmangel und den histopathologischen Veränderungen der Struma führte Marine [17]. Aufgrund seiner genauen Analysen an tierischen und menschlichen Strumen in Endemiegebieten konnte er zeigen, daß mit zunehmendem Jodmangel zunächst hypertrophische, ab einem kritischen Jodmangel von weniger als 0,2 mg Jod pro g Gewebe auch hyperplastische Veränderungen in der Schilddrüse auftreten. Den Jodgehalt normaler Schilddrüsen bestimmte Marine mit etwa 0,9 mg Jod pro g Gewebe. Dieser Wert konnte durch moderne Analyseverfahren in den letzten Jahren bestätigt werden. Gleichzeitig konnte Marine den inversen Zusammenhang zwischen dem Gewicht und dem Jodgehalt der Schilddrüse bestätigen, der bereits von Bruns [3] und Baumann [1] belegt war. In den nachfolgenden Jahrzehnten ist diese Korrelation zwischen abnehmendem intrathyreoidalen Jodgehalt und Zunahme der Strumagröße mehrfach im Tierversuch und beim Menschen gezeigt worden [7, 11, 20–22].

Die Schilddrüse ist also in der Lage, auf eine Jodverarmung morphologisch zu reagieren, wobei die Zellen zunächst hypertrophieren, bevor sie bei sehr ausgeprägtem Jodmangel vermehrt wachsen. Sie ist aber auch in der Lage, funktionell auf eine Jodverarmung durch die sog. „kompensatorische T_3-Mehrsekretion" [20] zu reagieren. Hierbei wird relativ mehr Trijodthyronin (T_3) als Thyroxin (T_4) von der Schilddrüse freigesetzt, und somit Jod eingespart.

Für klinische und epidemiologische Studien ist der intrathyreoidale Jodgehalt wenig hilfreich. Dieser resultiert aber aus der täglichen Jodaufnahme und der Jodausscheidung im Urin. Epidemiologische Studien zeigen den inversen Zusammenhang zwischen Jodausscheidung im Urin und Strumahäufigkeit [11] (s. Kap. 3).

Die Schilddrüse benötigt Jod, um Schilddrüsenhormone zu synthetisieren. In den peripheren Organen, vor allem Leber und Niere werden die Schilddrüsenhormone dejodiert, und das freiwerdende Jodid kann wieder von der Schilddrüse aufgenommen werden. Ein Teil geht aber durch die Ausscheidung über Nieren und Darm verloren. Der normale Tagesbedarf an Jod beträgt, abhängig von Körpergröße, Alter und Geschlecht etwa 150–300 µg Jod [20].

Die Konzentration der Schilddrüsenhormone im Serum wird durch Thyreotropin (TSH) gesteuert. Wenn die Schilddrüsenhormonkonzentration im Serum abfällt, steigt die TSH-Sekretion aus der Hypophyse an – und umgekehrt. Dieser Feedbackmechanismus findet in der Hypophyse statt. Der Hypothalamus moduliert zentralnervöse Einflüsse, gibt diese über TRH an die Hypophyse weiter und moduliert somit die TSH-Sekretion.

Während Marine noch davon ausging, daß der Jodmangel selbst durch autoregulatorische Mechanismen zu einer Hyperplasie der Schilddrüse führen kann, zeigten spätere tierexperimentelle Untersuchungen, daß der Jodmangel vor allem dann, wenn er sehr ausgeprägt ist, zu einem TSH-Anstieg im Serum führt. Es lag also nahe anzunehmen, daß das TSH der letztlich für die Stimulation des Schilddrüsenwachstums verantwortliche Faktor ist [7, 20, 22], da keine Vorstellungen über autoregulatorische Mechanismen des Schilddrüsenwachstums existierten. Dies führte zu der bis heute geläufigen Theorie über die Entstehung der endemischen Struma: Bei exogenem Jodmangel in der Nahrungskette oder bei endogenen (genetischen) oder exogen (thyreostatisch) induzierten Jodverwertungsstörungen ist die Schilddrüsenhormonproduktion vermindert. Die Folge davon ist, daß vermehrt TSH aus der Hypophyse freigesetzt wird. Die erhöhte TSH-Wirkung auf die Schilddrüse führt nicht nur zu einer gesteigerten Funktion der Schilddrüsenzellen (funktionelle Hypertrophie), sondern auch zu einer Zellvermehrung (funktionelle Hyperplasie) und damit zum Strumawachstum.

Sowohl tierexperimentell [22] als auch epidemiologisch wurde jedoch beim Menschen gezeigt, daß das Strumawachstum schon beginnt, wenn TSH im Serum noch normal ist. Dies ist z. B. im Endemiegebiet Deutschland der Fall, in dem ein Jodmangel Grad I–II nach WHO-Definition herrscht [11, 20]. Auch in höhergradigen Jodmangelgebieten gibt es keine eindeutige Korrelation zwischen dem basalen TSH im Serum bzw. der TSH-Antwort nach TRH-Stimulation und der Größe der Struma. In diesen ausgeprägten Jodmangelgebieten liegen allerdings die TSH-Werte im Mittel über denen von Patienten mit Jodmangel Grad I–II. Um diese Diskrepanz zu der oben beschriebenen Theorie über die pathophysiologischen Zusammenhänge der Strumagenese erklären zu können, werden häufig die Untersuchungsergebnisse von Bray [2] zitiert. Hier wurden Ratten hypophysektomiert und zusätzlich ein unterschiedlich ausgeprägter Jodmangel in der Schilddrüse diätetisch und durch thyreostatische Medikation induziert. Danach wurde den Tieren TSH in unterschiedlicher Dosierung injiziert. Das Schilddrüsengewicht stieg bei den Tieren mit ausgeprägtem Jodmangel bei vergleichbarer TSH-Applikation signifikant mehr an als bei den Tieren mit weniger ausgeprägtem Jodmangel. Hieraus wurde geschlossen, daß die jodarme Schilddrüse bezüglich des Schilddrüsenwachstums empfindlicher auf TSH reagiert als die Schilddrüse mit weniger ausgeprägtem Jodmangel. Einschränkend muß man aber hierzu anmerken, daß nicht differenziert wurde, ob tatsächlich ein Wachstum, also eine Hyperplasie der Schilddrüse vorlag oder nur eine funktionelle Hypertrophie, also eine gesteigerte Zellfunktion.

Das heißt also, daß die bisherigen Vorstellungen über die Pathogenese der endemischen Struma, so logisch sie zu sein scheinen, nicht bewiesen sind. Versucht man zu differenzieren, ob TSH sowohl mit den hypertrophen als auch den hyperplastischen Veränderungen der Struma korreliert, so zeigt sich, daß nur die hypertrophen Veränderungen sehr gut mit TSH im Serum korrelieren, die hyperplastischen Veränderungen hingegen nur mit dem zunehmenden intrathyreoidalen Jodmangel [21], nicht aber mit dem TSH-Spiegel im Serum.

Neuere Überlegungen zur Pathophysiologie der endemischen Struma

In den letzten Jahren wurden zwei Wachstumsfaktoren, nämlich EGF ("epidermal growth factor") [14] und IGFI ("insulin-like growth factor I") in der Schilddrüse nachgewiesen, die in vitro das Schilddrüsenzellwachstum sehr stark stimulieren [5, 12, 16].

Die Rolle von TSH als ein direkter Wachstumsfaktor in vitro ist umstritten [5, 25]. Es induziert zwar eine Zellhypertrophie, stimuliert aber in keinem In-vitro-Modell das Zellwachstum, es sei denn in Anwesenheit anderer Wachstumsfaktoren [4, 9, 18, 19]. In einer Rattenschilddrüsenzellinie (FRTL5-Zellen) induziert TSH die Sekretion von IGFI, welches dann durch autokrine Stimulation zur Thyreozytenproliferation führt [16, 24]. Wird nämlich das entstehende IGFI durch spezifische Antikörper im Kulturmedium blockiert, so stimuliert TSH nicht die Zellproliferation. Dieser autokrine, durch TSH induzierte Effekt von IGFI konnte aber bisher in anderen Zellsystemen nicht bestätigt werden. In einigen In-vitro-Modellen, in denen nicht Schilddrüseneinzelzellen, sondern intakte Schilddrüsenfollikel, die kleinste funktionelle und morphologische Einheit der Schilddrüse, verwendet wurden, hemmt TSH sogar die Zellproliferation [5, 6, 25]. Im Gegensatz zu den Wachstumsfaktoren EGF und IGFI hat also TSH wahrscheinlich keinen direkten wachstumsstimulierenden Effekt auf Thyreozyten.

Daneben wurde die mRNA von TGF-β ("transforming growth factor β") und auch die tatsächliche Sekretion von TGF-β aus Schilddrüsenzellen nachgewiesen [10]. TGF-β ist ein Wachstumsfaktor für nahezu alle embryonalen Gewebe, hemmt aber das Wachstum der meisten adulten epidermalen Gewebe und somit auch das der Schilddrüse.

Nachdem bereits gezeigt werden konnte, daß der proliferative Effekt von EGF und IGFI durch eine erhöhte Jodsubstitution von Schilddrüsenzellen gehemmt wird [6], ist TGF-β hierbei möglicherweise das fehlende Bindeglied für die Erklärung des hemmenden Einflusses von Jod auf das Zellwachstum: Schilddrüsenzellen sezernieren nämlich signifikant mehr TGF-β, wenn diese mit Jodid vorbehandelt worden sind [10].

Aus diesen neueren Untersuchungsergebnissen läßt sich eine *alternative Hypothese* der Strumagenese ableiten. Dem Jodgehalt der Schilddrüse kommt damit wieder die zentrale autoregulatorische Bedeutung zu, was in Übereinstimmung mit den klinischen und epidemiologischen Befunden steht: Das Schilddrüsenwachstum steht unter dem parakrinen und autokrinen Einfluß stimulierender (EGF und IGFI) und hemmender Wachstumsfaktoren (TGF-β). Das Gleichgewicht dieser hemmenden und stimulierenden Faktoren wird durch den Jodgehalt der Schilddrüse moduliert, so daß bei Jodmangel die stimulierenden, bei ausreichendem Jodgehalt die inhibierenden Einflüsse überwiegen (Abb. 2.1).

Die spezifischen Funktionen werden durch TSH reguliert, dessen Wirkung ebenfalls bei einem hohen Jodgehalt der Schilddrüse vermindert wird – und umgekehrt. Da TSH bei vermindertem exogenen Jodangebot den intrathyreoidalen Jodgehalt vermindert – weil TSH die Schilddrüsenhormonsekretion auch bei

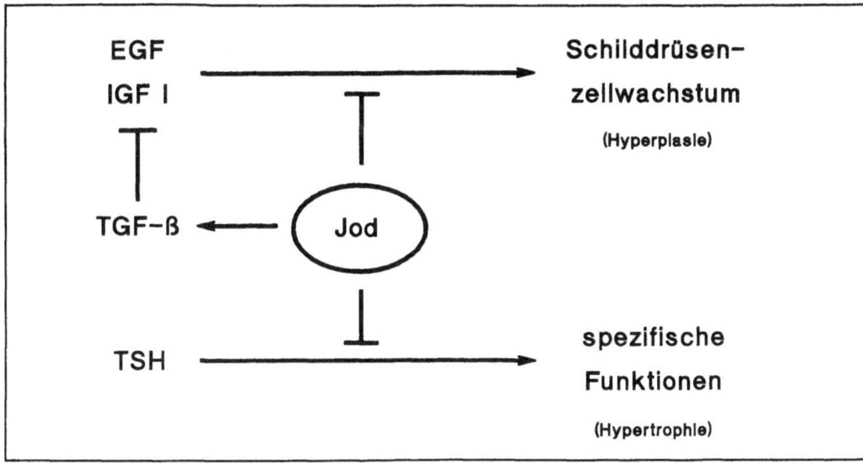

Abb. 2.1 *Pathogenese der endemischen Struma:* Die Wachstumsfaktoren EGF und IGF I, die lokal in der Schilddrüse gebildet werden, stimulieren parakrin und/oder autokrin das Schilddrüsenzellwachstum, während TSH die spezifischen Funktionen der Schilddrüse wie Thyreoglobulinsynthese, Schilddrüsenhormonsynthese und Schilddrüsenhormonsekretion reguliert. Ein hemmender Wachstumsfaktor (TGF-β) wird von den Thyreocyten gebildet. Er inhibiert autokrin die Wirkung von EGF und IGF I auf das Schilddrüsenzellwachstum. TGF-β wird vermehrt bei ausreichendem Jodgehalt der Schilddrüse und vermindert bei Jodmangel synthetisiert und moduliert somit autokrin die Zellproliferation in Abhängigkeit von der Jodversorgung der Zelle. Auch die TSH-Wirkung auf die spezifische Schilddrüsenfunktion steht unter dem hemmenden Einfluß von Jod: ein überschießendes Jodangebot hemmt die TSH Wirkung auf die Schilddrüsenzelle – und umgekehrt

Jodmangel aufrechtzuerhalten sucht –, kommt dem TSH in diesem hypothetischen Modell eine indirekte Rolle bei der Strumagenese zu.

Beim Wachstum eines Organs müssen zusammen mit den organspezifischen Zellen auch die Zellen des Bindegewebes und der Blutgefäße mitwachsen. In letzter Zeit wurde ein weiterer Wachstumsfaktor aus Schilddrüsenzellen isoliert: FGF ("fibroblast growth factor") [8]. Dieser Wachstumsfaktor wird vermehrt von den Schilddrüsenzellen gebildet, wenn diese z. B. durch EGF zum Wachstum stimuliert werden, und ist vermindert, wenn die Schilddrüsenzellen mit Jod gesättigt sind. FGF stimuliert wiederum die Angiogenese und das Wachstum wie auch die IGF I-Sekretion von Fibroblasten. Somit ist nicht nur das Schilddrüsenzellwachstum, sondern auch das Wachstum des umgebenden Bindegewebes – und damit das Organwachstum – parakrin über lokale Wachstumsfaktoren moduliert und durch den Jodgehalt der Thyreozyten reguliert [8].

Knotenbildung

Die klinische Erfahrung hat gezeigt, daß in länger bestehenden Strumen häufig Knotenbildungen auftreten. Mit den pathophysiologischen Zusammenhängen dieses Phänomens hat sich vor allem die Arbeitsgruppe um Studer [23] beschäftigt. Die Schilddrüse eines Erwachsenen besteht nicht, wie ursprünglich angenommen, aus einer homogenen Zellpopulation. Histochemische Analysen zeigten, daß Schilddrüsenzellen individuell unterschiedlich auf Jodmangel beziehungsweise TSH-Stimulation reagieren. So sind Thyreoglobulinsynthese, Jodaufnahme, Gehalt an Peroxidase und Endozytoseaktivität in den einzelnen Zellen auch innerhalb eines Schilddrüsenfollikels sehr unterschiedlich. Auch das Wachstumsverhalten ist nicht einheitlich, und es muß davon ausgegangen werden, daß die individuellen Zellen eine unterschiedliche intrinsische Wachstumspotenz haben [23]. Die Schilddrüse besteht also aus oligoklonalen Zellpopulationen, die offensichtlich sowohl auf TSH als auch auf die lokalen Wachstumsfaktoren unterschiedlich ansprechen.

Diese Befunde stehen den prinzipiellen neueren Vorstellungen über die Pathogenese der endemischen Struma nicht entgegen, erklären aber das Auftreten von disseminierten und multifokalen Autonomien und Knotenbildungen innerhalb einer alternden Schilddrüse und damit die klinische Beobachtung, daß lange bestehende Strumen mit zunehmendem Alter der Patienten signifikant mehr Knotenbildungen aufweisen.

Diese neueren pathophysiologischen Überlegungen zur Strumagenese haben mit dazu beigetragen, daß die bisherigen Vorstellungen über die „kausale" Therapie der endemischen Struma, nämlich die TSH-Suppression durch exogen zugeführte Schilddrüsenhormone, derzeit neu überdacht werden (s. Kap. 6). Konsequenterweise sollte der Ausgleich des Jodmangels das weitere Strumawachstum verhindern und bei jugendlichen Strumen möglicherweise auch zu einer Regression von bereits bestehenden hyperplastischen Schilddrüsen führen.

Literatur

1. Baumann E (1894) Über das normale Vorkommen von Jod im Tierkörper. MMW 31:319–330
2. Bray GA (1968) Increased sensitivity of the thyroid in iodine-depleted rats to the goitrogenic effects of thyrotropin. J Clin Invest 47:1640–1649
3. Bruns P (1896) Beobachtungen und Untersuchungen über die Schilddrüsenbehandlung des Kropfes. Beitr klin Chir 16:521–544
4. Dumont JE, Roger P, Henverswyn B van, Erneux C, Vassart G (1984) Control of growth and differentiation by known intracellular signal molecules in endocrine tissues: the example of the thyroid gland. Adv Cyclic Nucleotide Res 17:337–342
5. Gärtner R, Greil W, Demharter R, Horn K (1985) Involvement of cyclic AMP, iodide and metabolites of arachidonic acid in the regulation of cell proliferation of isolated porcine thyroid follicles. Mol Cell Endocrinol 42:145–155
6. Gärtner R, Bechtner G, Rafferzeder M, Dugrillon A, Greil W, Pickardt CR (1988) Iodine regulation of thyroid growth in-vitro. In: Imura H et al. (eds) Progress in endocrinology. Elsevier, Amsterdam, pp 1071–1076
7. Greer MA, Studer H, Kendall JW (1967) Studies on the pathogenesis of colloid goiter. Endocrinology 81:623–632
8. Greil W, Rafferzeder M, Bechtner G, Gärtner R (1989) Release of an endothelial cell growth factor from cultured porcine thyroid follicles. Mol Endocrinol 3:858–867
9. Goretzki PE (1988) Wachstumsregulation der menschlichen Schilddrüse – TSH gesteuert? Thieme, Stuttgart New York

10. Grubeck-Loebenstein B, Buchan G, Sadeghi R et al. (1989) Transforming growth factor beta regulates thyroid growth. Role in the pathogenesis of nontoxic goiter. J Clin Invest 83:764–770
11. Gutekunst R, Smolarek H, Hasenpusch U, Stubbe P, Friedrich HJ, Wood WG, Scriba PC (1986) Goiter epidemiology: Thyroid volume, iodine excretion, thyroglobulin and thyrotropin in Germany and Sweden. Acta Endocrinol 112:494–501
12. Heldin NE, Westermark B (1988) Epidermal growth factor but not thyrotropin stimulates the expression of c-fos and c-myc messenger ribonucleic acid in porcine thyroid follicle cells in primary culture. Endocrinology 122:1042–1046
13. Hershman JM, Due DT, Sharp B et al. (1983) Endemic goiter in Vietnam. J Clin Endocrinol Metab 57:243
14. Hirata Y, Orth DN (1979) Epidermal growth factor (urogastrone) in human tissues. J Clin Endocrinol Metab 48:667–672
15. Kerkof PR, Raghupathy E, Chaikoff JL (1964) In-vitro effects on thyrotropic hormone. II. On uptake and incorporation of ^{131}I into iodoamino acids by isolated thyroid cells in monolayer cultures. Endocrinology 75:537–546
16. Maciel RMB, Moses AC, Villone G, Tramontano D, Ingbar SH (1988) Demonstration of the physiological role of insulin-like growth factor I in rat thyroid follicular cells in culture. J Clin Invest 82:1546–1553
17. Marine D, Williams WW (1908) The regulation of iodine to the structure of the thyroid gland Arch Intern Med 1:349–384
18. Roger P, Servais P, Dumont JE (1983) Stimulation by thyrotropin and cyclic AMP of the proliferation of quiescent canine thyroid cell cultures in a defined medium containing insulin. FEBS Lett 157:323–329
19. Roger P, Taton M, Sande J van, Dumont JE (1988) Mitogenic effects of thyrotropin and adenosine 3′,5′-monophosphate in differentiated normal human thyroid cells in-vitro. J Clin Endocrinol Metab 66:1158–1165
20. Scriba PC, Pickardt CR (1980) Die blande Struma. In: Oberdisse K, Klein E, Reinwein D (Hrsg) Die Krankheiten der Schilddrüsen, 2. Aufl. Thieme, Stuttgart New York, S 493–537
21. Stübner D, Gärtner R, Greil W, Gropper K, Brabant G, Permanetter W, Horn K, Pickardt CR (1987) Hypertrophy and hyperplasia during goiter growth and involution in rats – separate bioeffects of TSH and iodine. Acta Endocrinol (Copenh) 116:537–548
22. Studer H, Greer MA (1965) A study of the mechanisms involved in the production of iodine-deficient goiter. Acta Endocrinol (Copenh) 49:610–628
23. Studer H, Peter HJ, Gerber H (1989) Natural heterogeneity of thyroid cells: The basis for understanding thyroid function and nodular goiter growth. Endocr Rev 10:125–135
24. Tramontano D, Moses AC, Picone R, Ingbar SH (1987) Characterization and regulation of the receptor for insulin-like growth factor-I in the FRTL-5 rat thyroid follicular cell line. Endocrinology 120:785–790
25. Westermark B, Karlsson FA, Wålinder O (1979) Thyrotropin is not a growth factor for human thyroid cells. Proc Natl Acad Sci USA 76:2022–2026

3 Epidemiologie des Jodmangels und der Jodmangelstruma

Vorbemerkungen: C. R. Pickardt

Der Begriff „Endemie" soll besagen, daß *mehr als 10%* der Bevölkerung einer bestimmten Region ein bestimmtes Merkmal aufweisen. Epidemiologische Aussagen zu den Themen „Jodmangel" und „(Jodmangel)struma" müssen sich daher auf Untersuchungen repräsentativer Bevölkerungsgruppen stützen, die die sog. normale Bevölkerung widerspiegeln. Die Größe der zu untersuchenden Gruppe hängt von der zu erwartenden Häufigkeit der gesuchten Veränderung ab: je geringer die zu erwartende Häufigkeit, desto größer muß die zu untersuchende Stichprobe sein. Da diese statistischen Regeln für medizinisch-epidemiologische Untersuchungen schwer einzuhalten sind, genügen nicht alle Studien zu Jodmangel und Strumaprävalenz diesen Kriterien. Dennoch sind die vorliegenden Informationen ausreichend, um sicher zu sein, daß Jodmangel und Jodmangelstruma in der Bundesrepublik endemisch sind.

Der Nachweis des Jodmangels erfolgt über die Bestimmung der Jodkonzentration im Urin (Jodurie), weil bei in etwa gleichbleibender Jodzufuhr und unbeeinflußter Schilddrüsenfunktion die Urinjodausscheidung der täglichen Jodzufuhr entspricht. Um für epidemiologische Studien auf das Sammeln des Urins über 24 Stunden verzichten zu können, wird in der Regel die Urinjodkonzentration zur Kreatininkonzentration in Beziehung gesetzt, da die Kreatininausscheidung bei gesunder Muskulatur und Nierenfunktion sowie bei ausreichender Proteinzufuhr individuell in etwa konstant ist. Der Quotient µg Jod/g Kreatinin erfaßt somit 65–80% der täglichen Jodzufuhr. Neuere Untersuchungen zeigen jedoch, daß die so ermittelte individuelle Jodausscheidung im Tagesverlauf und von Tag zu Tag stark schwankt, so daß für exakte individuelle Untersuchungen 24 h Sammelurine untersucht werden müssen. Bei Neugeborenen wird die Urinjodkonzentration in µg Jod/dl Urin bewertet.

Mit Hilfe dieser Methode wurde belegt, daß der Jodmangel alle Altersstufen und die gesamte Bundesrepublik betrifft.

Der Begriff „Struma" beschreibt eine vergrößerte Schilddrüse ohne Rücksicht auf die Ursache. Epidemiologische Informationen über die Prävalenz der Struma in der Bundesrepublik Deutschland beruhen bis 1983 auf Palpationsbefunden. Die Verwendung der sonographischen Volumetrie des Organs hat gezeigt, daß die Schilddrüsengröße bei langen, schlanken Hälsen palpatorisch überschätzt und bei kurzen, kräftigen Hälsen oder einer verstärkten Kyphose der BWS unterschätzt wird.

Trotz eines maximalen Fehlers von ± 10 % bei erfahrenen Untersuchern ist die sonographische Volumenbestimmung der Schilddrüse infolge ihrer Sensitivität und Spezifität die Methode der Wahl – auch für epidemiologische Studien. Die sonographische Diagnose der Struma setzt jedoch die Kenntnis der oberen Grenzwerte der normalen Schilddrüsengröße beim gesunden Menschen ohne Jodmangel in den verschiedenen Altersgruppen und bei Erwachsenen in Abhängigkeit vom Geschlecht voraus. Diese Informationen wurden durch Untersuchungen von Personen und auch aus Sektionsstatistiken aus Gebieten mit ausreichender Jodversorgung ermittelt. Auf der Basis solcher Grenzwerte konnte in den letzten Jahren die Strumaendemie in unserem Lande ohne Nord-Süd-Gefälle für Kinder, Jugendliche, Erwachsene im erwerbsfähigen Lebensalter und für Greise definitiv bestätigt werden.

3.1 Jodmangel bei Kindern und Erwachsenen

R. GUTEKUNST

Jodbedarf

Nach Empfehlung der Weltgesundheitsorganisation (WHO) beträgt der minimale tägliche Jodbedarf für Säuglinge 50 µg, für Kleinkinder 100 µg und für Kinder und Erwachsene 150 µg. Die optimale Jodaufnahme wird zwischen 150–300 µg/Tag angegeben. Das Ausmaß des Jodmangels wird in 3 Schweregrade unterteilt [33, 46]:

Grad I: Jodaufnahme unter 150, aber über 50 µg/Tag. Bei Schulkindern ist mit einer Strumaprävalenz zwischen 5 und 20 % zu rechnen.

Grad II: Jodaufnahme zwischen 25 und 50 µg/Tag. Die Strumaprävalenz steigt über 30 %. Mit einer zunehmenden Hypothyreoseprävalenz ist zu rechnen.

Grad III: Jodaufnahme unter 25 µg/Tag. Neben einer hohen Strumaprävalenz muß mit endemischem Kretinismus gerechnet werden (Abb. 1).

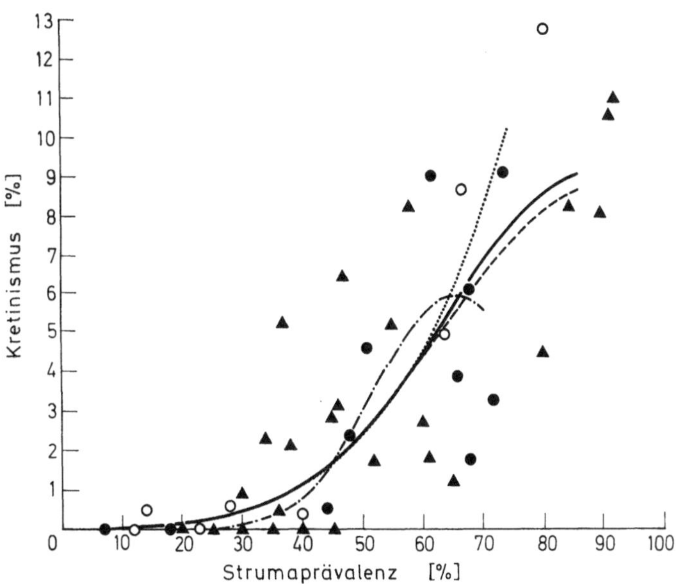

Abb. 3.1. Korrelation zwischen Strumaprävalenz und Kretinismus in Prozent. ▲ Asien, ○ Ekuador, ● Zaire [8]

Jodbestimmung

Die Jodurie gilt als international anerkanntes Maß für die alimentäre Jodversorgung [25, 46, 54]. Sie wird in µg/dl angegeben. Für epidemiologische Studien ist die Bestimmung des Jods aus einem beliebigen Tagesspontanurin ausreichend genau [16, 25]. Da die Jodurie erheblichen täglichen und tageszeitlichen Schwankungen unterworfen ist, wird zur Vergleichbarkeit der Einzelproben bei vielen Untersuchungen auch der Quotient aus Jod- und Kreatininurie angegeben. Bei Kleinkindern, v. a. aber in Gebieten mit Eiweißmangelernährung ist dieser Quotient nur mit Einschränkung zur Beurteilung geeignet.

Bestimmung der Schilddrüsengröße

Die Struma ist das häufigste Symptom Schilddrüsenkranker [53]. Eine Schilddrüse ist nach Definition der WHO vergrößert, wenn ihr Volumen größer ist als die Daumenendglieder des Untersuchten [46]. Die meisten Erhebungen zur Strumaprävalenz basieren auf Palpationsbefunden des Halses [23, 25, 29, 54].

Die Palpation zur Größenbestimmung der Schilddrüse ist bei Erwachsenen relativ zuverlässig. Allerdings muß mit einer Fehlerrate bis zu 30% bei den Strumastadien 0–Ib gerechnet werden. Retrosternale Strumen werden nicht erfaßt. Die Schilddrüsengröße bei Frauen insbesondere mit schlanken Hälsen wird überschätzt, während sie bei Männern mit prominenter Halsmuskulatur und vermehrtem Unterhautfettgewebe unterschätzt wird. Bei Kindern ist die Palpation der Stadien 0–Ib hingegen unzuverlässig [3, 19, 21, 26, 37] s. auch Tabelle 3.1.

Auch Röntgenthoraxbilder wurden für strumaepidemiologische Zwecke herangezogen [13, 18, 52], sind aber, wie Vergleichsuntersuchungen ergeben haben, dafür nicht geeignet [19] (s. auch Tabelle 3.1).

Die Szintigraphie ist wegen der Strahlenbelastung, dem vergleichsweise größeren Aufwand und der ausschließlichen Darstellung von isotopenaufnehmendem Gewebe weniger geeignet.

In den letzten Jahren hat sich die sonographische Volumenbestimmung der Schilddrüse [2] weltweit durchgesetzt und wird vom International Council for Control of Iodine Deficiency Disorders (ICCIDD), einer Arbeitsgruppe der WHO für epidemiologische Studien empfohlen ([29]; s. auch Kap. 5.3 und Tabelle 3.1).

Tabelle 3.1. Methodenvergleich der röntgenologischen und palpatorischen Strumaerkennung mit dem sonographisch gemessenen Schilddrüsenvolumen (→ Normalbefunde s. Kap. 5.3, S. 65)

	Sensitivität	Spezifität
	Patienten mit positivem Test	Gesunde mit negativem Test
Palpation	98,6%	63,5%
Röntgenthorax	24,3%	34,4%

In Ländern mit ausreichender Jodversorgung wurden sonographisch bzw. autoptisch übereinstimmende Referenzvolumina für die Schilddrüse gewonnen [22].

Bevölkerungsstudien

Neben diesen methodischen Unterschieden bei der Bestimmung der Schilddrüsengröße hängen Präzision und Vergleichbarkeit jeder epidemiologischen Studie von der Größe und der Auswahl der untersuchten Gruppe ab. Die Stichprobe sollte im Idealfall die normale Bevölkerung repräsentieren, d. h. Untersuchungen von Patientenkollektiven in Krankenhäusern oder Schilddrüsenambulanzen sind – wenn überhaupt – nur mit erheblichem Vorbehalt zu verwerten [53]. Je kleiner die zu erwartende Prävalenz, um so mehr Personen müssen untersucht werden. Für eine Strumaprävalenz über 20 % genügt die Untersuchung von durchschnittlich 100 Personen pro Ort statistischen Erfordernissen. Liegt die Strumaprävalenz dagegen unter 5 %, müssen über 6000 Personen untersucht werden [45].

Trotz dieser Einschränkungen sind aus den vorliegenden Daten verallgemeinernde Rückschlüsse zur Strumaepidemiologie mit hinreichender Verläßlichkeit möglich.

Epidemiologische Daten

1. Global

Nach Schätzungen der WHO von 1987 haben mindestens 200 Mio. Menschen, d. h. 7 % der damaligen Weltbevölkerung, eine vergrößerte Schilddrüse und mehr als 3 Mio. einen manifesten Kretinismus [29]. Trotz regionaler Erfolge bei der

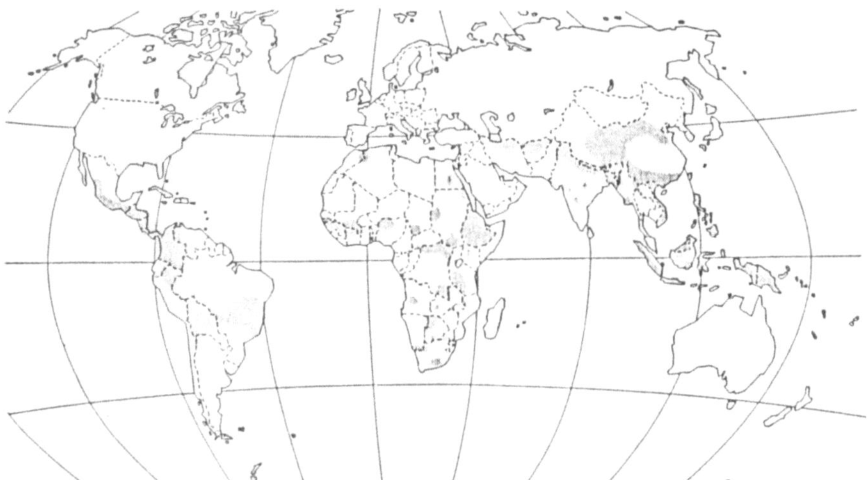

Abb. 3.2. Strumaendemiegebiete weltweit. (Nach [29])

Bekämpfung des Kropfes muß mit einer eher noch steigenden Strumaprävalenz gerechnet werden [25, 54]. Strumaendemiegebiete sind der Abb. 3.2 zu entnehmen.

2. Europa

Nach einem Bericht der Europäischen Schilddrüsengesellschaft (ETA) von 1989 sind Strumaendemien in Skandinavien, Großbritannien, den Niederlanden, der Schweiz und Island verschwunden. In Bulgarien, Irland, der Tschechoslowakei und Belgien wird noch eine Kropfhäufigkeit zwischen 5 und 10% gefunden. Im übrigen Europa kommt der Kropf mit 10–40% endemisch vor ([10, 23]; s. Tabelle 3.2 und Abb. 3.3, 3.4).

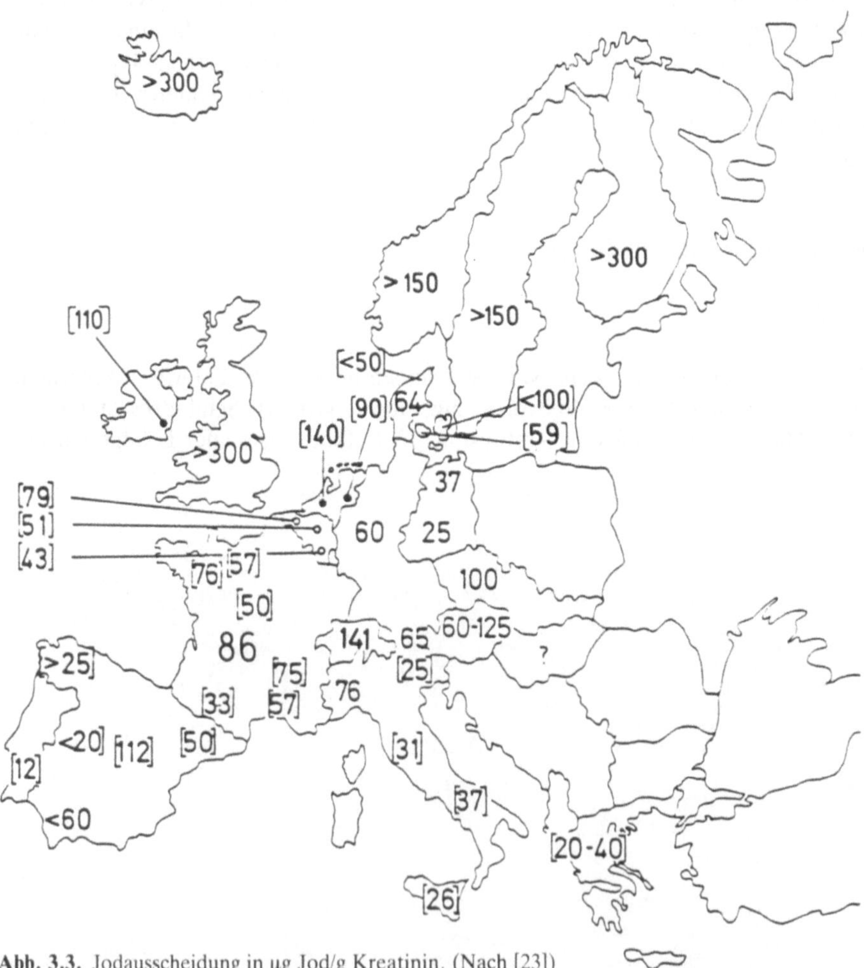

Abb. 3.3. Jodausscheidung in µg Jod/g Kreatinin. (Nach [23])

Tabelle 3.2. Jodausscheidung (µg Jod/g Kreatinin) und Strumaprävalenz (Angaben in %) aus Veröffentlichungen seit dem Jahr 1983 [11, 21, 42, 48, 56, 62]

Ort	Jodurie	Strumaprävalenz
Kiel	67,3	25
Lübeck	71,7	20
Hamburg	32,0	–
Berlin	61,9	24
Wolfsburg	48,2	35
Göttingen	35,2	28
Wuppertal	60,0	–
Darmstadt		> 25
Frankfurt	64,2	40
München	23,0	30
Tutzing	64,8	44
Penzberg	66,0	34

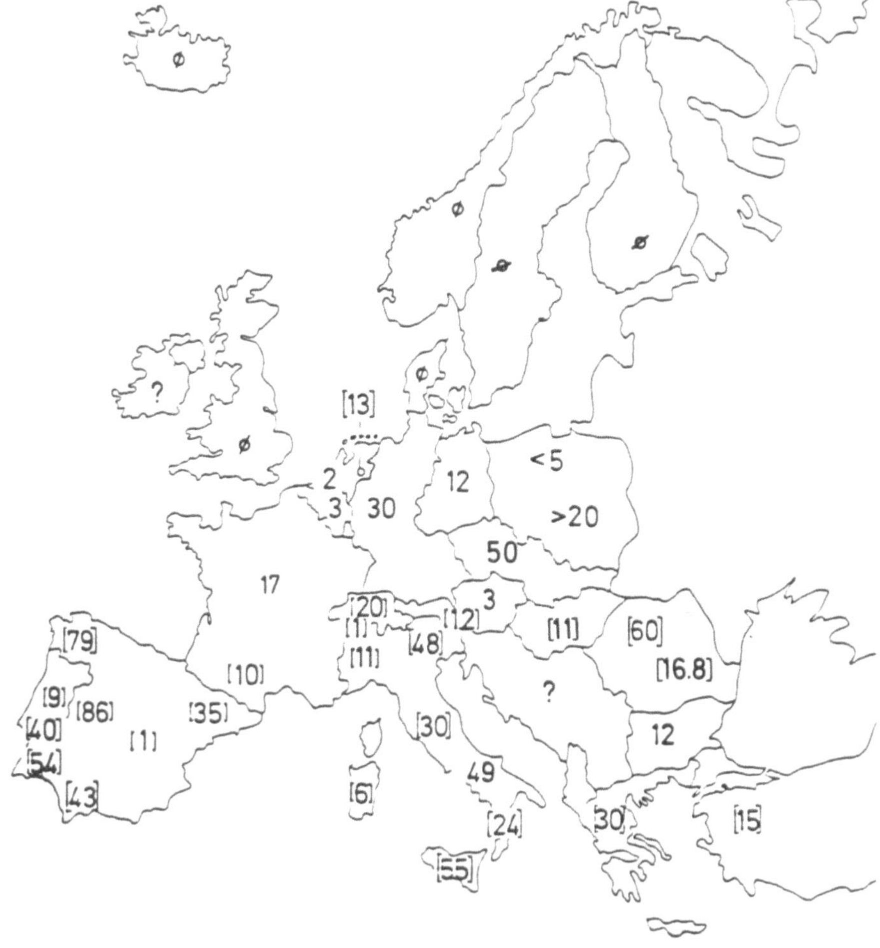

Abb. 3.4. Strumaprävalenz in der Bevölkerung (Angaben in %; nach [23])

3. Bundesrepublik Deutschland

Es ist Horster zu verdanken, daß durch seine Rekrutenstudie 1975 das lang bekannte endemische Kropfvorkommen in der BRD in das öffentliche Bewußtsein gerückt wurde [34]. Seither haben die Deutsche Gesellschaft für Endokrinologie und später auch die Deutsche Gesellschaft für Ernährung diese Problematik aufgegriffen. Erstaunlicherweise haben sich die Gesundheitspolitiker bis heute nur zögerlich und halbherzig dieses Mißstands angenommen. Zahlreiche Untersuchungen folgten, die im Kern Horsters Daten immer wieder bestätigten.

Kinder

Da vor allem Kinder und Jugendliche die Zielgruppe einer Strumaprophylaxe sein müssen, wurde diese Altersgruppe in erster Linie untersucht.

Habermann [24] hatte 1975 bei Kindern in allen Teilen der BRD eine Jodausscheidung unter 50 µg/Tag gefunden. Heidemann [28] fand bei 461 Neugeborenen aus 9 Orten der Bundesrepublik eine Jodausscheidung unter 3 µg/dl. Wie die folgende Übersicht zeigt, lag sie deutlich niedriger als in Ländern mit eingeführter Jodsalzprophylaxe:

Jodkonzentration im Urin (µg/dl) bei Neugeborenen [28]			
Rotterdam	16,2	Rom	4,7
Helsinki	11,2	Toulouse	2,9
Stockholm	11,0	Berlin	2,8
Catania	7,1	Göttingen	1,5
Zürich	6,2	Heidelberg	1,3
Lille	5,8	Freiburg	1,1
Brüssel	4,8	Jena	0,8

Bis heute wurden diese Zahlen immer wieder bestätigt [21, 30, 31, 50, 62]. Die Jodversorgung der Kinder hat sich allenfalls marginal verbessert.

Reiser [47] wertete die Daten aus Untersuchungen nach dem Arbeitsschutzgesetz der Jahre 1977–1980 von 4 südlichen Bundesländern aus. Danach wurden bei 12 % der Mädchen und 5,6 % der Jungen Schilddrüsenveränderungen angegeben. Entgegen der weitverbreiteten Meinung wurden 1983 auch an der Nordseeküste bei 12 % von 991 Jugendlichen zwischen 13 und 15 Jahren eine Struma bei einer mittleren Jodurie von 26,4 µg Jod/g Kreatinin gefunden [50]. Im selben Jahr wurde für den Göttinger Raum eine Strumaprävalenz von 30,5 % ermittelt [30, 57].

Neuere Erhebungen unter Verwendung der Sonographie zeigen übereinstimmend 1985 aus München [39] und weiteren 23 Orten der Bundesrepublik [20], 1987 aus Göttingen [26] und 1988 [41] aus Heidelberg Schilddrüsenvolumina, die mehr als doppelt so groß sind wie die von Kindern aus Ländern mit ausreichender Jodversorgung [21, 37] (Abb. 3.5).

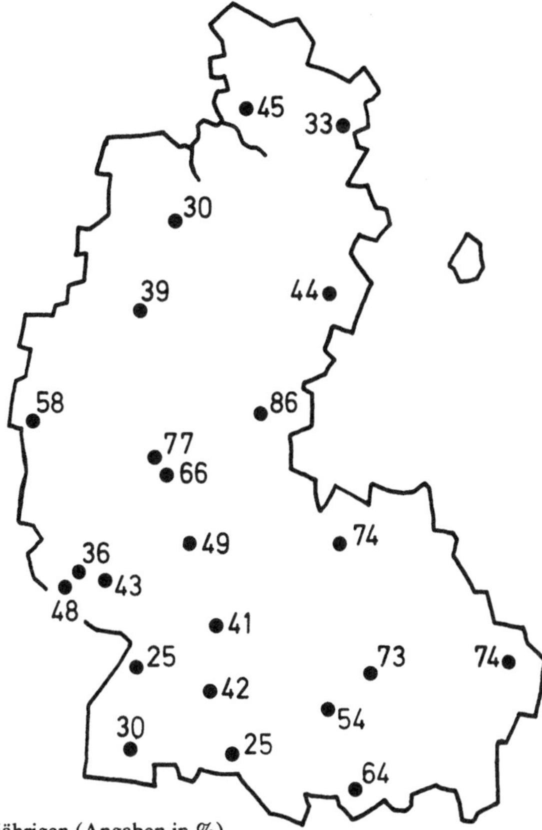

Abb. 3.5. Strumaprävalenz bei 13jährigen (Angaben in %)

Erwachsene

Horster [34] wertete 1975 die zentrale Musterungskartei der Bundeswehr hinsichtlich der Strumahäufigkeit aus. Die Personengruppe (5,4 Mio.) war zwar groß, umfaßte aber ausschließlich Männer im Musterungsalter. Frauen insgesamt und Männer oberhalb des Musterungsalters blieben unberücksichtigt. Palpationsbefunde des Halses wurden von vielen Musterungsärzten mit unterschiedlicher Erfahrung erhoben und als Körperfehler Nr. 38 registriert. Anschließend wurde als Stichprobe eine kleinere Gruppe mit dem Namensanfangsbuchstaben N palpatorisch von Horster nachuntersucht. Dieser vielzitierten Studie liegt die verbreitete Auffassung zugrunde, die Struma nähme von Norden nach Süden zu; an den norddeutschen Küsten gäbe es keine endemische Struma. Im Mittel fand er eine Strumaprävalenz von 15%, in Norddeutschland 4% und in Bayern 32%. Trotz der methodischen Einschränkung war klar geworden, daß die BRD Strumaendemiegebiet sein müsse. Erhärtet wurde die Annahme, als kurz darauf Habermann in einer repräsentativen Stichprobe bei Kindern in allen Teilen der BRD eine Jodausscheidung unter 50 µg/Tag fand [24].

Eine Untersuchung in Südbaden bestätigte die Ergebnisse für diesen Raum erneut 1976 [40].

Auch die Personalärztin des Klinikums Großhadern der Universität München fand 1979 bei fast 30 % der angestellten Mediziner eine vergrößerte Schilddrüse [1]. Im Rahmen des TSH-Screenings zur Früherkennung der angeborenen Hypothyreose wurden 1983 bei 300 Müttern in München und Hamburg die Jodausscheidung gemessen. In München lag sie mit 23 µg niedriger als in Hamburg mit 32 µg Jod/g Kreatinin [62].

Olbricht [42] untersuchte 1983 in Darmstadt die Belegschaft einer Firma. Von 666 Personen wurden 83 Personen mit tastbarer Schilddrüsenvergrößerung von der weiteren Auswertung ausgeschlossen. Die restlichen 542 Personen wurden sonographisch untersucht. Die Schilddrüsenvolumina der Frauen lag zwischen 6 und 34 ml, im Mittel bei 14,0 ml, bei den Männern zwischen 8 und 42 ml, Mittelwert 18,4 ml. Aus den jetzt vorliegenden sonographischen Referenzwerten hatten danach mehr als 10 % der Frauen und Männer eine vergrößerte Schilddrüse. Zählt man die 83 von der Untersuchung ausgeschlossenen Personen hinzu, kommt man auf über 25 % vergrößerter Schilddrüsen.

Eine Göttinger Bevölkerungsstudie ergab 1985 eine Strumaprävalenz von 27,6 %. Die Jodausscheidung dieser „Normalpersonen" lag unter 40 µg Jod/g Kreatinin [11].

Bei einer 1986 in 7 Orten der Bundesrepublik durchgeführten sonographischen Untersuchung zeigte sich, daß ein Drittel der Untersuchten vergrößerte Schilddrüsen hatte. Eine Vergleichsstudie in einem Betrieb im ausreichend jodversorgten Schweden zeigte darüber hinaus, daß 13 % der Schilddrüsen der Deutschen größer waren als die größte in Schweden gemessene. Die Jodausscheidung dieser Erwachsenen betrug 63 µg, die der Schweden 141 µg Jod/g Kreatinin [21].

Struve fand 1989 bei 24,7 % klinisch schilddrüsengesunder Männern und Frauen aus Kiel/Schleswig-Holstein eine vergrößerte Schilddrüse. Neben den Schilddrüsenvergrößerungen fiel die große Zahl struktureller Veränderungen in diesen Schilddrüsen auf. Bei 21 % der Untersuchten wurden herdförmige Veränderungen mit Zysten, Knoten oder Verkalkungen gefunden [56]. Auch Gutekunst fand 1986 – allerdings noch mit schlechterem Ultraschallgerät – 16 % Veränderungen. Im Vergleich dazu wurden in Schweden unter 3 % beschrieben [21].

Schlußfolgerung

Selbst unter Berücksichtigung aller methodischer Mängel der vorliegenden Untersuchungen muß in der Bundesrepublik von einem Jodmangel Grad I und einer Strumaprävalenz von mindestens 25 % ausgegangen werden. Wie bei den Kindern ist zu vermuten, daß insbesondere im mittleren Deutschland und im Bayerischen Wald größere Endemienester vorkommen [20]. Da große Kröpfe eher auffallen als kleine, ist der immer noch weitverbreitete falsche Eindruck entstanden, es gäbe ein Nord-Süd-Gefälle der Strumaprävalenz, bzw. der Norden Deutschlands sei kein Jodmangelgebiet. Die Strumaprävalenz ist in der ganzen BRD ziemlich gleichbleibend, obwohl die Strumen regional unterschiedlich groß sind.

3.2 Jodmangel bei alten Menschen

G. HINTZE

Einleitung

Der alimentäre Jodmangel betrifft alle Altersklassen. Er kann somit auch in jedem Lebensalter zu Folgekrankheiten führen. Als hinreichend verläßlicher und einfach zu bestimmender Parameter für die alimentäre Jodversorgung hat sich, wie schon dargestellt (s. Kap. 3.1), die Messung der Jodausscheidung im Urin bewährt.

Es liegen nur wenige Untersuchungsergebnisse vor, die die Bestimmung der Urinjodausscheidung bei Personen im höheren Lebensalter beschreiben. In aller Regel wurden solche epidemiologischen Studien bei Kindern, Heranwachsenden oder berufstätigen Erwachsenen vorgenommen [21, 24, 31]. Da jedoch Personen im höheren Lebensalter unter den gleichen Umweltbedingungen leben wie Personen jüngeren Lebensalters, ist davon auszugehen, daß die Urinjodausscheidung sich in dieser Altersgruppe nicht von derjenigen der Allgemeinbevölkerung unterscheidet, vorausgesetzt daß keine Jodkontamination in Form von jodhaltigen Präparationen wie Medikamenten oder Röntgenkontrastmitteln erfolgte. Bei Personen im erwerbsfähigen Alter in der Bundesrepublik Deutschland wurde ein Median von 62,6 µg/g Kreatinin gemessen [21]. Dieser Wert ist nur unwesentlich höher als der bei Kindern gemessene (in neueren Untersuchungen bei 34 µg/g Kreatinin bzw. 45 µg/g Kreatinin; [21, 31]). Bei 491 Personen der Allgemeinbevölkerung im Alter von über 60 Jahren fand sich eine Jodausscheidung von 62,0 µg/g Kreatinin (Median; [32]). Dieser Wert entspricht somit dem bei berufstätigen Erwachsenen beschriebenen. Auffallend ist jedoch, daß 29 der 491 Personen (5,9 %) eine Jodausscheidung von über 250 µg/g Kreatinin aufwiesen. Der Maximalwert betrug 7135 µg/g Kreatinin. Somit ist davon auszugehen, daß bei einem erheblichen Prozentsatz der über 60 Jahre alten Personen der Allgemeinbevölkerung eine Jodkontamination besteht.

Die Jodmangelstruma im Senium

Die Jodmangelstruma als wichtigste Folgeerkrankung einer ungenügenden alimentären Jodzufuhr betrifft einen erheblichen Prozentsatz der Personen im höheren Lebensalter. Divergierende Resultate liegen zu der Frage vor, ob es mit zunehmendem Lebensalter physiologischerweise zu einer Abnahme der Schilddrüsengröße kommt [6] oder ob die Schilddrüsengröße auch im höheren Lebensalter weiter zunimmt [27].

Während in initialen Stadien einer Jodmangelstruma eine Hyperplasie eintritt, die durch Jodgabe wieder normalisiert werden kann [59], kommt es bei Persistenz des Jodmangels, evtl. als Folge wiederholter Zyklen von Hyperplasie und Involution, zur Ausbildung von Knoten, schließlich zur Bildung einer multinodösen Struma [35]. Knoten können hämorrhagisch degenerieren oder verkalken. Auf der anderen Seite erfolgt unter Jodmangelbedingungen eine Selektion von Schilddrüsenfollikelzellen, die eine höhere Replikationsrate aufweisen als andere Follikel [58]. Mit zunehmendem Lebensalter kommt es dann zur fortschreitenden Bildung *autonomer Areale*. Autonome Bezirke sind dem physiologischen hypothalamisch-hypophysären Regulationsmechanismus entzogen.

Unklar ist, warum manche Strumen nodös werden, andere jedoch nicht. Diskutiert wurden TSH sowie das Schilddrüsenwachstum stimulierende Immunglobuline ("thyroid growth immunoglobulins TGI"). TSH wurde bei Patienten aus extremen Jodmangelgebieten erhöht gemessen [7, 44]. Möglich ist, daß TSH eine gewisse Rolle spielt, evtl. zusammen mit anderen Wachstumsfaktoren [12, 49], da eine TSH-suppressive Therapie zu einer Strumaverkleinerung führen kann.

Die *Prävalenz* von Jodmangelstrumen wurde mit Hilfe palpatorischer Untersuchungen, mit der Sonographie sowie anhand von Sektionsstatistiken untersucht. Ferner wurde in einer Studie aus dem deutschen Jodmangelgebiet durch die Auswertung von Röntgenthoraxaufnahmen gezeigt, daß die Prävalenz der auf retrosternale Struma verdächtigen Röntgenbefunde mit fortschreitendem Lebensalter zunimmt: sie betrug bei Personen, die das 40. Lebensjahr noch nicht erreicht hatten, 5 %, stieg dann auf bis zu 25 % an und erreichte bei Personen, die das 65. Lebensjahr überschritten hatten, über 50 % [18]. Diese Arbeit belegt somit die hohe Prävalenz einer retrosternalen Ausdehnung von Schilddrüsengewebe in dieser Altersgruppe.

Palpatorische Untersuchungen beschreiben mit zunehmendem Lebensalter meist eine Abnahme der Strumaprävalenz. Dies gilt sowohl für Regionen mit ausreichender Jodversorgung [61], als auch für Jodmangelgebiete [9]. Anschaulich wird dies in einer Arbeit aus einem Gebiet mit ausgeprägtem Jodmangel in Zaire belegt: Während im Alter von rund 20 Jahren die Strumaprävalenz ungefähr 80 % bei Männern und über 90 % bei Frauen betrug, kam es mit zunehmendem Lebensalter zu einer fortschreitenden Abnahme. Im Alter von über 60 Jahren betrug sie noch rund 10 % bei Männern und 40 % bei Frauen [9]. In einer Untersuchung aus dem Schweizer Jodmangelgebiet [55] wurde hingegen berichtet, daß die Strumainzidenz bei 600 stationär behandelten Patienten aller Altersgruppen im Mittel bei 37 % lag. Die Prävalenz einer vergrößerten Schilddrüse nahm mit zunehmendem Lebensalter zu und betrug bei über 80jährigen Personen über 80 %. Bemerkenswert erscheint, daß bei 20- bis 30jährigen Personen die Strumaprävalenz lediglich bei rund 20 % lag, was als Effekt der in dieser Altersstufe bereits wirksamen Jodprophylaxe angesehen wurde.

Obwohl die *sonographische Untersuchung* der Schilddrüse ein bereits seit vielen Jahren im klinischen Alltag eingesetztes Untersuchungsverfahren ist, existieren nur einzelne epidemiologische Studien, in denen dieses Organ bei Personen höheren Lebensalters untersucht wurde. Aus dem deutschen Jodmangelgebiet liegen hierzu 3 Berichte vor. Olbricht und Mitarbeiter [43] untersuchten 500 Personen im höheren Lebensalter (Altersmedian 75 Jahre) aus einem westfälischen Einzugsgebiet. Hierbei betrug das Schilddrüsenvolumen bei Männern im Mittel 17,5 ± 11,5 ml (Median 15,0 ml), bei Frauen 20,3 ± 28,1 ml (Median 12,9 ml). Legt man als Grenzwerte die anhand sonographischer Kriterien bestimmten Volumina von 25 ml für Männer und 18 ml für Frauen [22] an, so betrug die Strumaprävalenz in der Gesamtgruppe 27,2 % (bei Frauen 32,8 %, bei Männern 18,0 %). In einer weiteren Untersuchung wurde das mittlere Schilddrüsenvolumen bei Personen im Alter von 51–85 Jahren bei Frauen mit 16,0 ± 6,8 ml, bei Männern mit 23,2 ± 10,2 ml bestimmt. Die Strumaprävalenz betrug 26,2 % für Männer und 23,1 % für Frauen [56]. Es muß darauf hingewiesen werden, daß in dieser Untersuchung Personen, bei denen anamnestisch eine Schilddrüsenerkrankung bestand, oder bei denen anhand palpatorischer Kriterien eine Vergrößerung der Schilddrüse beschrieben worden war, ausgeschlossen waren.

In einer weiteren Untersuchung [32] bei 569 Personen im Alter von über 60 Jahren fand sich eine Strumaprävalenz von 22,5 % bei Männern und 54,7 % bei Frauen. 17,8 % der Personen hatten sonographisch eine Nodularität, weitere 7,6 % zystische Läsionen und 48,6 % ein sonographisch inhomogenes Schallmuster. Weitere Berichte, die die Strumaprävalenz bei älteren Personen mit Hilfe der Sonographie untersuchten, sind nicht verfügbar.

Aus dem Jodmangelgebiet liegen mehrere Untersuchungen vor, in denen die Größe der Schilddrüse bei Personen höheren Lebensalters (über 60 Jahre) in *Sektionsuntersuchungen* bestimmt wurde. Aus dieser Art von Untersuchungen sind die sicher repräsentativsten Daten über die Strumaprävalenz abzuleiten. In einer Studie aus dem Schweizer Jodmangelgebiet vor Einführung der erhöhten Jodsalzprophylaxe [17] wurden für Frauen und Männer verschiedener Altersgruppen die mittleren Schilddrüsengewichte post mortem bestimmt (s. Tabelle 3.3).

Tabelle 3.3. In Sektionsuntersuchungen bestimmte mittlere Schilddrüsengewichte bei Männern und Frauen verschiedener Altersgruppen. Mittlere Schilddrüsengewichte [g]

Alter	w.	m.
61–70	32,4 ± 28,6	30,1 ± 17,3
71–80	37,6 ± 29,3	39,8 ± 33,8
> 81	47,7 ± 52,9	40,8 ± 28,1

Die genannte Untersuchung wurde an einem großen Autopsiegut vorgenommen: Die Gruppengröße betrug je nach Altersstufe 175 bis 427 Personen. Eine erneute Bestimmung der Schilddrüsengewichte post mortem 60 Jahre nach Einführung der Jodsalzprophylaxe in der Schweiz und 8 Jahre nach Erhöhung des Jodgehaltes auf 20 mg Kaliumjodid/kg Speisesalz ergab eine nur geringgradige Abnahme der Schilddrüsengröße bei den älteren Personen [5]. In einer weiteren Untersuchung, die auf der Sektionsstatistik aus dem Raum Brandenburg beruht [14], wurde das Schilddrüsengewicht für 60- bis 70jährige im Mittel mit 62,7 g angegeben, für 70- bis 80jährige mit 47 g und für über 80jährige mit 50,8 g. Eine dritte Untersuchung [32], die bei 63 Personen im höheren Lebensalter post mortem vorgenommen wurde, ergab ein mittleres Schilddrüsenvolumen, durch Submersion bestimmt, von 36,0 ± 23,6 ml (Median 31,1 ml). Legt man die bereits erwähnten Kriterien zur Strumadiagnostik zugrunde, so hatten danach 19 der 30 Männer (63,3 %) und 26 der 33 Frauen (78,8 %) eine Vergrößerung der Schilddrüse. Die weitaus überwiegende Zahl von autoptisch untersuchten Organen wies darüber hinaus nodöse Veränderungen auf: Nur bei 12 der 63 untersuchten Schilddrüsen (19 %) fand sich bei der Aufarbeitung durch den Pathologen kein Anhalt für nodöse Veränderungen wie solide Knoten, Zysten oder aber Kalkeinlagerungen. Diese Resultate bestätigen, daß es in den Schilddrüsen von Personen im höheren Lebensalter, die unter Jodmangelbedingungen leben, zu einem gleichzeitigen Vorliegen regressiver wie proliferativer Veränderungen kommt [58]. Solche Veränderungen wurden auch bei Personen beschrieben, die in Regionen mit ausreichender Jodversorgung leben [4], dürften aber unter Jodmangelbedingungen verstärkt auftreten.

Insgesamt zeigten somit die bei der Autopsie erhobenen Daten, daß mit zunehmendem Lebensalter nicht von einer Abnahme der Schilddrüsengröße ausgegangen werden kann. Es ist möglich, daß die in palpatorischen Untersuchungen beschriebene Abnahme der Strumaprävalenz bei älteren Personen auf eine verstärkte retrosternale Ausdehnung zurückzuführen ist. Dies zeigen auch die Auswertungen von Röntgenbildern des Thorax. Möglich ist, daß die mit zunehmendem Alter fortschreitende Kyphosierung der Brustwirbelsäule und die zunehmende Emphysembildung daran beteiligt sind. Diese altersbedingten Veränderungen erschweren die palpatorische und sonographische Untersuchung der Schilddrüse. Es ist wahrscheinlich, daß die beiden letztgenannten Untersuchungstechniken die Strumaprävalenz in dieser Altersstufe eher unterschätzen.

Literatur zu Kapitel 3

1. Anonym (1979) Den Berufsrisiken vorbeugen. MMW 121:225–226
2. Brunn J, Block U, Ruf G, Bos J, Kunze WP, Scriba PC (1981) Volumetrie der Schilddrüsenlappen mittels Real-time Sonographie. Dtsch Med Wochenschr 106:1338–1340
3. Berghout A, Wiersingia WM, Smits NJ, Touber JL (1988) The value of thyroid volume measured by ultrasonography in the diagnosis of goitre. Clin Endocrinol 28:409–414
4. Blumenthal HT, Perlstein IB (1987) The aging thyroid. – I) A description and an analysis of their age and sex distribution. J Am Geriatr Soc 35:843–854
5. Bohnhoff Z (1988) Schilddrüsengewicht und Jodsalzprophylaxe. – Vergleichende Untersuchungen am Sektionsgut des Institutes für Pathologie. Schweiz Med Wochenschr 118:244–248
6. Burrow GN (1980) Thyroid function in relation to age and pregnancy. In: Visscher M de (ed) The thyroid gland. Raven, New York, p 226
7. Chopra IJ, Hershman JM, Hornabrook RW (1975) Serum thyroid hormone and thyrotropin levels in subjects from endemic goiter regions of New Guinea. J Clin Endocrinol Metab 40:326–333
8. Clugston GA, Dulberg EM, Pandav CS, Tilden RL (1987) Iodine deficiency disorders in South East Asia. In: Hetzel S, Dunn JT, Stanbury JB (eds) The prevention and control of iodine deficiency disorders. Elsevier, Amsterdam, pp 65–84

9. Delange F (1974) Endemic goiter and thyroid function in Central Africa. Monogr Pediatr 2:1–171
10. Delange F, Bürgi H (1989) Iodine deficiency disorders in Europe. Bull WHO 67/3:317–325
11. Emrich D (1986) Zusammenfassung einer epidemiologischen Stichprobenuntersuchung zum Jodmangel und zur Jodsalzprophylaxe. In: Pfannenstiel P, Emrich D, Weinheimer B (Hrsg) Schilddrüse 1985. Thieme, Stuttgart New York, S 331
12. Errick JE, Ing KWA, Eggo MC, Burrow GN (1986) Growth and differentiation in cultered human thyroid cells: effects of epidermal growth factor and thyrotropin. In Vitro Cell Dev Biol 22:28–36
13. Finger E, Dabels J, Schünemann G, Krüger M (1982) Strumareihenuntersuchung durch Volksröntgenaktion. Z Erkr Atmungsorgane 158:309–313
14. Fischer D, Zschoch HJ, Schröder F, Kache J (1987) Das Schilddrüsengewicht im Raum Brandenburg vor Einführung jodierten Kochsalzes. Z Gesamte Inn Med 42:325–328
15. Follis RH (1961) Patterns of urinary iodine excretion in goitrous and nongoitrous areas. Am J Clin Nutr 14:253–268
16. Frey HM, Rosenlund B, Torgersen JP (1973) Value of single urine specimens on estimation of 24 hour urine iodine excretion. Acta Endocrinol (Copenh) 72:287–292
17. Gerber D (1980) Schilddrüsengewicht und Jodsalzprophylaxe. Schweiz Med Wochenschr 110:2010–2017
18. Gutekunst R, Schütte C, Windler B, Scriba PC (1983) Kritik der Strumaepidemiologie. II. Altersabhängigkeit. Dtsch Med Wochenschr 108:1016–1018
19. Gutekunst R, Groth K, Windler B, Scriba PC (1985) Kritik der Strumaepidemiologie. III. Vergleich von Röntgenaufnahmen, Palpation und sonographischer Volumetrie. In: Pickardt CR, Schleusener H, Weinheimer B (Hrsg) Schilddrüse 1983. Thieme, Stuttgart New York, S 355–356
20. Gutekunst R, Smolarek H, Wächter W, Scriba PC (1985) Strumaepidemiologie. IV. Schilddrüsenvolumina bei deutschen und schwedischen Schulkindern. Dtsch Med Wochenschr 109:50–54
21. Gutekunst R, Smolarek H, Hasenpusch U, Stubbe P, Friedrich H-J, Wood WG, Scriba PC (1986) Goiter epidemiology: Thyroid volume, iodine excretion, thyroglobulin and thyrotropin in Germany and Sweden. Acta Endocrinol (Copenh) 112:494–501
22. Gutekunst R, Becker W, Hehrmann R, Olbricht T, Pfannenstiel P (1988) Ultraschalldiagnostik der Schilddrüse. Vorschlag zur Vereinheitlichung. Sektion Schilddrüse der Deutschen Gesellschaft für Endokrinologie. Dtsch Med Wochenschr 113:1109–1113
23. Gutekunst R, Scriba PC (1989) Goiter and iodine deficiency in Europe. The ETA report as updated in 1988. J Endocrinol Invest 12:209–215
24. Habermann J, Heinze HG, Horn K, Kantlehner R, Marschner I, Neumann J, Scriba PC (1975) Alimentärer Jodmangel in der Bundesrepublik Deutschland. Dtsch Med Wochenschr 100:1937–1945
25. Hall R, Köbberling J (1985) Thyroid disorders associated with iodine deficiency and excess. Raven, New York (Serono symposia publications, vol 22)
26. Hasenpusch U (1987) Schilddrüsenvolumina und Jodausscheidung bei Kindern mit und ohne Struma. Med. Dissertation, Universität Göttingen
27. Hegedüs L, Perrild H, Poulsen LR et al. (1983) The determination of thyroid volume by ultrasound and its relationship to body weight, age, and sex in normal subjects. J Clin Endocrinol Metab 56:260–263
28. Heidemann PH, Stubbe P, Reuss K von, Schürnbrand P, Larson A, Petrykowski W von (1984) Jodausscheidung und alimentäre Jodversorgung bei Neugeborenen in Jodmangelgebieten. Dtsch Med Wochenschr 20:773–778
29. Hetzel BS (1989) The story of iodine deficiency. Oxford Univ Press, Oxford
30. Hintze G, Wasielewski T, Emrich D, Köbberling J (1983) Endemic goitre and iodine excretion in urine in 10-year old children from an area of iodine deficiency. Acta Endocrinol (Copenh) [Suppl] 256:120
31. Hintze G, Emrich D, Richter K, Thal H, Wasielewski T, Köbberling J (1988) Effect of voluntary intake of iodinated salt on prevalence of goitre in children. Acta Endocrinol (Copenh) 117:333–338

32. Hintze G, unveröffentl. Ergebnisse
33. Hötzel D, Scriba PC (1987) Jodversorgung in der Bundesrepublik Deutschland: Probleme und Lösungsmöglichkeiten. Vitam Spur 2:25–33
34. Horster FA, Klusmann G, Wildmeister W (1975) Der Kropf: eine endemische Krankheit in der Bundesrepublik? Dtsch Med Wochenschr 100:8–9
35. Ingbar SH (1985) The thyroid gland. In: Wilson JD, Foster DW (eds) Textbook of endocrinology, 7th edn. Saunders, Philadelphia, p 787
36. Kind P, Klima G, Wakonig P, Wawschinek O, Eber O (1985) Harnjodidausscheidung und Strumahäufigkeit in der Steiermark. – Untersuchungen 20 Jahre nach gesetzlicher Einführung der Jodsalzprophylaxe. Acta Med Austriaca 12:45–50
37. Klima G, Lind P, Költringer P, Eber O (1986) Sonographisch ermittelte Schilddrüsenvolumina bei 7- bis 11jährigen Kindern. Acta Med Austriaca 13:1–4
38. Köbberling J (1985) Pharmakotherapie im Alter. – Schilddrüsenkrankheiten. Verh Dtsch Ges Inn Med 91:25–31
39. Leisner B, Hutter G, Knorr D (1985) Schilddrüsenvolumen euthyreoter Kinder und Jugendlicher. MMW 127:909–911
40. Mertz DP, Tomaras K (1976) Rückgang der Kropfendemie in Südbaden. MMW 118:497–499
41. Müller-Leisse C, Tröger J, Khabirpour F, Pöckler C (1988) Schilddrüsenvolumen-Normwerte. Sonographische Messungen an 7–20jährigen Schülern. Dtsch Med Wochenschr 113:1872–1875
42. Olbricht T, Schmitka T, Mellinghoff U, Benker G, Reinwein D (1983) Sonographische Bestimmung von Schilddrüsenvolumina bei Schilddrüsengesunden. Dtsch Med Wochenschr 108:1355–1358
43. Olbricht T, Hoff HG (1988) Faktoren mit Einfluß auf das Schilddrüsenvolumen. – Ein Beitrag zur Strumaepidemiologie. Med Klin 83:279–284
44. Patel YC, Pharaoh POD, Hornabrook RW, Hetzel BS (1973) Serum triidothyronine, thyroxine, and thyroid stimulating hormone in endemic goiter: a comparison of goitrous and nongoitrous subjects in New Guinea. J Clin Endocrinol Metab 37:783–789
45. Pflanz M (1983) Allgemeine Epidemiologie. Aufgaben, Technik, Methoden. Thieme, Stuttgart
46. Querido A, Delange F, Dunn JT, Fierro Benitez R, Ibbertson HK, Koutras DA, Perinetti H (1974) Definitions of endemic goiter and cretinism, classification of goiter size and severity of endemias, and survey techniques. In: Dunn JT, Medeiros-Neto GA (eds) Endemic goiter and cretinism: continuing threats to world health. Pan American Health Organization, Washington/DC (Scientific publication Nr 292, pp 267–272)
47. Reiser HH, Schmidt KJ, Rothenbuchner G (1985) Zur Häufigkeit von Schilddrüsenveränderungen bei Erstuntersuchungen nach dem Arbeitsschutzgesetz. In: Schleusener H et al. (Hrsg) Schilddrüse 1983. Thieme, Stuttgart, S 563–571
48. Reiser HH, Schmidt KJ, Rothenbuchner G, Labonvie S (1985) Zur Häufigkeit von Schilddrüsenerkrankungen im bayrisch-baden-württembergischen Allgäu. In: Schleusener H et al. (Hrsg) Schilddrüse 1983. Thieme, Stuttgart, S 524–534
49. Saji M, Tsushima T, Isozaki O et al. (1987) Interaction of insulin-like growth factor I with porcine thyroid cells cultured in monolayer. Endocrinology 121:749–756
50. Schemmel K (1985) Beitrag zum freien Vortrag „Pubertätstruma". In: Schleusener H et al. (Hrsg) Schilddrüse 1983. Thieme, Stuttgart, S. 347–348
51. Schicha H, Farocco U, Schürnbrand P, Schreivogel I, Emrich D (1980) Frequency of iodine contamination in a thyroid clinic. J Mol Med 4:177–181
52. Schoknecht G, Barich G (1975) Bestimmung der Häufigkeitsverteilung von Strumen mit Röntgenschirmbildaufnahmen bei Filteruntersuchungen. Dtsch Med Wochenschr 100:1860–1862
53. Scriba PC, Pickardt CR (1980) Die blande Struma. In: Oberdisse K, Klein E, Reinwein D (Hrsg) Die Krankheiten der Schilddrüse. Thieme, Stuttgart New York, S. 493
54. Stanbury JB, Hetzel BS (1980) Endemic goiter and endemic cretinism. Iodine nutrition in health and disease. Wiley & Sons, New York, p 3
55. Steck A, Steck B, König MP, Studer H (1972) Auswirkungen einer verbesserten Jodprophylaxe auf Kropfendemie und Jodstoffwechsel. Schweiz Med Wochenschr 102:829–837

56. Struve C, Hinrichs J (1989) Schilddrüsenvolumina und Häufigkeit herdförmiger Veränderungen bei schilddrüsengesunden Männern und Frauen verschiedener Altersklassen. Dtsch Med Wochenschr 114:283–287
57. Stubbe P, Heidemann PH (1983) Struma neonatorum – Blande Struma im Kindesalter. Dtsch Ärztebl 80:40–44
58. Studer H, Ramelli F (1982) Simple goiter and its variants: euthyroid and hyperthyroid multinodular goiter. Endocr Rev 3:40–61
59. Stübner D, Gärtner R, Greil W et al. (1987) Hypertrophy an hyperplasia during goitre and involution in rats – separate bioeffects of TSH and iodine. Acta Endocrinol (Copenh) 116:537–548
60. Thilly CH, Delange F, Stanbury JB (1980) Epidemiologic surveys in endemic goiter and cretinism. In: Stanbury JB, Hetzel BS (eds) Endemic goiter and endemic cretinism. New York, pp 475–490
61. Tunbridge WMG, Evered DC, Hall R et al. (1977) The spectrum of thyroid disease in a community: The Wickham survey. Clin Endocrinol 7:481–493
62. Von Reuss K (1985) Untersuchung zur Jodversorgung von Mutter und Neugeborenem im Raum Südbayern. In: Pickardt CR, Schleusener H, Weinheimer B (Hrsg) Schilddrüse 1983. Thieme, Stuttgart New York, S. 346–348

4 Klinik

Vorbemerkungen: J. KÖBBERLING

Bei der Darstellung der Klinik der Struma wird konsequent auf die Darstellung von Symptomen einer möglichen Über- oder Unterfunktion der Schilddrüse verzichtet. Hyper- und hypothyreote Funktionsstörungen kommen zwar in Kombination mit Struma vor, gehören aber nicht zum Krankheitsbild.

Zunächst werden die Möglichkeiten der quantitativen Größenbestimmung zur Beschreibung des Strumagrades abgehandelt. Die früher von der WHO vorgeschlagenen Einteilungskriterien in die Grade I–III werden bewußt nicht ausgeführt, da sie für die Darstellung von individuellen Ergebnissen heute als sicher obsolet zu betrachten sind. Als Methode der Wahl kann die Sonographie angesehen werden, gegebenenfalls ergänzt durch weitere Untersuchungsverfahren.

Eine Struma ist in aller Regel nicht mit lokalen Beschwerden verbunden, kann aber auch ernsthafte Komplikationen mit sich bringen. Diese Komplikationen und die Techniken, mit denen sie erfaßt werden können, werden ausführlich dargestellt. Abschließend wird kurz auf die Rezidivstruma eingegangen, bei der sich die genannten Komplikationen mit größerer Häufigkeit finden. Die wichtigste Komplikation bei länger bestehenden Strumen und bei Rezidivstrumen liegt in der funktionellen Autonomie, die in Kap. 9 ausführlich abgehandelt wird.

4.1 Einteilungskriterien

C. R. PICKARDT

Der Begriff Struma bezeichnet traditionsgemäß eine palpatorisch vergrößerte
Schilddrüse. Die Prävalenz, mit der eine Schilddrüse als palpatorisch vergrößert
erfaßt wurde, hing bisher von der Aufmerksamkeit des untersuchenden Arztes,
aber auch von der Länge des Halses, von der Stärke der Halsmuskulatur, der
Beweglichkeit der Halswirbelsäule und der Menge des subkutanen Fettgewebes
ab. Die Beurteilung der Schilddrüsengröße war in höchstem Maße subjektiv. Die
Erfassung von Knoten war nur bei oberflächlicher Lage und deutlicher Abgrenz-
barkeit vom übrigen Schilddrüsengewebe möglich.

Die Verfügbarkeit der *Sonographie* mit dreidimensionaler *Volumetrie* hat die
Definition oberer Grenzwerte für das normale Schilddrüsenvolumen in Abhängigkeit von Geschlecht und Lebensalter für den klinischen Gebrauch bei orthotop
gelegenen Schilddrüsen möglich gemacht (s. Kap. 5.3, Tabelle 1; [7]). Diese
Größenangaben können naturgemäß auf *dystop* gelegene Schilddrüsen nicht angewendet werden.

Mit der Möglichkeit der sonographischen Untersuchung einschließlich der
Volumenbestimmung der Schilddrüse sollte die Größenklassifikation der Struma,
die die Weltgesundheitsorganisation für epidemiologische Feldstudien erarbeitet
hat, für die individuelle Befundbeschreibung endgültig verlassen werden. Die
Größenangabe sollte in Milliliter erfolgen oder durch die Angabe der größten
Längs-, Quer- und Tiefenachsen dokumentiert werden.

Eine Einteilung der Struma nach Lage und Beschaffenheit findet sich in der
folgenden Übersicht (nach [11]):

Entop im Halsbereich/retrosternal:
- Struma diffusa,
- Struma uninodosa,
- Struma multinodosa.

Dystop gelegenes Schilddrüsengewebe:
- intrathorakale Struma,
- Zungengrundstruma.

Grundsätzlich sollte die Einordnung eines palpatorisch erhobenen Befundes als
Struma diffusa bzw. Struma nodosa nach sonographischer Untersuchung korri-

giert werden. Die Beschreibung von Knoten sollte nach sonographischen Kriterien hinsichtlich Zahl, Lage, Größe und Echogenität so exakt erfolgen, daß sie auch bei wechselnden Untersuchern ohne bildliche Dokumentation für Verlaufsbeobachtungen verwertbar ist (s. Kap. 5.3).

Die klinische und sonographische Beurteilung echter *intrathorakaler* Strumen, d. h. solcher, die keine Organverbindung zur Halsschilddrüse haben, und *retrosternaler* Anteile einer Halsstruma sowie der sog. *Zungengrundstruma* ist nicht oder nur eingeschränkt möglich. Hinweise auf deren Vorliegen können, wenn auch nicht obligat, aus den weiter unten beschriebenen Komplikationen gewonnen werden und bedürfen der Abklärung durch andere bildgebende Verfahren wie konventionelle röntgenologische Untersuchungen, nuklearmedizinische Verfahren und in Ausnahmefällen die Computertomographie, in Zukunft vielleicht die Kernspintomographie [1, 7, 8, 16]. Vor der Anwendung kontrastmittelabhängiger Untersuchungen, wie Angiographie und Kontrastmittelcomputertomographie sei gewarnt, solange Funktion und Dignität der Struma ungeklärt sind.

4.2 Symptome und klinische Befunde

C. R. PICKARDT

Da die Struma ein fakultatives Symptom verschiedener Schilddrüsenerkrankungen mit und ohne Funktionsstörungen ist [11], muß bei der Untersuchung eines Patienten mit vergrößerter Schilddrüse auf die klinischen Symptome der Über- oder Unterfunktion geachtet werden, auf deren Darstellung hier verzichtet wird.

Die klinische Untersuchung der Schilddrüse, die wir hinter dem sitzenden Patienten stehend durchführen [17], gibt zunächst Hinweise auf Lage und Beschaffenheit des Organs, wie Größe, Konsistenz und Nodularität, aber auch auf Schmerzhaftigkeit, Zeichen der lokalen Hyperzirkulation und ggf. auf vergrößerte Lymphknoten.

Die Einführung der Sonographie in die Diagnostik bei Schilddrüsenerkrankungen hat jedoch gezeigt, daß
- die palpatorische Größenbestimmung des Organs mit großen Unsicherheiten behaftet ist;
- kleine Schilddrüsen bei Kindern und Jugendlichen und Erwachsenen mit schlanken Hälsen überschätzt und große Schilddrüsen bei kräftiger Halsmuskulatur (Männer), bei kurzen Hälsen und bei verstärkter Brustwirbelsäulenkyphose unterschätzt werden [10, 13, 15];
- die Erfassung von nodulären bzw. umschriebenen, nicht knotig abgegrenzten intrathyreoidalen Befunden – besonders wenn sie dorsal liegen – mit der Sonographie besser gelingt als durch die Palpation allein [6, 10, 15].

Dennoch bleibt die palpatorische Untersuchung wichtig: Gibt ein Patient dabei Schmerzen in der Schilddrüse an, so ergibt sich daraus der Verdacht auf eine Schilddrüsenentzündung. Palpatorisch faßbares Pulsieren der Schilddrüse, das dann auskultatorisch bestätigt werden kann, ist ein Zeichen der lokalen Hyperzirkulation, die nur bei immunogener Hyperthyreose vorkommt, wenn man von den heute selten gewordenen hypothyreoten Zustandsbildern nach fehl- oder überdosierter antithyreoidaler Therapie absieht.

Eine weitergehende *pathogenetische Zuordnung* der Schilddrüsenvergrößerung zu einer zugrundeliegenden Erkrankung des Organs ist mit der klinische Untersuchung allein nicht möglich. Zwar kann bei raschem Wachstum eines indolenten Schilddrüsenknotens und bei vergrößerten Lymphknoten der Verdacht auf ein Schilddrüsenmalignom geäußert werden, die endgültige Bewertung eines solchen Befundes und die Dignitätsbeurteilung müssen jedoch anhand von zytologischen und/oder histologischen Kriterien erfolgen [2] (s. auch Kap. 8.1).

Die unkomplizierte Schilddrüsenvergrößerung selbst macht in der Regel keine lokalen Beschwerden. Engegefühl am Hals, subjektive Irritation durch hochgeschlossene Kleidung und „Nervosität" sind zwar in der Praxis nicht selten Anlaß zur Schilddrüsenuntersuchung, oft unter dem Verdacht auf eine Hyperthyreose. Dem erfahrenen Untersucher gelingt es jedoch zumeist schon anamnestisch, eine kausale Beziehung zwischen derartigen subjektiven Beschwerden und dem Schilddrüsenbefund unwahrscheinlich zu machen. Bleibt der Verdacht auf eine Schilddrüsenfunktionsstörung nach der körperlichen Untersuchung bestehen, so erfolgt die „bedarfsgerechte" In-vitro-Diagnostik.

Komplikationen der Schilddrüsenvergrößerung

Die klinische Untersuchung bei einer Schilddrüsenvergrößerung hat neben den oben beschriebenen Befunden mögliche *Komplikationen* von seiten der Struma zu beachten. Komplikationen der Schilddrüsenvergrößerung betreffen die oberen Luftwege, den Ösophagus, die Halsvenen und nervale Strukturen am Hals und im Mediastinum.

Atemnot kann ein Symptom der komplizierten Struma sein, wenn eine *Rekurrensparese* oder eine *Einengung der Trachea* vorliegen. Sowohl die orthotop gelegene vergrößerte Schilddrüse als auch die nach retrosternal reichende oder die endothorakale Struma können Trachealverlagerungen, Wandschwächen oder Tracheomalazien hervorrufen. Trachealverlagerungen in der Halsregion sind u. U. auch durch die Sonographie zu erkennen, mit konventionellen Röntgentechniken jedoch deutlich sichtbar zu machen [4]. Dabei ist zu beachten, daß der röntgenologische Nachweis einer Einengung der Trachea, auch wenn eine erhebliche Lumenschwankung im sog. *Saug- und Preßversuch* nachweisbar ist, den Rückschluß auf eine funktionelle Störung des *Atemwegswiderstands* nicht erlaubt [9, 19]. Die Objektivierung und Quantifizierung des Atemwegswiderstands und die Unterscheidung zwischen fixierter und variabler Trachealstenose kann dagegen, wenn keine *Rekurrensparese* vorliegt, durch Bestimmung des Atemwegswiderstands mit Hilfe der Ganzkörperplethysmographie oder der Ermittlung von Fluß-Volumen-Beziehungen erfolgen [9, 19]. Bei solchen Untersuchungen fiel auf, daß Patienten mit einer strumabedingten Funktionsstörung der Trachea unerwartet häufig gleichzeitig periphere funktionelle Bronchialobstruktionen haben, deren Genese ungeklärt ist.

Bei stärkeren Schilddrüsenvergrößerungen klagen die Patienten nicht selten über *Schluckstörungen* [3, 5]. Diese können durch Verlagerungen des Ösophagus nach lateral oder dorsal entstehen. Die Dorsalverlagerungen beruhen auf einem Wachstum von Strumagewebe zwischen Trachea und Ösophagus. Ein Abstand von mehr als 5 mm zwischen Ösophagus und Trachea im „Ösophagusbreischluck" (im seitlichen Strahlengang) gilt als pathologisch. Die Häufigkeit von Dysphagien aufgrund solcher Verlagerungen wird bei großen Strumen von bis zu 50 % der Patienten angegeben [4].

Eine weitere, meist asymptomatische Komplikation der Schilddrüsenvergrößerung sind *obere,* sog. "Down-hill-Ösophagusvarizen", in denen im Gegensatz zu den unteren Ösophagusvarizen bei portaler Hypertonie der Blutstrom von kranial nach kaudal fließt. Diese oberen Ösophagusvarizen findet man besonders häufig bei Rezidivstrumen nach vorausgegangener Operation [12]. Sie führen außerordentlich selten zu Blutungen.

Vornehmlich bei Strumen, die nach retrosternal reichen, findet man gelegentlich auch ohne tastbar vergrößerte Schilddrüse einen *präthorakalen Umgehungskreislauf,* wenn der Rückstrom aus den Halsvenen mechanisch beeinträchtigt ist.

Auch bei gutartigen Schilddrüsenvergrößerungen kommt es gelegentlich zu einer einseitigen *Rekurrensparese,* bei der – besonders wenn sie linksseitig auftritt – nach endothorakalen Strumaanteilen gesucht werden sollte. Noch seltener findet man ein mehr oder wenig vollständig ausgeprägtes *Horner-Syndrom* bei weit nach lateral reichenden, meist knotigen Strumen [14]. Diese Komplikationen sollten allerdings Anlaß zur besonders sorgfältiger Differentialdiagnose zwischen maligner und benigner Ursache für die Schilddrüsenvergrößerung sein.

Rezidivstruma

Rezidivstrumen sind in der Regel bereits palpatorisch als knotige Schilddrüsen zu identifizieren. Die Knoten können auch in der Mittellinie liegen, wenn sie von einem intraoperativ belassenen Lobus pyramidalis ausgehen. Alle oben aufgeführten lokalen Komplikationen der Struma finden sich auch bei Strumarezidiven vermutlich mit größerer Häufigkeit. Neuere Statistiken gibt es zu dieser Frage allerdings nicht. Aus der klinischen Beobachtung sei jedoch auf die Häufigkeit von funktionellen Autonomien in Rezidivstrumen älterer Patienten hingewiesen.

Literatur

1. Berghout A, Wiersinga WM, Smits NJ, Touber JL (1988) The value of thyroid volume measured by ultrasonography in the diagnosis of goitre. Clin Endocrinol 20:409–414
2. Droese M, Schicha H (1987) Aspirationszytologie der Schilddrüse. Internist 28:542–549
3. Frey KW (1979) Früh- und Spätergebnisse der ^{131}Jod-Therapie der blanden Struma im Kropfendemiegebiet Südbayerns. RÖFO 130:172–174
4. Frey KW (1983) Die Aufgaben der konventionellen Röntgendiagnostik der Schilddrüse. Akt Endokr Stoffw 4/1:2–8
5. Frey KW, Englstädter M (1976) Kropfhäufigkeit und Trachealeinengungen im poliklinischen Krankengut Münchens. MMW 118:1555–1556
6. Gutekunst R, Smolarek H, Hasenpusch U, Stubbe P, Friedrich JJ, Wodd WG, Scriba PC (1986) Goitre epidemiology: Thyroid volume, iodine excretion, thyroglobulin and thyrotropin in Germany and Sweden. Acta Endocrinol 112:494–501
7. Gutekunst R, Becker W, Hehrmann R, Olbricht T, Pfannenstiel P (1988) Ultraschalldiagnostik der Schilddrüse. Dtsch Med Wochenschr 113:1109–1112
8. Hagemann J, Witte G, Gürtler KF (1983) Computertomographie der Schilddrüse und ihrer Nachbarorgane. Akt Endokr Stoffw 4/1:19–24
9. Häußinger K, Herold J (1983) Die Beurteilung der Trachealbeeinträchtigung durch die Bodyplethysmographie. Ein Vergleich von dynamischer Funktionsanalyse und statischer Röntgendiagnostik. Akt Endokr Stoffw 4/1:10–14
10. Hoff HG, Busse M, Olbricht T, Reinwein D (1988) Volumen und Morphologie der Schilddrüse im Alter. Med Welt 39:306–308

11. Krüskemper HL, Joseph K, Köbberling J, Reinwein D, Schatz H, Seif FJ (1985) Klassifikation der Schilddrüsenkrankheiten. Neue Fassung der „Empfehlungen der Sektion Schilddrüse der Deutschen Gesellschaft für Endokrinologie" Int Welt 8:47–49
12. Lagemann K, Schmidt KJ (1981) Oesophagusvarizen bei Rezidivstruma. Med Welt 32:1920–1921
13. Leisner B, Hutter G, Knorr D (1985) Schilddrüsenvolumen euthyreoter Kinder und Jugendlicher. MMW 127:909–911
14. Lowry St R, Shinton RA, Janieson G (1988) Benign multinodular goitre and reversible Horners syndrome. Br Med J 296:529–530
15. Olbricht T, Schmitka T, Mellinghoff U, Benker G, Reinwein D (1983) Sonographische Bestimmung von Schilddrüsenvolumina bei Schilddrüsengesunden. Dtsch Med Wochenschr 108:1355–1358
16. Sandler MP, Patton JA, Sacks GA, Shaff MI, Kulkarni MV, Partain CL (1984) Evaluation of intrathoracic goiter with I-123 scintigraphy and nuclear magnetic resonance imaging. J Nucl Med 25:874–876
17. Scriba PC, Pickardt CR (1980) Die blande Struma. In: Oberdisse K, Klein E, Reinwein E (Hrsg) Die Krankheiten der Schilddrüse, 2. überarb. u. erw. Aufl. Thieme, Stuttgart New York, S 493
18. Scriba PC, Börner W, Emrich D et al. (1985) Schilddrüsenfunktionsdiagnostik und die Diagnose von Schilddrüsenkrankheiten der Deutschen Gesellschaft für Endokrinologie. Int Welt 8:50–57, 78–86
19. Wießmann KJ (1983) Zur Atemfunktionsprüfung bei Patienten mit Struma (Diskussionsbeitrag). Akt Endokr Stoffw 4/1:15–17

5 Diagnostik

Vorbemerkungen: J. KÖBBERLING

Am Anfang der diagnostischen Aufarbeitung einer Struma steht in jedem Falle
eine qualifizierte Erhebung von Anamnese und klinischem Befund. Mit einer
zusätzlichen TSH-Bestimmung zum Ausschluß von Funktionsstörungen und einer
sonographischen Untersuchung der Schilddrüse kann in den meisten Fällen die
Diagnostik beendet werden. In welchen Fällen welches Spektrum weiterer diagnostischer Verfahren einzusetzen ist, gehört zu den (erlernbaren) Aspekten der
ärztlichen Kunst.

Die nuklearmedizinische In-vivo-Diagnostik verfügt über ein breites Angebot
verschiedener Methoden von Meß- und Untersuchungstechniken unter Verwendung sehr unterschiedlicher Isotope. Mit Abstand am verbreitetsten ist die szintigraphische Darstellung des Organs mittels ^{99m}Tc-Pertechnetat. Auch der nuklear-
medizinisch nicht ausgebildete Arzt, der Schilddrüsenpatienten behandelt, sollte
mit den Grundzügen der nuklearmedizinischen Diagnoseverfahren und deren
Wertigkeit bezüglich ihrer Aussagekraft hinreichend vertraut sein.

Bei der Labordiagnostik der Struma ist angesichts der breiten Palette angebote-
ner und leicht verfügbarer Untersuchungstechniken eine sinnvolle Selektion und
Beschränkung auf das jeweils erforderliche Mindestmaß dringend geboten. Diesbezüglich kann auf Vorschläge der Sektion Schilddrüse der Deutschen Gesellschaft für Endokrinologie verwiesen werden, die vor einigen Jahren publiziert
wurden und sich in der klinischen Praxis hervorragend bewährt haben.

Die Sonographie der Schilddrüse hat sich in den letzten Jahren zu einem
Standardverfahren entwickelt, ohne das kein Arzt bei der Betreuung von Schilddrüsenpatienten auskommen kann. Es werden Voraussetzungen über die apparative Ausstattung, den Untersuchungsgang und die Dokumentation erläutert sowie
die Methoden der Volumenbestimmung und der Befundbeschreibung geschildert.
Die Beschreibung der verschiedenen Echomuster kann nur als kurze Einführung
aufgefaßt werden. Die persönliche Aneignung von Erfahrung auf diesem Gebiet
ist unverzichtbar.

Bezüglich der Schilddrüsenzytologie werden nur wenige Kollegen persönliche
Erfahrungen in der Auswertung der zytologischen Ausstriche gewinnen. Erforderlich ist aber die Kenntnis der Ausstrichtechnik sowie insbesondere der Aussa-
gemöglichkeiten dieser Methode und der Beurteilung ihrer Validität. Die Schild-

drüsenzytologie hat sich zur Dignitätsbeurteilung von Schilddrüsenknoten und zur Diagnose von Entzündungen, also insbesondere zur Differentialdiagnose der Struma mit Euthyreose durchgesetzt.

5.1 Nuklearmedizinische In-vivo-Diagnostik

W. BECKER

Verwendete Nuklide

^{123}J

Stabiles Jodid (^{127}J) und seine radioaktiven Isotope (z. B. ^{123}J, ^{131}J) werden als anorganisches Jod in die Schilddrüsenfollikelzelle aufgenommen und in die Schilddrüsenhormone Tetrajodthyronin (T$_4$) und 3,5,3′-Trijodthyronin (T$_3$) eingebaut. Die Einzelschritte dieser metabolischen Kaskade sind:
1. aktiver Jodidtransport (Jodidkonzentration, Jodidpumpe oder Jodid*trapping*), um Jodid aus der Extrazellularflüssigkeit heraus zu konzentrieren (Jodination);
2. Jodisation von Tyrosylresten des Thyreoglobulins;
3. Einbau der Jodthyroninmoleküle in das Speicherprotein Thyreoglobulin;
4. Proteolyse von Thyreoglobulin;
5. Dejodination der Jodthyronine.

In der Schilddrüsendiagnostik hat das über viele Jahre weitverbreitete ^{131}J aufgrund seiner langen physikalischen Halbwertszeit (8,1 Tage) und seines Betastrahlenanteils und der damit verbundenen hohen Strahlenexposition sowie seiner für die szintigraphische Diagnostik ungünstig hohen Gammaenergie (364 keV) heute nur mehr eine Indikation zur Diagnostik und Therapie der Struma maligna und der Therapie benigner Schilddrüsenerkrankungen. Wegen seiner günstigen physikalischen Eigenschaften (HWZ physikalisch: 13 h, fehlender Betastrahlenanteil, Gammaenergie 159 keV) ist die Strahlenexposition durch ^{123}J gering, die Bildqualität hervorragend. Dies macht ^{123}J zum idealen Nuklid für die Schilddrüsenszintigraphie, wenn auf eine geringe Kontaminationsrate durch das längerlebige ^{124}J geachtet wird, was in der Regel bei der Produktion durch die Wahl des geeigneten Targets (^{127}J) gewährleistet wird. Als Zyklotronprodukt ist die ständige ausreichende Verfügbarkeit jedoch nicht gegeben.

^{99m}Tc

^{99m}Tc ist ein ^{99}Mo/^{99m}Tc-Generatorprodukt und steht in jeder nuklearmedizinischen Funktionseinheit ubiquitär als Pertechnetat ausreichend zur Verfügung. Aufgrund vergleichbarer Molekülgröße des Pertechnetats mit der Ionengröße der

Jodisotope unterliegt es dem Trappingmechanismus und wird also in die Schilddrüse transportiert, dort jedoch nicht mehr weiter verstoffwechselt. Der maximale Uptake wird nach 10–30 min erreicht, so daß zur qualitativen und quantitativ auszuwertenden Szintigraphie die Aufnahmen in der Regel zu diesem Zeitpunkt erfolgen.

Die kurze physikalische Halbwertszeit (6 h), der fehlende Betastrahlenanteil und die für die Szintigraphie hervorragende Energie von 140 keV machen dieses Nuklid neben seiner Verfügbarkeit zu dem derzeit wohl verbreitetsten für die Routineschilddrüsendiagnostik. Die prozentual nur geringe Aufnahme dieses Nuklids in die Schilddrüse (1–7% im Jodmangelgebiet), das niedrige Schilddrüsen-Untergrund-Verhältnis 20–30 min post injectionem (p. i.) und die fehlende Spezifität des Uptakes für Schilddrüsengewebe machen bei gezielten Fragestellungen den Einsatz von ^{123}J anstelle von ^{99m}Tc-Pertechnetat erforderlich. Dies ist z. B. der Fall bei bekannter Jodkontamination des Patienten oder bei Strumadystopien (Zungengrundstruma, Struma ovarii, retrosternale Struma), um Schilddrüsengewebe vom Untergrund (Aktivität in den großen Gefäßen) sicher abgrenzen zu können, was gerade durch die möglichen späten Aufnahmezeitpunkte von ^{123}J (2 h–24 h) gewährleistet werden kann.

Fallgruben bei extrathyreoidaler Nuklidanreicherung im Halsbereich (vorwiegend bei ^{99m}Tc-Pertechnetat) als pathologische Befunde sind in der folgenden Übersicht dargestellt (nach [8]):
- Nebenschilddrüsenadenom
- Warthin-Tumor (papilläres Zystadenolymphom)
- Chemodektom (nicht chromaffines Paragangliom)
- Karotispseudoaneurysma
- Thymom
- nuklidhaltiger Trachealschleim
- Zenker-Divertikel des Ösophagus
- Nuklidretention im Ösophagus (Verschlucken, Reflux)

---

^{241}Am

Die Möglichkeit zur Fluoreszenzszintigraphie mit ^{241}Am zur Bestimmung des ^{127}J-Gehalts der menschlichen Schilddrüse steht nur wenigen Zentren zur Verfügung. ^{241}Am emittiert eine charakteristische Gammastrahlung von 60 keV. Diese reagiert mit einem K-Schalen-Elektron des stabilen ^{127}J in der Schilddrüse, wodurch eine charakteristische monochromatische 28,5 keV-Röntgenstrahlung entsteht. Diese wird mit einem hochauflösendem Halbleiterdetektor gemessen. Die Strahlungsintensität der Röntgenstrahlung ist proportional dem Jodgehalt in der Schilddrüse, die Bildgüte der Fluoreszenzszintigramme hängt von der Jodkonzentration des Gewebes ab. Der große Vorteil dieser Methode liegt in der fehlenden Ganzkörperstrahlenexposition und der Möglichkeit, auch bei Patienten mit hoher Jodkontamination zu szintigraphieren [26].

^{201}Tl

In Ausnahmefällen kann ^{201}Tl-Chlorid zur weiteren Abklärung von Raumforderungen der Schilddrüse oder zur Lokalisation der Schilddrüse bei jodkontaminierten Patienten herangezogen werden. ^{201}Tl ist ein Kaliumanalogon und wird von stoffwechselaktivem Schilddrüsengewebe aufgenommen. Die Thalliumspeicherung in szintigraphisch *kalten* Knoten (^{99m}Tc oder ^{123}J) spricht für stoffwechselaktives Gewebe in dieser Region und macht in erster Linie Schilddrüsenadenome oder Karzinome sowie Nebenschilddrüsenadenome wahrscheinlich, während regressive Veränderungen ausgeschlossen werden können [31].

Die Strahlenexposition bei den verschiedenen Nukliden ergibt sich aus Tabelle 5.1.

Tabelle 5.1. Strahlenexposition bei nuklearmedizinischen Untersuchungstechniken der Schilddrüse. (Nach [33])

Nuklid	Energie [keV]		Dosis [MBq (mCi)]		Schilddrüsendosis [cGy (rad)]		Effektive Äquivalentdosis [mSv]
^{123}J	159	(89%)	3,7	(0,1)	0,7	(0,7)	0,44
^{99m}Tc	140	(99%)	37	(1)	0,39	(0,39)	0,41
^{131}J	364	(82%)	1,9	(0,05)	40	(40)	21
^{201}Tl	69–83	(94,4%)	74	(2)			14
^{241}Am	60		Keine i.v.-Injektion		0,015	(0,015)	Keine Ganzkörperbelastung

Strahlenexposition

^{123}J

Die wesentlich kürzere physikalische Halbwertszeit von 13 h, der fehlende Betastrahlenanteil und die niedrig energetische Gammastrahlung (159 keV : 89%) machen ^{123}J zum Nuklid der Wahl für die Diagnostik benigner Schilddrüsenerkrankungen, da die Strahlenexposition eindeutig niedriger liegt. So beträgt die Schilddrüsendosis pro Untersuchung 0,7 cGy und liegt damit um den Faktor 10^3 niedriger als bei ^{131}J mit 40 cGy. Ähnliche Verhältnisse ergeben sich für die effektive Äquivalentdosis, die ebenfalls um den Faktor 10^3 für ^{123}J (0,44 mSv/3,7 MBQ) niedriger liegt als bei ^{131}J (21 mSv/1,9 MBq) [23].

Meß- und Untersuchungstechniken

Die szintigraphische Untersuchung der Schilddrüse wird heute mit der Gammakamera und nachgeschaltetem Rechnersystem als quantitative Schilddrüsenszintigraphie durchgeführt. Neben der rein qualitativen Auswertung des Szintigramms als Funktionstopogramm – also einem Bild, das Regionen vermehrter und verminderter Stoffwechselaktivität lokalisieren und sich mit komplemetären Verfahren wie der Sonographie vergleichen läßt – erlaubt dieses Verfahren die Messung der thyreoidalen Jodavidität.

Diese kann mit der Radiojod-Jodid-Clearance, dem Radiojoduptake oder dem ^{99m}Tc-Uptake in der Schilddrüse bestimmt werden.

Radiojod-Jodid-Clearance

Der „Goldstandard" zur Bestimmung der Jodavidität der Schilddrüse ist die Bestimmung der Jodidclearance, also die quantative Erfassung derjenigen Menge von Plasma, die pro Zeiteinheit von Jodid befreit wird. Im Jodmangelgebiet mit unzureichender Jodversorgung ist dementsprechend die Jodidclearance hoch, wie auch bei Zuständen gesteigerter Schilddrüsenhormonproduktion. Eine niedrige Jodidclearance findet man bei ausreichender Jodversorgung und nach starker Jodkontamination, z. B. nach Kontrastmittelapplikation.

Entsprechend dem Jodidstoffwechsel ist die Radiojodclearance gleich der Jodidclearance, d. h. auch ^{123}J (ggf. ^{131}J) durchläuft die ionenvolumenabhängige unspezifische Jodination und die Jodidverstoffwechslung (s. S. 43).

Zur Bestimmung der Radiojod-Jodid-Clearance werden sowohl die ^{123}J-Jodid-Clearance als auch die regionale ^{123}J-Jodid-Clearance durch Dekonvolutionsanalyse eingesetzt. ^{123}J-Jodid-Clearance nach Oberhausen [24]: 10 min nach i.v. Applikation von 4–8 MBq ^{123}J-Jodid wird der Patient bis 30 min p.i. unter der Gammakamera (oder einer Meßsonde) positioniert, um funktionsszintigraphisch aus einer Zeitaktivitätskurve die ^{123}J-Aufnahmerate mit der ^{123}J-Aktivität im Plasma in Beziehung zu setzen. Derartig frühe Meßzeitpunkte sind erforderlich, da im Falle einer gestörten organischen Jodidbindung bei intaktem Jodidtransport nennenswerte Jodidmengen wieder ins Plasma transportiert werden, was zu einer Überschätzung der Jodideinbaurate führen würde.

Die ^{123}J-Jodid-Clearance berechnet sich dann nach der Formel:

$$^{123}\text{J-Clearance (ml/min)} = \frac{d_{\text{Aktivität}} / d_t}{\text{Plasmaaktivitätskonzentration}}$$

Normalwerte für die Erwachsenen im Jodmangelgebiet liegen zwischen 20 ml und 60 ml/min. Für ausreichend jodversorgte Gebiete werden Werte zwischen 5 ml und 40 ml/min angegeben.

^{123}J-Jodid-Uptake über der Schilddrüse

Der Joduptake in die Schilddrüse als Nettoaktivitätsaufnahme steht in einer festen, jedoch nicht linearen Korrelation zur Radiojod-Jodid-Clearance. Dies gilt insbesondere für die Beschränkung auf einen einzigen Meßwert (1–2 h oder 24 h p.i.), da hierdurch wegen einer Reihe von Störfaktoren Fehlinterpretationen möglich sind. Man bezeichnet die Uptakewerte als Clearanceäquivalente.

Der ^{123}J-Jodid-Uptake wird als Frühuptake 1–2 h p.i. oder als Spätuptake 24 h p.i. mit der Gammakamera über der Schilddrüse registriert und nach folgender Formel berechnet:

$$^{123}\text{J-Jodid-Uptake [\%]} = \frac{(\text{Schilddrüsenimpulse} - \text{Untergrundimpulse}) \cdot 100}{\text{Impulsrate der injizierten Aktivität}}$$

Die Bestimmung des frühen Uptakes hat sich nicht nur aus Praktikabilitätsgründen bewährt, sondern sie liefert auch im Jodmangelgebiet, also bei höheren Uptakewerten, genauere Ergebnisse bei noch hoher Hintergrundaktivität (durch die Nuklidzirkulation im Kreislauf) und noch geringem Radiojodumsatz.

^{99m}Tc-Thyreoidea-Uptake (TcTU)

^{99m}Tc-Pertechnetat durchläuft nur die Jodination, wird also nur passager in der Schilddrüse angereichert, um diese dann wieder zu verlassen. Bereits nach 15 min stellt sich ein Gleichgewicht zwischen Ein- und Ausstrom ein, so daß 15–25 min p.i. eine Plateauphase vorliegt. Analog dem ^{123}J-Jodid-Uptake wird die relative Aktivitätsaufnahme in die Schilddrüse ausschließlich mit der Gammakamera und einem Rechnersystem bestimmt. Auch beim ^{99m}Tc-Pertechnetatuptake handelt es sich um ein Clearanceäquivalent, das für praktische Belange ausreichend gut mit der Jodidclearance korreliert. Je nach Fragestellung und technischen Voraussetzungen kann der ^{99m}Tc-Pertechnetatuptake in der Einstromphase (5–15 min p.i.) [1, 2] oder im Äquilibrium (15–25min p.i.) bestimmt werden. Der TcTU wird nach folgender Formel bestimmt [15, 29]:

$$\text{TcTU [\%]} = \frac{(\text{Schilddrüsenimpulse} - \text{Untergrundimpulse}) \cdot 100}{\text{Impulsrate der injizierten Aktivität}}$$

Die Bestimmung 5–15 min p.i. zeigt eine etwas straffere Korrelation zur Radiojod-Jodid-Clearance, macht jedoch eine exakte Einhaltung des Meßzeitpunkts erforderlich, was unter klinischen Bedingungen oft schwierig ist. Die übliche Testdosis liegt zwischen 37 und 74 MBq ^{99m}Tc-Pertechnetat.

Bei allen genannten Verfahren der Uptakemessung mittels Gammakamera resultieren Schilddrüsenszintigramme, die eine funktionstopographische Zuordnung unterschiedlicher Befunde ermöglichen. Die Information eines quantitativ ausgewerteten Szintigramms enthält somit neben der 1:1-Darstellung der Schilddrüse mit entsprechend anatomischer Markierung den Wert für das Jodidclearanceäquivalent und liefert somit auch eine funktionelle Aussage.

Depletionstest (Perchlorattest)

Besteht der Verdacht auf das Vorliegen einer Jodverwertungsstörung, insbesondere der Verdacht auf eine fehlende Organifikation des Jods (z.B. Pendred-Syndrom), kann der Perchlorattest durchgeführt werden. Nach der üblichen intravenösen Testdosis ^{123}J-Jodid wird der Schilddrüsenuptake nach 120 min gemessen. Danach werden 5 mg Natriumperchlorat i.v. oder 1 g Kaliumperchlorat oral appliziert und der Uptake mit der gleichen Testdosis nach 180 min und 240 min erneut gemessen. Ein positives Ergebnis dieses Tests liegt vor, wenn die Jodorganifikation gestört ist und damit ein Abfall der Schilddrüse-Aktivität nach der Perchloratapplikation eintritt. Der Aktivitätsabfall über der Schilddrüse sollte nach 240 min mehr als 20 % des 120-min-Wertes betragen, wenn eine signifikante Jodverwertungsstörung vorliegt.

Suppressionsszintigraphie

Zur sicheren Erfassung autonomer Bezirke oder Herdbefunde bei unauffälligem Basalszintigramm oder bei für eine Schilddrüsenautonomie verdächtigen Befunden ist ein Suppressionsszintigramm anzufertigen, um die fehlende Regulierbarkeit von Schilddrüsenbezirken topographisch und quantitativ zu erfassen. Hierbei wird mittels einer ausreichend langen Schilddrüsenhormonzufuhr eine Suppression des TSH-Basalspiegels erreicht, sofern nicht bereits eine endogene TSH-Suppression im Sinne einer latenten Hyperthyreose vorliegt. Die Schilddrüsenhormongabe bewirkt eine komplette Suppression des regelbaren, also gesunden Schilddrüsenparenchyms, so daß nur mehr autonom funktionierende Follikelverbände zum Nukliduptake befähigt sind.

Zur Durchführung einer Suppressionsszintigraphie werden verschiedene Schemata angegeben, die u.a. an der klinischen Fragestellung orientiert sind. Soll nur qualitativ eine Autonomie nachgewiesen bzw. ausgeschlossen werden, so genügen kürzere Phasen der Suppression:
- 150–200 µg L-Thyroxin/d über 10–14 Tage,
-   60–100 µg L-Trijodthyronin/d über 7–14 Tage,
- einmalig 3 mg L-Thyroxin

Für die Quantifizierung der Schilddrüsenautonomie hingegen wird eine längerdauernde suppressive Dosierung gefordert:
- z.B. 150 µg L-Thyroxin/d über 4–6 Wochen.
Neben der Anfertigung eines qualitativ auszuwertenden Szintigrammes kommt gerade hierbei dem ^{99m}Tc-Uptake eine besondere Bedeutung zu.

Einflußfaktoren

Die Bildqualität und das Ergebnis der quantitativen Auswertung eines Schilddrüsenszintigramms unterliegen Einflußfaktoren, die in der Regel durch eine

Tabelle 5.2. Einflußfaktoren auf die Bildqualität des Szintigrammes und den Schilddrüsen-uptake. (Nach [13])

a) *Uptake erniedrigt/Qualität verschlechtert*	
Krankheitsbedingt	primäre Hypothyreose
	sekundäre Hypothyreose
	subakute Thyreoiditis, akute Phase
	chronische Thyreoiditis, atrophische Form
Pharmakologisch bedingt	Jodkontamination durch Kontrastmittel
	Jodhaltige Pharmaka
	Monovalente Anionen (Perchlorat, Thiozyanat)
	Schilddrüsenhormonmedikation
b) *Uptake erhöht/Qualität verbessert*	
Endemischer Jodmangel	
Krankheitsbedingt	Hyperthyreose
	Jodfehlverwertung ("inborn error of metabolism")
Pharmakologisch bedingt	Lithiummedikation
	Thyreostatikamedikation (Rebound nach Absetzen)

sorgfältige anamnestische Erhebung vor der szintigraphischen Untersuchung auf-gedeckt werden können (s. Tabelle 5.2).

Die häufigste Ursache eines verminderten Schilddrüsenuptakes ist zweifelsohne die „Jodkontamination" eines Patienten. Hiermit sind nicht physiologische, ali-mentär aufgenommene Jodidmengen zwischen 100 und 300 µg/d gemeint, wie dies bei einer ausreichenden Jodversorgung zu erwarten wäre, sondern die wiederholte Gabe von höheren Dosen in Medikamenten (z. B. Amiodarone) oder die einma-lige Applikation von jodhaltigem Röntgenkontrastmittel. Auch monovalente Anionen, wie z. B. Perchlorat, hemmen kompetetiv den Schilddrüsenuptake, was zur Schilddrüsenblockade bei Autonomie vor dringender Kontrastmittelgabe pro-phylaktisch genutzt wird. Auch Schilddrüsenhormone supprimieren den Schild-drüsenuptake unterschiedlich lange, wie bereits beschrieben wurde. Aus diesem Grunde ist es empfehlenswert, die L-Thyroxin-Medikation 6 Wochen und die Trijodthyroninmedikation 3 Wochen vor der Szintigraphie abzusetzen, sofern keine Suppressionsszintigraphie geplant ist [7].

Die häufigste Ursache eines im Vergleich zu Angaben aus ausreichend jodver-sorgten Gebieten erhöhten Schilddrüsenuptakes ist die Jodavidität im Jodmangel-gebiet [29], die die alleinige Bestimmung des basalen Schilddrüsenuptakes klinisch wertlos macht, da eine differentialdiagnostische Abgrenzung von anderen Schild-drüsenerkrankungen problematisch ist.

Unter Thyreostatikamedikation bei Schilddrüsenautonomien kann die Dia-gnose der Schilddrüsenautonomie erschwert sein, da primär supprimiertes para-noduläres Schilddrüsengewebe bei endogener TSH-Suppression nach Wegfall des suppressiven Effekts unter Thyreostase eine Nuklidspeicherung nachweisen läßt (s. Abb. 5.1).

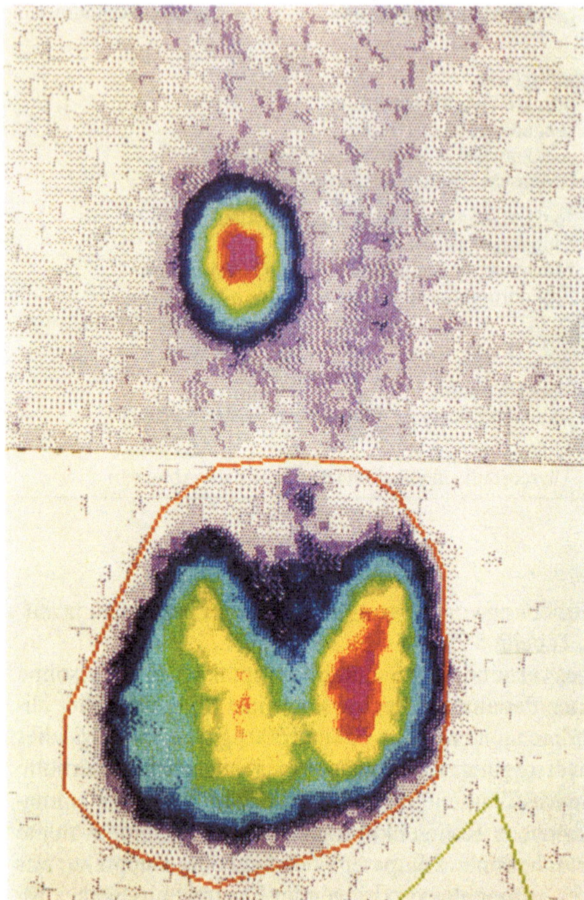

Abb. 5.1. Hyperthyreote unifokale Schilddrüsenautonomie rechts vor *(oben)* und unter *(unten)* Thyreostatikamedikation mit latent hypothyreoter Stoffwechsellage. Kompensatorisch erhöhter Uptake im primär autonomen Bezirk, der bei endogener TSH-Basalstimulation als minderspeichernder Bezirk imponiert

Klinische Wertigkeit

Quantitativ ausgewertetes Schilddrüsenszintigramm

a) Basaler TcTU (TcTU$_b$)

Die Techniken der Bestimmung der Jodidclearance mit Jodisotopen stellen die exaktesten Verfahren zur Ermittlung der Jodavidität der Schilddrüse dar. Diese Techniken sind in der Regel aufwendig. Uptakemessungen als Relativmessungen der verabreichten Testaktivitäten sind demgegenüber methodisch einfacher und stehen für klinische Belange in ausreichend genauer Korrelation mit der Jodidclearance. Aus diesem Grunde hat sich in der Praxis, insbesondere auch wegen der besseren Verfügbarkeit von ^{99m}Tc-pertechnetat, die Bestimmung des TcTU durchgesetzt.

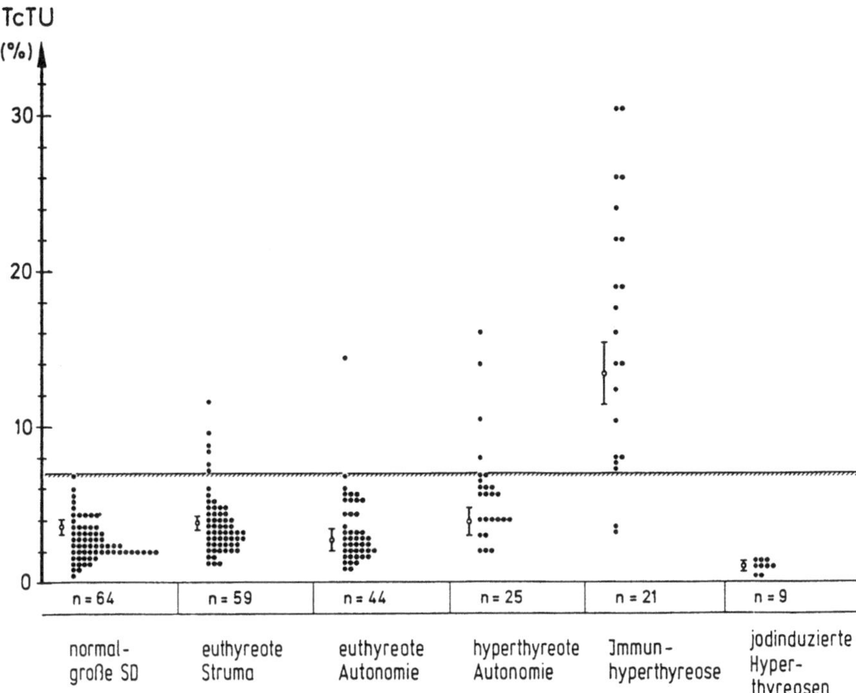

Abb. 5.2. Basaler ^{99m}Tc-Schilddrüsenuptake (TcTU$_b$) bei verschiedenen Erkrankungen der Schilddrüse *(SD)* im Strumaendemiegebiet

Die klinische Wertigkeit des TcTU$_b$, also die Uptakemessung ohne exogene hypophysäre Suppression, ist jedoch eher gering, da dieser Meßwert von mehreren anderen Parametern abhängig ist, wie dem Schilddrüsenvolumen, der aktuellen Jodversorgung und in geringerem Ausmaß auch dem Lebensalter der Patienten [9]. Eine differentialdiagnostische Bedeutung kommt dieser Größe allenfalls bei der Diagnostik der jodinduzierten Hyperthyreose zu, bei der im Vergleich zu immunogenen und nicht immunogenen (autonomen) Hyperthyreosen sehr niedrige Werte des TcTU gefunden werden (s. Abb. 5.2). Für ausreichend jodversorgte Gebiete werden in der Literatur TcTU$_b$-Werte unter 2 % für normal große Schilddrüsen angegeben (Tabelle 5.3), wodurch in diesen Gebieten eine gewisse Trennung euthyreoter und hyperthyreoter Funktionslagen möglich ist. In Jodmangelgebieten liegen bei normal großen Schilddrüsen die TcTU$_b$-Werte bis zu 7 % und unterscheiden sich damit nicht von den Werten bei Struma, euthyreoten und hyperthyreoten Autonomien und überlappen sich außerdem mit den TcTU-Werten für die Immunhyperthyreosen (s. Abb. 5.2).

Tabelle 5.3. Ergebnisse der Bestimmung des basalen ^{99m}Tc-Pertechnetatuptakes. (Nach [19])

Autoren	Jahr		Normal große Schilddrüse [%]	Struma [%]	Hyperthyreose [%]
Goolden et al.	1971	[17]	0,4–3,0	0,9– 8,6	1,7–40
McGill et al.	1971	[31]	0,3–1,5	0,3– 7,0	4,8–33,9
Burke et al.	1972	[12]	0,2–1,7	0,24–10	9,8–40
Vanthoff	1972	[45]	0,2–4,5	0,4– 9,8	4,1–44
Gray et al.	1973	[18]	0,6–3,2		3,3–27
Higgins et al.	1973	[23]	0,1–2,2		2,5–40
Bähre et al.	1987	[1, 2]	1,2–9,6		
Joseph	1989	(pers. Mitteilung)	2,3–6,6		4,6–34,4
Eigene			0,2–6,7	1,1–12	3,2–32

b) TcTU unter Suppressionsbedingungen (TcTU$_s$, s. Kap. 9)

Die besondere Bedeutung des TcTU$_s$ liegt in der Möglichkeit, *quantitativ* die Menge des funktionell autonomen Schilddrüsengewebes abzuschätzen. Kann man in Ländern mit ausreichender Jodversorgung davon ausgehen, daß eine Schilddrüsendysregulation alleine an einem negativen TRH-Test-Verlauf erkannt werden kann, so gilt dies nicht für jodunterversorgte Regionen. Hier müssen zusätzliche Testverfahren zum Einsatz kommen. Der TcTU$_s$ erlaubt dabei, nachdem das normal regulierbare Schilddrüsengewebe funktionell ausgeschaltet worden ist, die verbleibende Jodidclearance der autonomen und damit nicht supprimierten Schilddrüsenareale zu quantifizieren und die Autonomie zu diagnostizieren.

Nach einer langdauernden Suppression zeigen normal große Schilddrüsen in der Regel Uptakewerte, die deutlich unter 1% liegen. Jede Struma weist bereits kleine Bezirke funktioneller Autonomien auf, so daß euthyreote Strumen ohne funktionell relevante Autonomien nach langdauernder Suppression Uptakewerte zwischen 1% und 2% aufweisen. Strumen mit diesen Werten können aber durchaus bereits kleine, gut erkennbare Autonomien enthalten (Abb. 5.3). In der Regel jedoch zeigen Strumen mit diesen Uptakewerten keine funktionell relevanten Autonomien. Erst bei Strumen mit höheren TcTU$_s$ liegen in Abhängigkeit von der Höhe des Uptakewertes zunehmend funktionell relevante Autonomien vor, die vor Kontrasmittelgabe medikamentös blockiert oder mit unterschiedlicher Dringlichkeit einer ablativen Therapie zugeführt werden müssen. Liegt der TcTU$_s$ > 7%, so liegt i. allg. eine ablationsbedürftige Autonomie vor.

Qualitatives Schilddrüsenszintigramm

Die Hauptindikationen für die alleinige *qualitativ* ausgewertete Schilddrüsenszintigraphie mit ^{99m}Tc-Pertechnetat oder ^{123}J-Jodid sind
– der Verdacht auf Dystopien oder Agenesien der Schilddrüse;
– die Abklärung palpatorisch oder sonographisch nachgewiesener Schilddrüsenknoten;

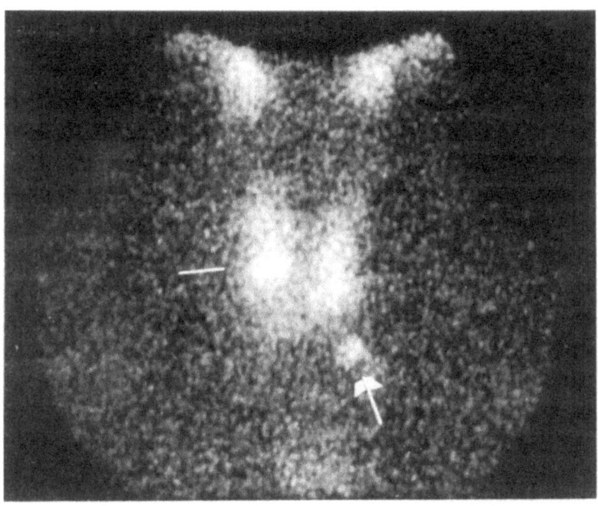

Abb. 5.3. Suppressionsszintigraphischer Nachweis einer kleinen, funktionell irrelevanten unifokalen Schilddrüsenautonomie im rechten Lappen bei einer 60jährigen Frau. (^{99m}Tc-Uptake mit Jugulummarkierung →)

– nach Thyreoidektomie der Nachweis oder Ausschluß von speicherndem Restgewebe, Lokalrezidiv, regionären Lymphknotenmetastasen und Fernmetastasen.

Der folgenden Übersicht sind die Indikationen zur Schilddrüsenszintigraphie bei der Struma zu entnehmen, in Anlehnung an die Formulierungen der Arbeitsgemeinschaft Schilddrüse der Deutschen Gesellschaft für Nuklearmedizin [30a].

Quantitative Szintigraphie
1. Struma mit Euthyreose ohne sonographisch nachweisbare Herdbefunde:
   – etwa ab dem 3. Lebensjahrzehnt zum Nachweis oder Ausschluß einer Autonomie
   – zum Nachweis einer Jodfehlverwertung (Depletionstest) z.B. im Rahmen eines Pendred-Syndroms
   – Beurteilung des Therapieeffekts nach Radiojodtherapie oder Schilddrüsenoperation
2. Struma mit Euthyreose und sonomorphologischen Inhomogenitäten und sonographisch oder palpatorisch nachweisbaren Knoten:
   – Abklärung des Funktionszustands im sonographisch auffälligen Areal [„heißer" (autonomer) oder „kalter" (malignomverdächtiger) Knoten]
3. Hyperthyreote Struma:
   – Differenzierung Autonomie/Immunhyperthyreose
   – Therapiekontrolle der Schilddrüsenautonomie
4. Vor Strumatherapie:
   – zur Berechnung der Therapiedosis vor Radiojodtherapie
   – zur Planung oder Kontrolle einer ablativen Strumatherapie

Qualitative Szintigraphie
1. Strumadystopie oder Agenesie

Die praktisch relevanteste Schilddrüsendystopie stellt sicher die nach mediastinal bzw. intrathorakal reichende Struma dar. Diese Differentialdiagnose wird bei hohen thorakalen Raumforderungen immer wieder ein Schilddrüsenszintigramm erforderlich machen. Hierzu sollte immer ^{123}J-Jodid zum Einsatz kommen, da die etwas günstigere Energie für die Abbildung retrosternal liegender Prozesse und das bessere Target-zu-Background-Verhältnis die Abgrenzung des Schilddrüsenparenchyms von der unspezifischen Aktivität in den großen Gefäßen und der Herzregion durch ^{99m}Tc-Pertechnetat spezifisch ermöglicht. Zu beachten ist hierbei, daß die retrosternale Ausdehnung der Struma oft wegen der unterschiedlichen Patientenpositionierung beim Szintigramm und bei der Anfertigung des Röntgenbildes des Thorax unterschätzt wird. Meist handelt es sich bei der retrosternal reichenden Struma nicht um eine eigentliche Dystopie, sondern nur um die retrosternale Ausdehnung einer Struma, die durch minderspeichernde, regressiv veränderte Areale oder durch Bindegewebsbrücken (Struma endothoracica falsa) mit dem orthotopen Organbezirk verbunden sind. Eine Struma endothoracica vera ist eher selten.

Zum Nachweis einer Zungengrundschilddrüse sollte heute ^{123}J-Jodid eingesetzt werden, zumal mit anderen bildgebenden Verfahren, wie z. B. der Sonographie eine Raumforderung im Bereich des Zungengrundes nachgewiesen werden kann. Der Nachweis spezifisch jodspeichernden Gewebes jedoch ist nur szintigraphisch möglich, wobei beim Einsatz von ^{99m}Tc-Pertechnetat ein falsch positiver Uptake in anderem Tumorgewebe differentialdiagnostisch mit in Erwägung gezogen werden muß [8].

Die sog. Struma ovarii entspricht einem Teratom im Ovar und sollte hier nur der Vollständigkeit halber mit erwähnt werden. Praktische Relevanz besitzt sie aufgrund ihrer Seltenheit nicht. Sollte sie differentialdiagnostisch in Erwägung gezogen werden müssen, so ist in jedem Falle die Anfertigung eines ^{123}J-Jodid-Szintigramms erforderlich.

Bei der szintigraphischen Abklärung von Schilddrüsenknoten sollte zwar immer ein quantitativ auswertbares Schilddrüsenszintigramm angefertigt werden, da in jedem Falle eine Autonomie ausgeschlossen bzw. nachgewiesen und deren autonomes Potential abgeschätzt werden muß. Die eigentliche Information besteht jedoch in der Regel in der Auswertung des qualitativen Szintigramms im Sinne eines Funktionstopogramms, das die Zuordnung unterschiedlich speichernden Schilddrüsengewebes zu sonographisch lokalisierten Herdbefunden ermöglicht. Insbesondere bei kleineren Herdbefunden ist hierzu die Anfertigung eines Suppressionsszintigramms erforderlich.

Trotz der Möglichkeit der sonographischen Untersuchung der Schilddrüse hat die Szintigraphie bei der Abklärung der Knotenstruma nichts an Aktualität verloren. Dies liegt einerseits an der niedrigen Spezifität bei allerdings hoher Sensitivität der Sonographie und andererseits an deren im Vergleich zur hohen Spezifität der Feinnadelpunktion geringen Sensitivität (s. Kap. 5.3). Die Sonographie gibt aufgrund der unterschiedlichen Echogenität verschiedener Gewebestrukturen eine Information über die morphologische Beschaffenheit der Schilddrüse, wobei es mit Ausnahme von Zysten jedoch kein gewebsspezifisches Muster gibt. Ohne Zweifel sind scharf begrenzte Raumforderungen der Schilddrüse mit dorsaler

Schallverstärkung sonographisch als Zysten beweisbar. In diesen Fällen ist jedoch trotzdem die Anfertigung eines Szintigramms zu empfehlen, da etwa 20 % aller autonomen Adenome zentral liquide Erweichungen aufweisen und andererseits Autonomien mit zystisch-regressiven Veränderungen gehäuft auftreten. Echodichte [3] und echonormale Strukturen sind für ein Malignom sehr unwahrscheinlich. Etwa 15 % der Autonomien zeigen aber dieses Muster. Echoarme Läsionen im Sonogramm sind einerseits sowohl malignitätsverdächtig (95 %), andererseits aber auch typisch für eine Schilddrüsenautonomie (70 % der Autonomien) [4], so daß erst ein Szintigramm diese beiden Differentialdiagnosen weiter eingrenzen kann. Hierbei imponieren etwa 70–90 % der Karzinome als szintigraphisch kalt, der Rest zeigt ein szintigraphisch „warmes" oder „heißes" Muster. Diese Angaben bedeuten jedoch nicht, daß Karzinome vermehrt ^{99m}Tc oder ^{123}J aufnehmen, sondern daß die Malignome für den szintigraphischen Nachweis zu klein sind (Mikrokarzinome). Soweit in den meisten Berichten retrospektiv nachzuvollziehen ist, liegen die Schilddrüsenmalignome in der Regel nicht in einem szintigraphisch heißen Bezirk, sondern die Autonomie der Schilddrüse stellt eine zusätzliche Erkrankung dar. Die Kombination aus Sonographie und Szintigraphie bedeutet somit eine wichtige Entscheidungshilfe. In einem ausgewählten Krankengut einer Schilddrüsenambulanz entsprechen „kalte" Knoten in 9 % einem Schilddrüsenmalignom. Sind diese Knoten zusätzlich echoarm im Sonogramm, dann steigt diese Wahrscheinlichkeit auf 25 % an [45].

Liegt eine normal große Schilddrüse (Abb. 5.4) vor, so besteht in der Regel keine Indikation zur Szintigraphie, wenn diese nicht zum Ausschluß einer Autonomie, z.B. bei Herzrhythmusstörungen, oder im Rahmen der Tumorsuche zum

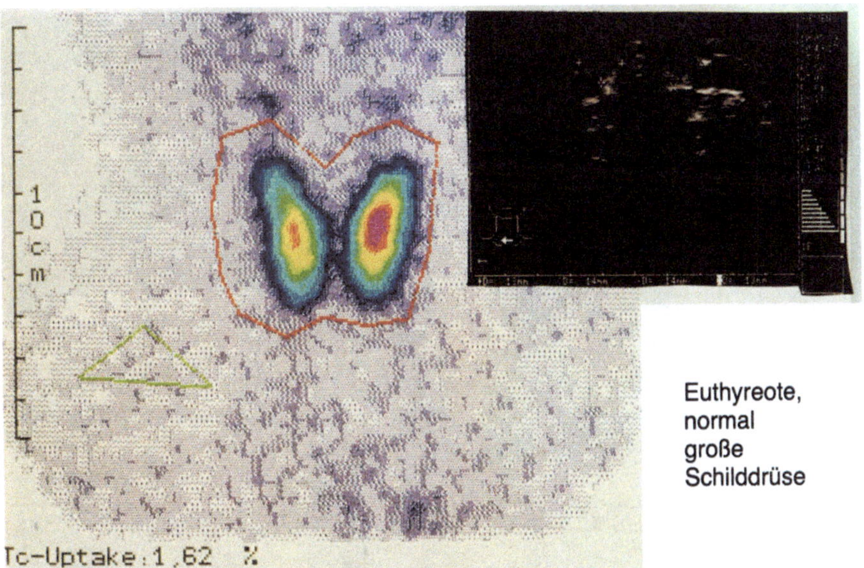

Abb. 5.4. Quantitativ ausgewertetes ^{99m}Tc-Pertechnetatschilddrüsenszintigramm und Sonogramm einer euthyreoten, normalgroßen Schilddrüse

Ausschluß eines primären Schilddrüsenmalignoms indiziert ist. Je nach Fragestellung wird dann szintigraphisch die in der normal großen Schilddrüse sicher seltene Autonomie und sonographisch eine Raumforderung auszuschließen sein. Das Ortsauflösungsvermögen kleiner Schilddrüsenknoten ist szintigraphisch im Vergleich zur Sonographie gering. Kleinere Autonomien lassen sich jedoch im Suppressionsszintigramm diagnostizieren. Zum Nachweis von „heißen" Knoten ist die Szintigraphie wesentlich sensitiver als zum Nachweis „kalter" Läsionen.

Bei einer diffusen Struma (Abb. 5.5) ohne sonographischen Herdbefund läßt sich szintigraphisch keine wesentliche Zusatzinformation erwarten. Erst mit zunehmendem Alter und zunehmenden Hinweisen für regressive Veränderungen im Sonogramm ist hier eine Szintigraphie von Nöten, da in diesen Fällen die Prävalenz der Schilddrüsenautonomie zunimmt und damit auch die Möglichkeit kleiner autonomer Bezirke ohne sicher abgrenzbares sonographisches Korrelat.

Bei einer hyperthyreoten Struma sollte im Rahmen der Primärdiagnostik immer ein Szintigramm angefertigt werden, um eine Schilddrüsenautonomie von der Immunhyperthyreose abgrenzen zu können. Ausnahmen sind sicher eindeutige Immunhyperthyreosen mit zusätzlichen Begleitimmunopathien, wie z.B. einer endokrinen Orbitopathie, die mit sehr hoher Wahrscheinlichkeit die Immungenese beweisen. Die floriden Immunhyperthyreosen zeichnen sich durch ein szintigraphisch *diffuses* Speichermuster mit in der Regel eindeutig erhöhtem basalen TcTU aus. Hinweise für die Autonomie ergeben sich dagegen aus einem *fleckigen* Speichermuster.

In seltenen Fällen liegt die Kombination einer Schilddrüsenautonomie mit einer Immunhyperthyreose vor. Dieses Syndrom wird als Marine-Lenhart-*Syndrom* bezeichnet.

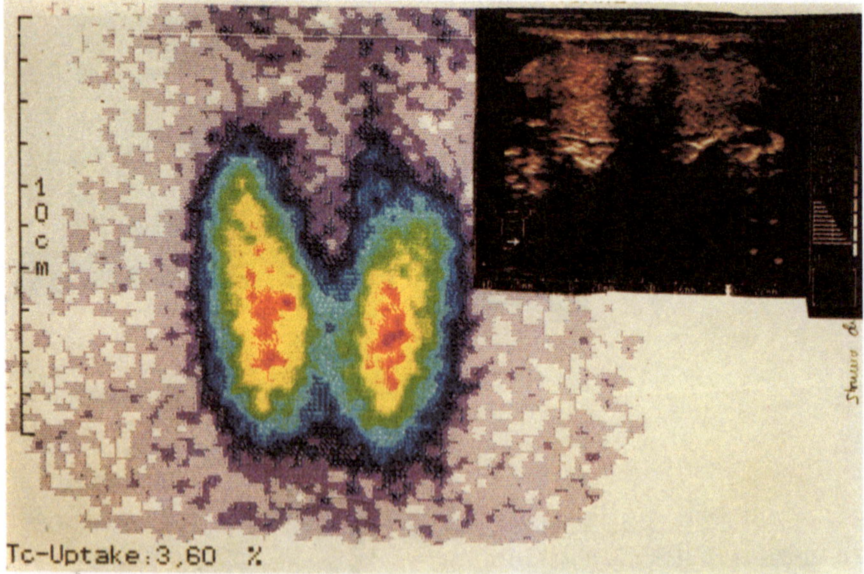

Abb. 5.5. Quantitativ ausgewertetes ^{99m}Tc-Pertechnetatschilddrüsenszintigramm und Sonogramm einer euthyreoten diffusen Struma

Bei der chronisch lymphozytären Thyreoiditis Hashimoto findet man szintigraphisch in Abhängigkeit vom Stadium der Erkrankung meist ein diffus-fleckiges Speichermuster mit vermindertem TcTU, was bei unklarer diffuser Echoarmut im Sonogramm und nicht nachweisbaren immunologischen Parametern als differentialdiagnostisches Kriterium zur Immunhyperthyreose herangezogen werden kann.

Die subakute Thyreoiditis de Quervain (Abb. 5.6) zeigt, obwohl sie sonographisch oft nur unilokulär oder umschrieben multilokulär auftritt, eine insgesamt deutliche Speicherinhomogenität mit erniedrigtem TcTU. Dies kann als Abgrenzung zum primären Schilddrüsenmalignom, das differentialdiagnostisch oft mit einbezogen werden muß, in Einzelfällen hilfreich sein. Dieser verminderte TcTU wird durch die TSH-Suppression durch die entzündlich bedingte thyreogene Hormonfreisetzung erklärbar.

Nach Schilddrüsenoperationen ist das szintigraphische Bild oft schwer zu interpretieren, da neben asymmetrischer Darstellung insbesondere multifokale Restareale nachweisbar sind, die oft die Differenzierung von einer Autonomie der Restschilddrüse erschweren. Hier ist der Vergleich mit einem unmittelbar postoperativem Szintigramm oder die Anfertigung eines Suppressionsszintigramms erforderlich. Dies ist insbesondere nach Operationen bei Schilddrüsenautonomien zu beachten.

Nach Radiojodtherapien kann naturgemäß nur szintigraphisch entschieden werden, inwieweit eine Autonomie effektiv behandelt worden ist. Auch die funktionelle Restkapazität bei der Immunhyperthyreose kann nur auf diesem Wege dokumentiert werden.

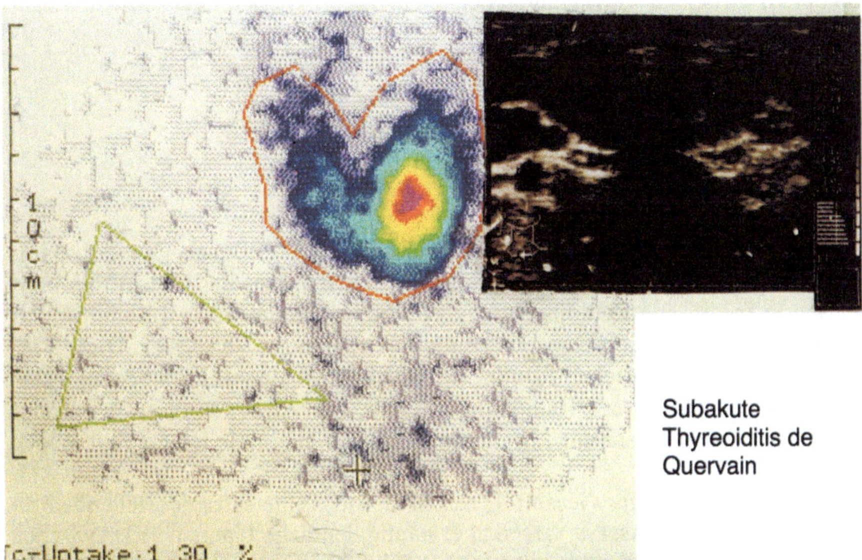

Abb. 5.6. Quantitativ ausgewertetes ^{99m}Tc-Pertechnetatschilddrüsenszintigramm und Sonogramm einer subakuten Thyreoiditis de Quervain mit bevorzugtem Befall des rechten Schilddrüsenlappens und erniedrigtem $TcTU_b$

5.2 Labordiagnostik

J. Köbberling

Durch die Entwicklung einer Vielzahl von laborchemischen Diagnoseverfahren konnte die Funktionsdiagnostik der Schilddrüse im Laufe der vergangenen zwei Jahrzehnte erheblich verfeinert werden. Die breite Palette der angebotenen und in der Regel leicht verfügbaren Untersuchungstechniken macht jedoch eine Selektion und eine Beschränkung auf das jeweils erforderliche Mindestmaß notwendig. Vorschläge für eine sinnvolle Anwendung der zur Verfügung stehenden Diagnoseverfahren wurden von der Sektion Schilddrüse der Deutschen Gesellschaft für Endokrinologie erarbeitet und publiziert [43]. In diesen Empfehlungen wurde großer Wert darauf gelegt, daß die laborchemischen Untersuchungsverfahren nicht am Anfang der diagnostischen Aufarbeitung stehen, sondern eher am Ende, jedenfalls immer erst nach einer qualifizierten Erhebung von Anamnese und klinischem Befund.

Die Diagnose einer Struma mit Euthyreose ist in der Regel ohne großen Laboraufwand zu stellen. Unter Umständen kann aber eine Ausschlußdiagnostik bezüglich anderer Schilddrüsenerkrankungen erforderlich sein. Aus diesem Grunde soll das Spektrum der zur Verfügung stehenden In-vitro-Parameter kurz zusammengestellt und erläutert werden.

Laborparameter

Gesamtthyroxin (TT$_4$)

Nachdem die Bestimmung des proteingebundenen Jods (PBJ) als Funktionsparameter aufgegeben wurde, stehen zur direkten Bestimmung des Gesamtthyroxins im Serum spezifische Radioimmunoassays, Enzymimmunoassays, Luminiszenzimmunoassays und Fluoreszenzpolarisationsverfahren zur Verfügung. Diese Verfahren sind in der klinischen Routine bezüglich ihrer Aussagekraft vergleichbar. Am verbreitetsten ist der Radioimmunoassay. Die Anwendung isotopenfreier Verfahren, insbesondere der Enzymimmunoassays, nimmt in letzter Zeit jedoch deutlich zu.

Die Immunoassays für Gesamt-T$_4$ zeigen meistens eine zufriedenstellende Präzision innerhalb der Assays, lassen aber häufig deutliche Unterschiede zwischen den verschiedenen Methoden erkennen. Auf besondere Störfaktoren (lipämische und ikterische Seren, Antikoagulanzien u. a.) sei hingewiesen. Auch T$_4$- und T$_3$-bindende zirkulierende Antikörper können alle Verfahren stören.

Besonders häufig können Fehlinterpretationen oder Fehldiagnosen auftreten, deren Ursache in Änderungen der Konzentration bzw. des Bindungsverhaltens der Transportproteine liegt. Der weitaus größte Teil (über 99,9 %) des Thyroxins wird im Serum an spezifische Transportproteine gebunden. Hierunter nimmt das thyroxinbindende Globulin (TBG) den wichtigsten Platz ein, gefolgt von thyroxinbindendem Präalbumin (TBPA) sowie von Albumin. Neben der thyreoidalen Sekretion und dem peripheren Metabolismus ist die Gesamtkonzentration des Thyroxins von den Konzentrationen dieser Bindungsproteine abhängig. Veränderungen der Bindungsfähigkeit und der Konzentration der Transportproteine sind keine Seltenheit. Erhöhte Transportproteine werden bei verschiedenen entzündlichen Leberaffektionen beobachtet sowie bei Einwirkung östrogenhaltiger Substanzen, z. B. unter der Einnahme von Ovulationshemmern, oder in der Schwangerschaft. Daneben sind auch verschiedene genetische Varianten der Bindungsproteine zu nennen. Bei all diesen Veränderungen kann der Gesamtthyroxinwert oberhalb des Referenzbereichs liegen, ohne daß hiermit eine Schilddrüsenfunktionsstörung verbunden wäre.

Erniedrigte Werte für Bindungsproteine kommen ebenfalls als genetische Varianten vor sowie bei Proteinmangel, Leberzirrhose, im Fastenzustand oder bei schweren Allgemeinerkrankungen (z. B. Sepsis, kardiogener Schock, pulmonale Insuffizienz, fortgeschrittene Tumorleiden, terminale Niereninsuffizienz, Zustand nach Trauma oder Operation). Nicht immer ist hierbei das Bindungsprotein als Substrat vermindert, häufig ist lediglich die Bindungsaffinität der Proteine gestört. Sowohl die Verminderung des Proteins selbst als auch eine gestörte Bindungsaffinität führen zu erniedrigten Gesamtthyroxinwerten, auch bei völlig normaler thyreoidaler Sekretion und normaler euthyreoter Stoffwechsellage.

Gesamttrijodthyronin (TT$_3$)

Für diese Methode gelten die gleichen Einschränkungen wie für die Bestimmung des TT$_4$. Die Abhängigkeit des Trijodthyroninspiegels von der Konzentration bzw. dem Bindungsverhalten des TBG ist gleichsinnig, wenn auch quantitativ geringer als beim Thyroxin. Bei der Mehrzahl der Hyperthyreosen sind Thyroxin- und Trijodthyroninspiegel im Serum erhöht. Die Trijodthyroninbestimmung ist aber unverzichtbar zur Erkennung der seltenen Formen hyperthyreoter Zustände mit isolierter T$_3$-Erhöhung. Bei euthyreoten Patienten mit Jodmangelstrumen ist der T$_3$-Gehalt im Serum im Mittel geringgradig erhöht. Diese Erhöhung bewegt sich jedoch praktisch immer innerhalb der normalen Referenzbereiche und spielt für die klinische Routinediagnostik keine Rolle. Bei beginnender Hypothyreose werden häufig noch normale Trijodthyroninspiegel gemessen, weshalb die T$_3$-Bestimmung für die Diagnostik der Hypothyreose wenig brauchbar ist.

Irreführend niedrige Gesamttrijodthyroninspiegel im Serum werden bedingt durch eine verminderte periphere Konversion von Thyroxin zu Trijodthyronin, z. B. bei schweren Allgemeinerkrankungen, Leberschäden, nach Operationen, im Hungerzustand oder bei Anwendung bestimmter Medikamente. Diese Störungen werden auch als "nonthyroidal illness" (NTI) zusammengefaßt. In diesen Fällen kommt es also über mindestens zwei verschiedene Mechanismen zu verminderten T_3-Werten: Verminderung der peripheren Konversion und Verminderung bzw. Funktionshemmung der Bindungsproteine.

Methoden zur Ermittlung der freien Schilddrüsenhormonkonzentration im Serum

Wie oben ausgeführt ist die Ermittlung der Konzentration an freien Schilddrüsenhormonen erforderlich, da mögliche Veränderungen der Bindungsfähigkeit oder der Konzentration der Transportproteine zu Veränderungen von Gesamtthyroxin oder Gesamttrijodthyronin führen und damit zu diagnostischen Fehlschlüssen Anlaß geben können. Bei Veränderungen der Konzentration der Bindungsproteine, aber normaler Schilddrüsenfunktion, sind u. U. die Gesamthormonwerte deutlich verändert, die Konzentration des freien Thyroxins bleibt aber normal. Da allein das freie Thyroxin biologisch wirksam ist, besteht in solchen Fällen noch eine euthyreote Stoffwechsellage.

Zur Ermittlung des freien Thyroxins stehen indirekte und direkte Verfahren zur Verfügung. Die indirekten Verfahren beruhen auf der Messung der relativen Thyroxinbindung im Serum. Hierfür gibt es den sogenannten T_3-Uptake-Test (T_3U) in zahlreichen Modifikationen. Mit diesem Test wird auf verschiedene Weise die freie Bindungskapazität im Serum ermittelt. Aus dem Quotienten von Gesamtthyroxin und Uptaketest errechnet sich der Index für das freie Thyroxin (FT_4I). Weitere Quotienten wie "effective thyroxine ratio" (ETR) oder "normalized thyroxine ratio" (NTR) stellen früher gebräuchliche, heute allerdings seltener verwendete Verfahren einer kombinierten Betrachtung von Gesamthormonkonzentration und Bindungskapazität dar. Neben der Messung der freien Bindungskapazität ist auch eine direkte Bestimmung des thyroxinbindenden Globulins durch Radioimmunoassays oder nichtradioaktive Immunoassays möglich. Der Quotient T_4/TBG stellt einen weiteren indirekten Parameter zur Erkennung von Anomalien der Thyroxinbindung dar. Dieser diskriminiert aber im Vergleich zum FT_4-Index weniger gut zwischen den verschiedenen Funktionszuständen der Schilddrüse.

Als sog. direkte Verfahren stehen auf verschiedenen Prinzipien basierende Radioimmunoassays und Enzymimmunoassays zur Verfügung, um die Konzentration des freien Thyroxins zu ermitteln. Diese Tests, einfache Traceranalogverfahren oder technisch aufwendigere Zweitschritt- oder Dialyseverfahren, sind sehr methodenabhängig und unterscheiden sich untereinander z. T. deutlich in ihren Absolutwerten bzw. in den Normalbereichen. Die Zuverlässigkeit dieser Methoden ist unterschiedlich. Unspezifische Veränderungen wurden z. B. gefunden bei multimorbiden Schwerkranken, unter der Dialyse, in der Gravidität oder als Folge verschiedener Medikamente. Methodische Verbesserungen haben in der letzten Zeit zu einer Verminderung der Probleme geführt [39].

Die Bestimmung des freien Trijodthyronins hat eine vergleichsweise geringere Bedeutung. Sie liefert derzeit keine wesentliche zusätzliche Information für die Praxis, die über die bewährte Gesamt-T_3-Bestimmung hinausginge.

Thyreoglobulin im Serum

Das Thyreglobulin stellt ein intrathyreoidal lokalisiertes Protein dar, das aus den Schilddrüsenepithelien ins Follikellumen sezerniert wird. Mit empfindlichen Radioimmunoassays ist es auch physiologischerweise in sehr geringen Mengen in der Blutbahn nachzuweisen. In gewissen Grenzen korreliert der Serumspiegel mit der Strumagröße, weshalb vorgeschlagen wurde, diesen Parameter in Zusammenhang mit der Diagnostik der Struma heranzuziehen. Bisher fehlt jedoch eine ausreichende Standardisierung der Bestimmungsverfahren. Hinzu kommen mögliche Interferenzen von endogenen Autoantikörpern gegen Thyreoglobulin im Testsystem.

Die wichtigste klinische Anwendung des Thyreoglobulinradioimmunoassays liegt in der Verlaufskontrolle des differenzierten Schilddrüsenkarzinoms, da diese Substanz auch in Metastasen gebildet wird und so als Marker für eine Metastasierung bzw. ein Rezidiv verwendet werden kann. Eine weitere Einsatzmöglichkeit der Thyreoglobulinbestimmung besteht bei der Diagnose der Thyreotoxicosis factitia und der Differentialdiagnose der Neugeborenenhypothyreose. Bisher wurde aber nicht belegt, daß die Thyreoglobulinbestimmung im Zusammenhang mit der Primärdiagnostik oder der Verlaufskontrolle der enthyreoten Struma einen sinnvollen diagnostischen Parameter darstellt.

TSH im Serum und TRH-Test

Die kommerziell angebotenen Immunoassays (Radio-, Enzym-, Luminiszenz-immunoassays) stellen sichere und gut reproduzierbare Methoden zur Bestimmung des schilddrüsenstimulierenden Hormons der Hypophyse im menschlichen Serum dar. Lange Zeit lag ein Problem in der unteren Nachweisgrenze dieser Bestimmungsverfahren. Die Mehrzahl der heute durchgeführten Tests ist aber so empfindlich (untere Nachweisgrenze < 0,1 U/l), daß erniedrigte Werte bei hyperthyreoten Funktionszuständen von Normalwerten bei Euthyreose sicher abgegrenzt werden können. Der noch immer häufig durchgeführte sog. TRH-Test mit einer zweiten TSH-Bestimmung 30 min nach intravenöser Injektion von 200 µg TRH oder nach einer nasalen Applikation von 2 mg TRH verliert daher zunehmend an Bedeutung. Andere Modifikationen des TRH-Tests mit höherer Dosierung oder mit oraler Verabreichung haben keine Bedeutung mehr.

Die Blockade der TSH-Sekretion durch die Schilddrüsenhormonkonzentrationen im Hypophysenvorderlappen ist so empfindlich, daß beginnende bzw. sehr leichte Hyperthyreosen durch erniedrigte TSH-Werte bzw. einen negativen TRH-Test bereits ermittelt werden können, bevor eine klinische Symptomatik auftritt und solange die Schilddrüsenhormongehalte im Serum noch im Normbereich liegen. Besonders in endemischen Strumagebieten finden sich aber auch supprimierte TSH-Werte bei bis zu 20% aller Patienten mit Struma und euthyreoter Stoffwechsellage. In der Mehrzahl dieser Fälle liegt eine diffuse oder zirkumskripte Autonomie der Schilddrüse vor. Daraus ergibt sich, daß die TSH-Bestimmung sehr gut zum Ausschluß, nicht jedoch zum Nachweis einer Hyperthyreose geeignet ist.

Autoantikörper gegen mikrosomales Schilddrüsenantigen (MAK) und Thyreoglobulin (TAK)

Der Nachweis erfolgt z. B. mit dem Hämagglutinationstest, mittels Immunoassay oder durch indirekte Immunfluoreszenz, wobei die Ergebnisse dieser Methoden nicht unmittelbar vergleichbar sind.

Schilddrüsenautoantikörper kommen bei Patienten mit verschiedenen Erkrankungen der Schilddrüse und auch bei Schilddrüsengesunden vor. Dennoch können die Bestimmungen der Antikörper zur Diagnose beitragen, besonders wenn ihre Titerhöhe berücksichtigt wird. Hohe Titer beider Antikörper sprechen für eine Autoimmunthyreoiditis, sowohl für die Struma lymphomatosa Hashimoto als auch für ihre atrophische Verlaufsform. Niedrige Antikörpertiter schließen eine Autoimmunthyreoiditis jedoch nicht aus. Die Sensitivität der Antikörperbestimmung ist für mikrosomale Antikörper deutlich höher als für Thyreoglobulinantikörper. Bei einer hyperthyreoten Stoffwechsellage spricht ein positiver Antikörperbefund für das Vorliegen eines Morbus Basedow, also für eine immunologische Genese der Erkrankung.

Schilddrüsenstimulierende Autoantikörper (TSH-Rezeptor-Antikörper)

Es werden unterschiedliche Verfahren zum Nachweis schilddrüsenstimulierender Autoantikörper angeboten, deren methodische Evaluierung z. T. lückenhaft ist. Bei den stimulierenden Autoantikörpern handelt es sich um solche, die gegen die TSH-Rezeptoren der Schilddrüse gerichtet sind. Nachgewiesen wird dabei entweder die Bindung an den Rezeptor oder die Verdrängung von TSH. Die Bindung an den Rezeptor geht jedoch nicht eng mit der stimulierenden Wirkung einher. Beschrieben sind auch an den Rezeptor bindende Autoantikörper, die nicht zu einer Stimulierung der Schilddrüse, sondern über die Hemmung der TSH-Bindung sogar zu einer Hypothyreose führen. Die klinisch-praktische Bedeutung dieser Nachweisverfahren ist trotz der zunehmenden Verbreitung gering. Sie helfen u. U. bei der ätiologischen Zuordnung einer Hyperthyreose (Morbus Basedow oder Autonomie der Schilddrüse). Bei der diagnostischen Bearbeitung einer Struma mit Euthyreose spielen diese Nachweisverfahren keine Rolle.

Jod im Urin

Die Bestimmung der Jodausscheidung im Urin, meist angegeben in Relation zur Kreatininausscheidung, ist als Laborparameter zunehmend verfügbar. Die Jodausscheidung kann als grober Hinweis auf die durchschnittliche Jodaufnahme und damit auf die Jodversorgung des Körpers angesehen werden. Trotz eindeutiger epidemiologischer Zusammenhänge zwischen der mittleren Jodausscheidung im Urin und der Strumaprävalenz in einer Bevölkerung besteht nur eine sehr lockere Korrelation zwischen Strumagröße und Jodausscheidung. Dieser Parameter ist nicht geeignet, um im Einzelfall bei einer Struma mit Euthyreose den Jodmangel als ätiologischen Faktor aufzudecken. Die bisherigen Erfahrungen reichen auch nicht aus, um über die Jodausscheidung im Urin die therapeutische Entscheidung (Jod- oder Thyroxingabe) zu erleichtern. Selbst zur Beurteilung der Compliance bei einer Jodidtherapie kann die Jodausscheidung angesichts der hohen Variabilität und der nur lockeren Korrelation mit der aktuellen Jodaufnahme nur begrenzt herangezogen werden.

Wenn sich auf dem Boden einer Jodmangelstruma nach exzessiver Jodbelastung eine sog. jodinduzierte Hyperthyreose entwickelt, erleichtert die Bestimmung der Jodausscheidung im Urin die Zuordnung des Krankheitsbildes zu dieser speziellen Ätiologie.

Diagnostisches Vorgehen bei Struma mit Euthyreose

Die Versorgung der Körperperipherie mit einer adäquaten Schilddrüsenhormonmenge („Euthyreose") ist in der Regel durch Anamnese und körperliche Untersuchung festzustellen, d. h. es sind, außer bei Neugeborenen, keine technischen oder laborchemischen Untersuchungen erforderlich. Bei unklaren Krankheitsbildern, bei denen eine Schilddrüsenkrankheit vielleicht differentialdiagnostisch in Betracht kommt, bei Erkrankungen mit bekannter Beziehung zu Schilddrüsenfunktionsstörungen oder bei die Schilddrüsenfunktion beeinflussenden diagnostischen bzw. medikamentösen Maßnahmen erfordert die Diagnose „Euthyreose" je nach Beeinträchtigung und Risiko des Patienten einen erweiterten diagnostischen Aufwand.

In den schon genannten Empfehlungen der Sektion Schilddrüse der Deutschen Gesellschaft für Endokrinologie [43] sind für die verschiedenen Erkrankungen und Funktionsstörungen der Schilddrüse Stufenprogramme angegeben. Hierbei wird in der Regel unterschieden zwischen einer Ausschlußdiagnostik und einer Nachweisdiagnostik. Eine Ausschlußdiagnostik wird empfohlen, wenn es höchstens möglich, aber eher unwahrscheinlich ist, daß die Beschwerden oder Symptome eines Patienten auf einer Störung der Schilddrüsenfunktion beruhen. Der Nachweis einer Schilddrüsenfunktionsstörung wird dagegen erforderlich, wenn diese anamnestisch oder aufgrund von Befunden mindestens wahrscheinlich ist. Der Nachweis einer Euthyreose ist mit dem Ausschluß einer Funktionsstörung gleichzusetzen. Bei der Diagnostik einer Struma mit Euthyreose ist daher, wenn überhaupt, das Programm für die Ausschlußdiagnostik von Funktionsstörungen vorzusehen.

Alle Formen einer Hyperthyreose (mit Ausnahme der extrem seltenen Hyperthyreose auf dem Boden eines TSH-produzierenden Tumors) lassen sich mit einem normalen basalen TSH-Wert ausschließen. Hypothyreote Funktionszustände haben in der Regel einen erhöhten TSH-Wert (primäre Hypothyreosen) oder einen erniedrigten TSH-Wert (sekundäre Hypothyreosen). Damit reicht ein einziger Laborparameter in der Regel aus, um beide Funktionsstörungen (Hyper-bzw. Hypothyreose) abzugrenzen.

Falls bei Nachweis einer Euthyreose Anamnese und klinischer Befund an die Möglichkeit einer Struma maligna oder einer Thyreoiditis denken lassen, sind auch hier Verfahren zur Ausschlußdiagnostik angezeigt. Diese Ausschlußdiagnostik ist allerdings nicht allein mit laborchemischen Parametern zu bewerkstelligen, sondern erfordert den Einsatz von Sonographie, Szintigraphie, Feinnadelpunktion und anderen Verfahren.

In Anlehnung an die Empfehlungen der Sektion Schilddrüse der Deutschen Gesellschaft für Endokrinologie ist die empfehlenswerte Ausschlußdiagnostik bei Strumen mit Euthyreose in Tabelle 5.4 zusammengefaßt. Hierbei muß betont werden, daß diese Ausschlußdiagnostik selbstverständlich in der Regel nicht erforderlich ist, sondern nur bei entsprechendem Verdacht aufgrund anamnestischer oder klinischer Hinweise.

Tabelle 5.4. Empfehlenswerte Ausschlußdiagnostik bei Struma mit Euthyreose

Krankheit	Ausschluß durch[a]
Hypothyreose	TSH-Bestimmung
Hyperthyreose	TSH-Bestimmung (evtl. TRH-Test)
Autonomes Adenom	Szintigraphie
Multifokale/disseminierte Autonomie	Quantitative Szintigraphie nach Suppression
Chronische Thyreoiditis	Schilddrüsenantikörper, Feinnadelpunktion
Subakute Thyreoiditis	Allgemeine Entzündungszeichen, ggf. Feinnadelpunktion
Nodöse Veränderungen	Sonographie, Szintigraphie
Struma maligna	Sonographie, Feinnadelbiopsie

[a]*Nota bene:* Nicht immer ist alles, manchmal ist mehr erforderlich!

Verlaufsuntersuchungen bei Struma

Für die Verlaufsuntersuchung der Struma unter einer Behandlung mit Schilddrüsenhormon oder Jodid sowie für die Verlaufskontrolle unter einer medikamentösen Rezidivprophylaxe nach Operation oder nach Radiojodtherapie der Struma reichen in der Regel Anamnese und körperliche Untersuchung mit Dokumentation der Änderung des Schilddrüsentastbefundes bzw. der sonographisch ermittelten Schilddrüsengröße aus. Bei klinischer Euthyreose ist eine laborchemische Kontrolle nicht unbedingt erforderlich. Zum Ausschluß einer Überdosierung von Schilddrüsenhormon wäre eine Thyroxinbestimmung im Serum, möglichst nach der letzten Einnahme des T_4-Präparats am Vortage, angezeigt. Falls unter einer laufenden Therapie mit Levothyroxin eine Hyperthyreose ausgeschlossen werden soll, ist hierfür die Trijodthyroninbestimmung am besten geeignet.

Eine diagnostische Ausweitung der Verlaufsuntersuchungen bei Struma ist bei unbefriedigendem Verlauf der Behandlung angezeigt. Dies gilt auch für die Szintigraphie, die unter Schilddrüsenhormonsuppression bisher nicht bekannte autonome Areale nachzuweisen erlaubt.

5.3 Sonographie

R. GÄRTNER

Einleitung

Die sonographische Untersuchung der Schilddrüse wurde in den letzten Jahren zu einer wesentlichen Bereicherung in der Diagnostik von Schilddrüsenerkrankungen [21, 27, 30, 40, 46]. Die Sonographie gibt uns die Möglichkeit, die Struktur des Schilddrüsengewebes sichtbar zu machen und das Organ von den umgebenden Strukturen abzugrenzen (s. Kap. 5.1, S. 43). Damit können ohne Belastung des Patienten durch Radionuklide diffuse oder herdförmige Veränderungen des Schilddrüsengewebes erkannt werden, allerdings ohne eine genaue Zuordnung zu einem Krankheitsbild, da die Ultraschalldiagnostik zwar eine hohe Sensitivität, aber eine geringe Spezifität für morphologische Veränderungen des Organs besitzt. Die Sonographie bietet wesentliche Entscheidungshilfen für eine rationale weiterführende Diagnostik. Der sonographische Befund muß v. a. immer dann, wenn Strukturanomalien innerhalb der Schilddrüse gefunden worden sind, durch nuklearmedizinische Verfahren und Funktionsanalysen ergänzt werden [3, 4, 34, 43]. Darüber hinaus ergibt sich aus der Kombination von sonographischem Bild und verschiedenen Rechenverfahren die Möglichkeit, das Schilddrüsenvolumen zu bestimmen und Größenveränderungen des Gesamtorgans oder einzelner Strukturen wie z. B. Kotenbildungen in ihrem Verlauf zu beobachten [10, 11, 22, 37]. In Verbindung mit der Klinik und den entsprechenden Laboruntersuchungen ermöglicht die Sonographie aber oftmals schon eine abschließende Diagnose – dies trifft v. a. bei der juvenilen Struma oder in der Schwangerschaft zu. Sie sollte daher im Rahmen jeder Erstuntersuchung bei Verdacht auf eine Schilddrüsenerkrankung wegen ihrer hohen Aussagekraft, Ungefährlichkeit für Patienten und Untersucher und des geringen Aufwands zum Einsatz kommen [43]. In einem Strumaendemiegebiet gehört die Schilddrüsensonographie aufgrund der hohen Inzidenz vergrößerter Schilddrüsen zu jeder klinisch-internistischen Erstuntersuchung, da die Palpation allein oft irreführend ist [6, 24].

Apparative Ausstattung

Voraussetzung für die Schilddrüsensonographie ist ein Sonographiegerät, (Compound-, Sektor- oder Linearscanner), das mit einem Schallkopf mit einer Frequenz von 5 oder besser 7,5 MHz ausgestattet ist. Höhere Frequenzen sind nicht nötig, niedrigere Frequenzen wegen der geringen Nahauflösung ungeeignet. Wegen der leichteren Handhabung ist ein Realtimescanner dem Compoundverfahren vorzuziehen. In der Praxis hat sich der Linearscanner gegenüber dem Sektorscanner wegen der besseren Geometrie bewährt. Grundsätzlich gewinnt man aber mit der Compoundscantechnik eine bessere topographisch-anatomische Übersicht über den gesamten vorderen Halsbereich, v. a. wenn moderne Compoundscanner mit einer ausgereiften Schnittbildtechnik verwendet werden, da im Gegensatz zu Realtimescannern keine Ankopplungsschwierigkeiten bestehen [30, 46]. Der Nachteil besteht aber darin, daß die Compoundtechnik mehr Zeit in Anspruch nimmt, mehr Übung voraussetzt und nicht wie bei Realtimescannern einen schnellen Überblick über die gesamte Schnittbildebene ermöglicht.

Werden Linearscanner verwendet, so eignen sich am besten Schallköpfe mit einer Länge von 7,5 bis 9 cm. Mit kürzeren Schallköpfen kann das Volumen der Schilddrüse nur behelfsweise berechnet werden, da die Strumen beim Erwachsenen in der Regel über 5 cm lang sind.

Um die Unebenheiten des Halses ausgleichen zu können und Ankopplungsschwierigkeiten zu umgehen, hat sich bei Realtimeköpfen die Verwendung einer Wasservorlaufstrecke oder eines Gelkissens bewährt. Diese haben zusätzlich den Vorteil, daß durch den vergrößerten Abstand zum untersuchten Organ die Auflösung der Binnenstrukturen verbessert wird.

In jüngster Zeit kommen Realtimegeräte mit Dopplerzusatz (Farbduplexsonographie) zum Einsatz. Hierbei läßt sich zusätzlich die Blutflußgeschwindigkeit in der Gesamtschilddrüse bzw. in einzelnen Arealen darstellen. Inwieweit dieser hohe Geräteaufwand für die klinische Routine relevant ist und einen wirklichen diagnostischen Gewinn erbringt, muß abgewartet werden.

Untersuchungsgang und Dokumentation

Es empfiehlt sich, die Untersuchung standardisiert durchzuführen [21, 27]. Der Patient wird mit leicht nach hinten überstrecktem Kopf auf einer Nackenrolle gelagert. Der Schallkopf wird dann erst in *horizontaler* Ebene senkrecht unterhalb des Schildknorpels aufgesetzt, und man orientiert sich initial an den gut sichtbaren Halsorganen: A. carotis, V. jugularis, M. sternocleidomastoideus und Trachea. In Abb. 5.7a und b ist die Lage der Schilddrüse in ihrem Bezug zu den erwähnten, gut sichtbaren Halsorganen schematisch dargestellt. Der Schallkopf wird dann langsam nach kranial und kaudal verschoben, ohne den Neigungswinkel zu verändern, bis die gesamte Schilddrüse im Verlauf sichtbar wurde. Abhängig von der Länge des Schallkopfes und der Größe der Schilddrüse können beide Lappen gleichzeitig dargestellt werden. Ansonsten müssen beide Lappen getrennt untersucht werden.

Danach erfolgt der Untersuchungsgang in *vertikaler* Richtung, wobei die A. carotis wiederum als Leitschiene dient, die am lateralen Längsschnitt dorsal der Schilddrüse zur Darstellung kommt. Von dort aus wird der Schallkopf nach medial bis zur Trachea bewegt.

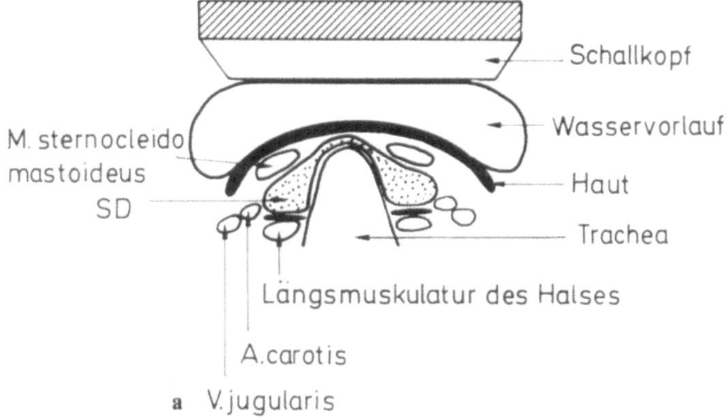

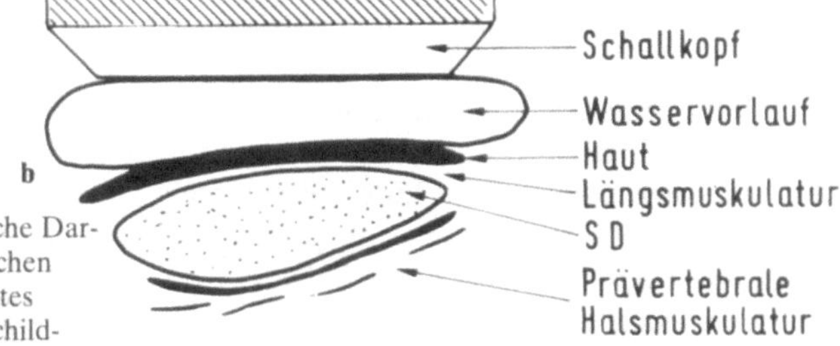

Abb. 5.7.a, b. Schematische Darstellung eines sonographischen Quer- **(a)** und Längsschnittes **(b)** der Schilddrüse (*SD* Schilddrüse)

Aus beiden Schnittebenen kann der maximale Längs- und Querdurchmesser bestimmt und dokumentiert werden. Ist die Schilddrüse nicht sehr stark vergrößert, so liegt die A. carotis parallel zur Längsachse der Schilddrüse. Bei großen Strumen kann die A. carotis bogig verlagert sein, somit nicht mehr in der ganzen Länge des Schallkopfes abgebildet werden und dadurch Schwierigkeiten bei der Standardisierung der Längsachsenbestimmung bereiten.

Werden Strukturanomalien innerhalb des Parenchymes gefunden, so sind diese zusätzlich in zwei Ebenen zu dokumentieren.

Für die Bilddokumentation eignet sich eine Polaroidkamera ebenso wie eine Multiformatkamera oder ein Videoprinter. Während die Multiformatkamera die beste Auflösung bietet, sind für die Praxis die kostengünstigere Polaroidkamera oder ein Videoprinter ausreichend.

Volumenbestimmung

Die Volumenbestimmung der Schilddrüse stellt eine der Hauptindikationen der Schilddrüsensonographie dar. Aus dem maximalen Längs- und Querdurchmesser läßt sich das Volumen der Schilddrüse berechnen. Das Produkt aus maximaler Dicke, Breite und Länge eines Schilddrüsenlappens multipliziert mit dem Korrekturfaktor 0,479 (0,5) ergibt den optimalen Annäherungswert für das Volumen dieses Schilddrüsenlappens [11]. Der Isthmus wird bei dieser Methode vernachlässigt. Voraussetzung für die Vergleichbarkeit der Volumenbestimmung ist, daß die Schnittebenen standardisiert gewählt werden (s. oben). Die größten Fehlermöglichkeiten bei der Volumenbestimmung ergeben sich aus einer falschen Positionierung des Schallkopfes.

Der maximale Fehler beträgt ± 10% bei erfahrenen Untersuchern [21]. Die Volumenbestimmung ist für die praktische Anwendung ausreichend genau und reproduzierbar [42]. Bei sehr großen, knotig veränderten Schilddrüsen oder retrosternalen Anteilen läßt sich das Volumen sonographisch nur annäherungsweise bestimmen. Einzelne Knoten oder abgrenzbare Strukturen lassen sich nach der gleichen Formel berechnen und sollten ebenso wie das Gesamtvolumen jeweils dokumentiert werden.

Für Diagnostik und Verlaufskontrolle unter Therapie ist die Volumenbestimmung der endemischen Struma nicht mehr entbehrlich [6, 37, 38]. Auch zur Bestimmung der Größe der Restschilddrüse nach subtotaler Strumaresektion gilt die Sonographie als Methode der Wahl.

Die Volumenbestimmung mit einem Compoundscanner nach der sog. „Scheibchenmethode" [24] ist zwar genauer, bedeutet aber einen größeren Zeit- und Geräteaufwand und ist somit für die Praxis nicht erforderlich.

Aus sonographischen Untersuchungen und Autopsiedaten wurden Referenzvolumina von einer ausreichend mit Jod versorgten Bevölkerung gewonnen [5, 20, 22, 36]. Die Maximalvolumina normaler Schilddrüsen wurden aus den Mittelwerten plus der 3fachen Standardabweichung ermittelt und können für die Praxis als Richtwerte dienen [21]. Sie sind der folgenden Übersicht zu entnehmen.

Normale Schilddrüsenvolumina:	
Frauen	18 ml
Männer	25 ml
13jährige	8 ml
6jährige	4 ml

Von Berghout et al. [5] wurden von Normalpersonen in einem Nichtendemiegebiet sonographisch Daten über das normale Schilddrüsenvolumen erhoben, die eine Abhängigkeit von Alter, Geschlecht und Gewicht zeigen. Während Frauen im Mittel signifikant kleinere Schilddrüsen haben (8,7 ± 3,9 ml) als Männer (12,7 ± 4,4 ml), hebt sich dieser Unterschied auf, wenn man das Körpergewicht mit berücksichtigt. Das Schilddrüsenvolumen beträgt bei Frauen 0,132 ± 0,057 ml/kg Körpergewicht und bei Männern 0,159 ± 0,053 ml/kg Körpergewicht.

Befundbeschreibung

Die sonographische Befundbeschreibung gliedert sich in Haupt- und Nebenkriterien. Die Hauptkriterien – echonormal, echoarm, echoreich, echofrei – beschreiben den unterschiedlichen Grad an Schallreflexion im Schilddrüsenparenchym. Die Nebenkriterien beschreiben Größe, Verteilung und die Randkontur von pathologischen Binnenechos. Diese deskriptive Befundbeschreibung ist von der Beurteilung streng zu trennen. Die Beurteilungskriterien – solide, komplex oder liquide – lassen noch keine Diagnose zu, allenfalls kann hieraus ein „... vereinbar mit z. B. ..." abgeleitet werden [21, 30, 46].

Alle sonographischen Befunde und Beurteilungskriterien einschließlich des Gesamtvolumens und ggf. des Volumens von umschriebenen Veränderungen sollten auf einem Befundbogen dokumentiert werden. Dieser sollte aber nicht nur Schemata für ein Ankreuzverfahren, sondern auch die Möglichkeit einer ausführlichen, schriftlichen Befunddokumentation und Beurteilung beinhalten, um der oft sehr komplexen Befunderhebung bei großen nodösen Strumen gerecht werden zu können.

Es sollen im folgenden nur einige charakteristische Befunde beschrieben werden, hinsichtlich einer ausführlichen Darstellung muß auf entsprechende Lehrbücher verwiesen werden [30, 46].

Normale Schilddrüse

Gesundes Schilddrüsengewebe weist ein homogenes, feingranuliertes Echomuster mittlerer Echogenität auf, das sich von den umgebenden Halsorganen gut abgrenzen läßt. Es zeigt ein deutlich helleres Graumuster im Vergleich zur geringer echogenen Halsmuskulatur (Abb. 5.8).

Die Struktur des M. sternocleidomastoideus dient als Referenzmuster für eine echoarme Binnenstruktur. *Echodicht* erscheinen die Haut mit subkutanem

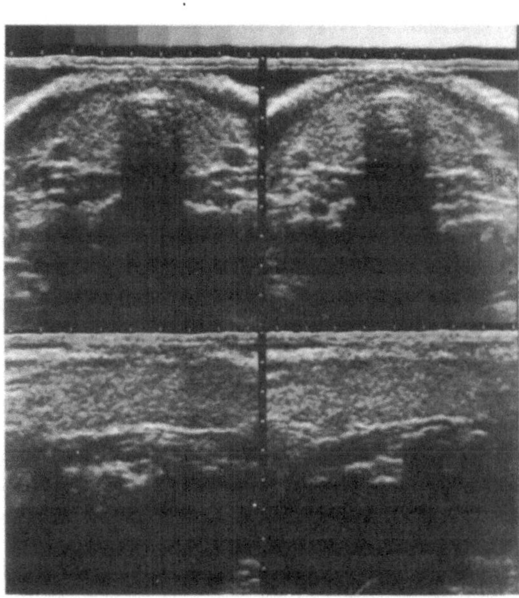

Abb. 5.8. Vergrößerte Schilddrüse mit normalem Echomuster. *Oben* kaudaler und medialer Querschnitt, *unten* Längsschnitt des linken und rechten Schilddrüsenlappens. Zusammen mit den klinischen und laborchemischen Parametern handelt es sich um eine endemische Struma

Gewebe und der Schildknorpel, *echofrei* das hinter der Trachea liegende Tracheal-lumen. Die Gefäße erscheinen ebenfalls *echofrei,* allerdings mit dorsaler Schall-verstärkung. Die dorsalen Anteile der Schilddrüsenlappen sind durch die *echo-dichte* dorsale Kapsel und die dahinter liegende prävertebrale Halsmuskulatur und durch Bindegewebe begrenzt. In manchen Fällen erscheint am dorsalen lateralen Rand der Trachea ein Teil des Ösophagus. Dieser ist in der Regel gut vom Schilddrüsenparenchym abgrenzbar, kann aber v. a. bei der Frage nach Epithel-körperchenvergrößerungen differentialdiagnostische Schwierigkeiten aufwerfen.

Diffuse Veränderungen

Abweichungen vom normalen Echomuster können entweder die gesamte Schild-drüse betreffen, unifokal oder multifokal auftreten. Multifokale Abweichungen sind nicht klar abgrenzbar und fließen ohne Übergang in das normale Muster ein. Man spricht dann von einem *inhomogenen* Binnenecho.

Bei der endemischen Struma v. a. junger Patienten findet man in der Regel eine normale Binnenstruktur. Bei sehr ausgeprägtem Jodmangel mit begleitender TSH-Erhöhung kann das Binnenmuster echoärmer erscheinen und normalisiert sich unter entsprechender Therapie nach Normalisierung der Schilddrüsenfunk-tion.

Das normale homogene Binnenecho läßt aber nicht die Diagnose „Normalbe-fund" oder, bei vergrößerten Drüsen, „endemische Struma" zu, da disseminierte Autonomien typischerweise ebenfalls ein normales Binnenecho aufweisen. Die Diagnose „endemische Struma" ist eine Ausschlußdiagnose [43]!

Entzündliche Veränderungen, die die gesamte Schilddrüse betreffen, wie dies bei der immunogenen Hyperthyreose oder der Hashimoto-Thyreoiditis der Fall ist, gehen in der Regel mit einem ausgeprägt *echoarmen* Binnenmuster einher, das vergleichbar mit dem Binnenmuster des M. sternocleidomastoideus ist. Daher sind diese Schilddrüsen im Vergleich zu normalen schlechter von dem umgeben-den Gewebe abgrenzbar. Bei der immunogenen Hyperthyreose ist der dorsale Anteil meist konvex und läßt die einzelnen Schilddrüsenlappen mehr kugelig erscheinen (Abb. 5.9). Bei fokalen echoarmen Bezirken ohne Randkonturen muß an eine subakute Thyreoiditis, seltener an ein Malignom gedacht werden (Abb. 5.10). *Echodichte* Strukturen mit dorsaler Schallauslöschung lassen an intrathyre-oidale Verkalkungen denken, *echokomplexe, diffuse* Muster an zystisch-regres-sive Veränderungen, seltener an eine subakute Thyreoiditis oder ein Malignom.

Umschriebene Parenchymveränderungen

Die Möglichkeit der Erfassung umschriebener Parenchymveränderungen ist ein Hauptvorteil der Schilddrüsensonographie. Unter idealen schallphysiologischen Bedingungen liegt die untere Nachweisgrenze mit 2–3 mm deutlich unter der szintigraphischen Auflösungsgrenze von etwa 1 cm [47]. Alle umschriebenen Parenchymveränderungen müssen szintigraphisch weiter abgeklärt werden.

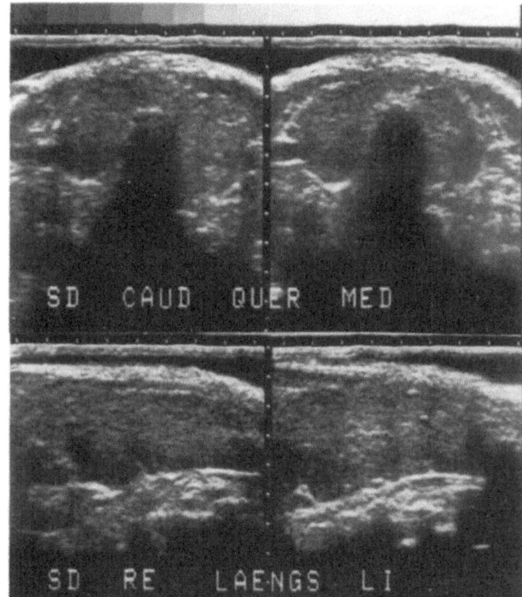

Abb. 5.9. Vergrößerte Schilddrüse mit diffuser Echoarmut. Der M. sternocleidomastoideus weist dieselbe Echogenität auf wie die Schilddrüse. Klinisch und laborchemisch handelt es sich hierbei um eine floride immunogene Hyperthyreose

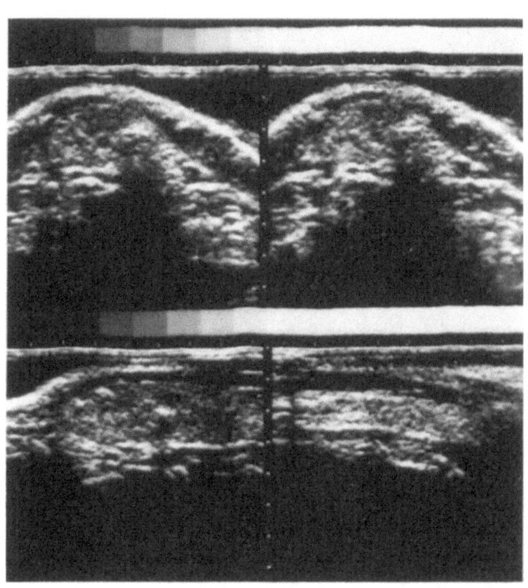

Abb. 5.10. Sehr echokomplexe, normal große Schilddrüse. Der linke Lappen ist nicht vom M. sternocleidomastoideus abzugrenzen. Es handelt sich um ein in den linken M. sternocleidomastoideus infiltrierendes onkozytäres Schilddrüsenkarzinom

Klar abgrenzbare Strukturen sind häufig von einem echoarmen Randsaum umgeben (Halophänomen). Die Binnenstruktur kann entweder echogleich, echodicht oder echoarm sein. Nicht selten bestehen auch echofreie Anteile mit dorsaler Schallverstärkung innerhalb des Knotens, die mit liquiden Anteilen vereinbar

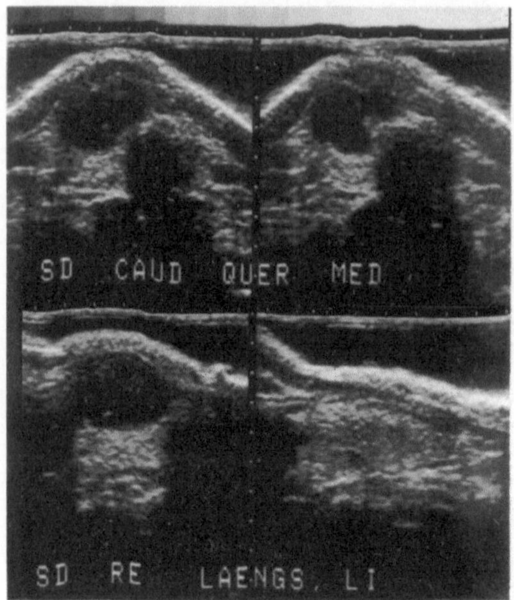

Abb. 5.11. Großes, glatt begrenztes, echofreies Areal im rechten Schilddrüsenlappen, bis in den Isthmus reichend mit dorsaler Schallverstärkung. Es handelt sich zytologisch um eine benigne Blutungszyste

sind. Obwohl sich zwar echodichte Knoten mit zentral liquiden Anteilen szintigraphisch häufig als autonome Adenome diagnostizieren lassen, kann vom sonographischen Befund allein nicht auf die Diagnose geschlossen werden. Auch Malignome können flüssigkeitsgefüllte Anteile aufweisen, ebenso wie benigne kalte Knoten. Daher muß also nochmals darauf hingewiesen werden, daß alle abgrenzbaren Strukturen durch Szintigraphie und evtl. sonographisch kontrollierte Punktion abgeklärt werden müssen.

Tabelle 5.5. Typische Echomuster mit dazugehörigem Krankheitsbild

Echomuster	Vereinbar mit Krankheitsbild
Normal, homogen	Normale Schilddrüse, Struma, disseminierte Autonomie
Echoarm, homogen	Immunogene Hyperthyreose, immunogene Hypothyreose, Jodmangelhypothyreose
Echoreicher, echoarmer oder echogleicher Knoten mit Halophänomen (z. T. zentral zystisch)	Adenom (aktiv/inaktiv) bzw. knotige Hyperplasie
Echoarm mit dorsaler Schallverstärkung	Zyste, Abszeß
Unscharf begrenzt, echoarm oder echokomplex	Subakute/akute Thyreoiditis, Neoplasie
Echodicht mit Schallauslöschung	Verkalkung

Glatt begrenzte echofreie Knoten mit dorsaler Schallverstärkung sind vereinbar mit einer flüssigkeitsgefüllten Zyste (Abb. 5.11). Hier ist die gezielte Punktion der weitere diagnostische Schritt und – im Gegensatz zu allen anderen knotigen oder fokalen Veränderungen – der Szintigraphie überlegen. Partiell solide Parenchymveränderungen mit liquiden Anteilen sind stärker malignomverdächtig als Raumforderungen mit den klassischen sonographischen Kriterien einer Kolloidzyste.

In Tabelle 5.5 sind die typischen sonographischen Befunde aufgeführt, wie sie bei verschiedenen Krankheitsbildern gefunden werden können.

5.4 Zytologie

R. GUTEKUNST

Einleitung

Die Schweden Söderström und Franzen berichteten 1966 als erste über ihre Erfahrungen mit der Feinnadelpunktion (FNP) der Schilddrüse [28]. Erst nach jahrelangen Vorbehalten hat sich die Schilddrüsenzytologie zur Dignitätsbeurteilung, später auch zur Diagnose von Entzündungen durchgesetzt. Die zahlreichen Studien zur Sensitivität und Spezifität dokumentieren eindrucksvoll, wie wichtig einerseits die Erfahrung und andererseits der Informationsfluß zwischen Punktierendem und Zytologen sind [3, 15, 28, 43].

Indikationen zur Feinnadelpunktion

Nur im fortgeschrittenen Stadium kann ein Schilddrüsenkarzinom allein klinisch erkannt werden. Jeder palpable Knoten muß daher bis zum Ausschluß als malignitätsverdächtig gelten [3, 15, 16, 28, 30, 41, 43, 44]. Das diagnostische Dilemma durch die multinodöse endemische Jodmangelstruma ist offensichtlich. Szintigraphie und Sonographie erlauben zwar eine gewisse Zuordnung, jedoch läßt sich die Dignität erst mit morphologischen Methoden zweifelsfrei beurteilen [3, 28, 30, 41, 44]. Da der Aufwand und das Risiko der FNP gering sind, kann die Indikation großzügig gestellt werden [14, 15, 28]. Der klinische Verdacht auch bei negativem szintigraphischem und/oder sonographischem Befund rechtfertigt grundsätzlich eine Punktion. Umgekehrt verlangt jeder szintigraphisch und/oder sonographisch verdächtige Befund auch bei stummer Klinik eine zytologische Abklärung. Nur beim älteren Patienten mit jahrelang unveränderter Struma ist Zurückhaltung gerechtfertigt.

Große Zysten können zur Entlastung punktiert werden. Etwa die Hälfte dieser Zysten rezidiviert. In diesen Fällen ist nach 3 Punktionsversuchen eine Operation weiteren Punktionen vorzuziehen. Die Instillation von verödenden Substanzen hat sich wenig bewährt. Kleine (multiple) Zysten, soweit sie glattrandig begrenzt sind und kein Gewebe im Lumen erkennbar ist, müssen nicht punktiert werden.

Zytologisch kann bei zweifelhafter Klinik und/oder Antikörperbefund eine Thyreoiditis ausgeschlossen bzw. nachgewiesen und klassifiziert werden. Die Indikationen zur Punktion sind in der folgenden Übersicht zusammengefaßt:

> − Jeder klinisch verdächtige Knoten,
> − Strumen, die schnell gewachsen sind,
> − jede sonographisch auffällige Echostruktur,
> − szintigraphisch kalte Knoten oder Areale,
> − Zysten (zur Entlastung),
> − Zysten mit unscharf begrenztem Rand oder polypösen Wucherungen im Lumen,
> − Verdacht auf Schilddrüsenentzündung.

Risiken

Die objektive Belastung und das Risiko der FNP entsprechen einer Venenblutentnahme. Außer einem lokalen Hämatom, selten auch einer lokalen Entzündung, wurden keine ernsthaften Komplikationen beschrieben [14, 15, 28, 30]. Die Punktion verbietet sich bei Gerinnungsstörungen und Antikoagulantientherapie.

Eine Tumorzellverschleppung ist nach Schilddrüsenpunktionen bisher nicht bekanntgeworden. In Einzelfällen sind nach Punktion abdomineller Organe – allerdings mit dickeren Kanülen zur histologischen Materialgewinnung – Metastasen im Stichkanal beschrieben worden [7, 14]. Einer der Begründer der Zytologie, S. Franzen, schreibt 1983 – auf der Basis von fast 40 Jahren Erfahrung –, daß die Tumorzellverbreitung mehr ein theoretisches, nicht ein praktisches Argument gegen die FNP sei [28].

Das Punktionsrisiko steigt proportional zum Nadelquerschnitt. Für die Schilddrüsenpunktion sind nur in Ausnahmefällen Nadeln Größe 1 notwendig. In der Regel kommt man mit Nadeln Größe 16 aus.

Das geringere Risiko der FNP muß abgewogen werden gegen den großen Vorteil der raschen Diagnose und, bei wachsender diagnostischer Sicherheit, der Vermeidung von operativen Eingriffen.

Technik

Soweit der fragliche Knoten/Herd nicht eindeutig palpabel ist und zwischen den Fingern fixiert werden kann, ist die sonographisch gezielte Punktion der Blindpunktion vorzuziehen. Die Nadelspitze läßt sich unter sonographischer Kontrolle genau verfolgen, indem man nach sonographischer Markierung der Punktionsstelle auf der Haut den Schallkopf neben der Markierung aufsetzt (Abb. 5.12). Ein Punktionsschallkopf ist überflüssig und hat darüber hinaus den Nachteil, daß der Führungskanal eine fächerförmige Punktionsbewegung unmöglich macht. Auffällige Strukturen, der Rand oder das Zentrum von Tumoren können exakt getroffen werden, die Nadel kann ggf. im Punktionsort dokumentiert werden. Da Tumoren im Zentrum oft nekrotisch, entzündlich oder fibrotisch verändert sind, sollte auch der Randbereich des Tumors punktiert werden. Nach der fächerförmigen Aspiration muß der Unterdruck in der Spritze (10 oder 20 ml) vor dem Herausziehen der Nadel freigegeben werden, damit keine Blut- und Gewebsanteile, die die Beurtei-

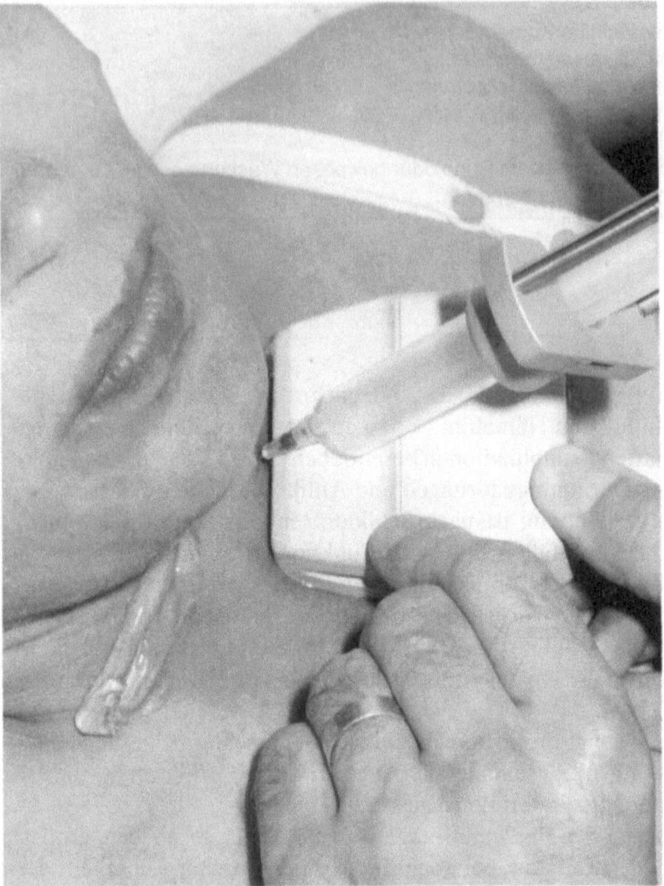

Abb. 5.12. Sonographisch kontrollierte, gezielte Punktion

lung des Ausstrichs erschweren können, in die Kanüle gelangen. Die Aspirationsmenge reicht bereits aus, wenn im Nadelansatz erstes Material erkennbar wird. Danach wird die Nadel von der Spritze abgenommen, die Spritze mit Luft gefüllt und der Kanüleninhalt vorsichtig auf das Ende eines Objektträgers aufgetragen. Manchmal läßt sich der Punktionsrest aus dem Plastikansatz der Nadel auf einen Objektträger ausklopfen. Mit einem Tupfer können störende Flüssigkeitsbestandteile und Koagel vom schräg gehaltenen Objektträger aufgesogen werden. Kleine Zellpartikelchen bleiben auf dem Objektträger haften und können gleichmäßig ausgestrichen werden (Abb. 5.13). Die Ausstriche werden luftgetrocknet und nach May-Grünwald-Giemsa gefärbt. Eine Fixierung der Präparate ist nicht notwendig.

Zytologische Diagnosen

Die Ausstrichpräparate werden nach ihrem Kolloidgehalt, nach Zellzahl, Zellanordnung und Zellmorphologie beurteilt. Das Zytoplasma des Thyreozyten ist in der Regel basophil, oft sehr blaß und schlecht erkennbar. Die Zellgrenzen sind unscharf. Die Kerngröße entspricht der Größe von Erythrozyten, die blaßbraun in großer Zahl den Hintergrund ausmachen. Je nach Funktionszustand kann die Zellkerngröße davon um ein Mehrfaches abweichen. In der Regel findet man Thyreozytenzellverbände, einzelne Thyreozytenkerne und Mikrofollikel. Das Kolloid erkennt man als bläulichen Niederschlag.

Die häufigste Diagnose sind *regressive Veränderungen*. Die Zellkerne sind oft pyknotisch, das Plasma vakuolisiert, z. T. granulahaltig. Finden sich viele Phagozyten, spricht man von zystisch-regressiven Veränderungen. Zystenpunktate enthalten oft ausschließlich pigmenthaltige Makrophagen.

Die *Schilddrüsenkarzinome* sind in der Regel zellreicher. Findet man überwiegend in Rosetten angeordnete, in der Regel fast monomorphe Thyreozyten, so spricht man von einer *follikulären Proliferation* oder *Neoplasie*. Dieses Bild erfordert grundsätzlich eine histologische Klärung, da nur in Ausnahmefällen zytologisch zwischen einem Adenom und einem hochdifferenzierten Karzinom unterschieden werden kann. Selbst der Schnellschnitt erlaubt selten die endgültige Diagnose. Neben der Metastasierung sind die Kapselangioinvasion und/oder das infiltrative Wachstum einziges sicheres Malignitätskriterium.

Beim *Hürthle-Zelltumor* findet man große, hellbasophile Zellen, in großen Zellhaufen gelagert, oft mit scharfen Zellrändern. Die Zellkerne enthalten gelegentlich Nukleoli. Auch ein Hürthle-Zelltumor erfordert immer eine weitere

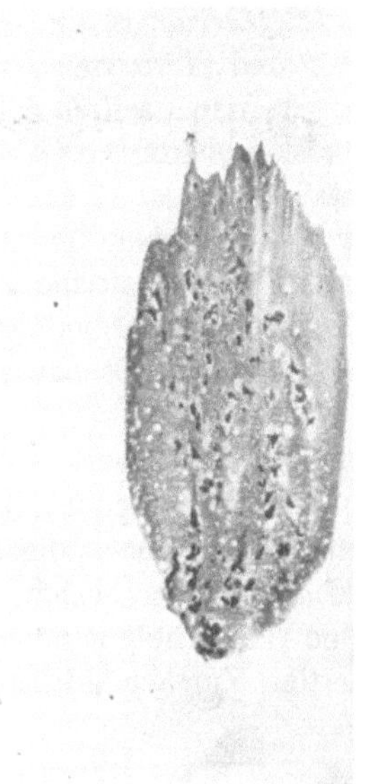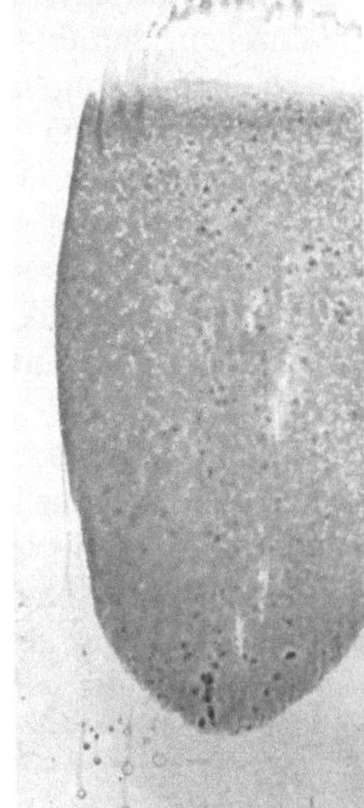

Abb. 5.13. Der linke Ausstrich ist optimal; der rechte Ausstrich ist zu dick

histologische Abklärung. Einzelne Hürthle-Zellen hingegen rechtfertigen keinen operativen Eingriff. Man findet sie oft bei regressiv veränderten Knotenstrumen.

Punktate aus *papillären Schilddrüsenkarzinomen* erkennt man an papillär gelagerten Zellen. Die Zellgrenzen sind oft gut erkennbar; die Zellen wirken wie ausgestanzt. Bei vielen papillären Schilddrüsenkarzinomen, wenn auch nicht obligat, findet man prominente Einschlußkörper im Zellkern, die sog. Psammomkörperchen. Gelegentlich findet man Lymphozyten und mehrkernige Riesenzellen.

Das seltene *medulläre Schilddrüsenkarzinom* kann ein sehr variables Zellbild bieten. Charakteristisch sind langgestreckte ovaläre, trianguläre, verstreut liegende Zellen, oft mit deutlicher Zellkerngrößenschwankung. Die Zellkerne liegen oft exzentrisch. Im Zytoplasma findet man kleine rote Granula.

Das *anaplastische Karzinom* ist zytologisch wegen seiner ausgesprochenen Zellpolymorphie und den prominenten Nukleolen leicht zu erkennen.

Obwohl *Metastasen* in der Schilddrüse nicht immer eindeutig zu klassifizieren sind, geben viele Zellbilder doch Hinweise auf den Primärtumor.

Die *lymphozytäre Thyreoiditis* zeichnet sich durch die Vielfalt lymphozytärer Zellen aus. Oft findet man onkozytäre Thyreozytenzellhaufen und dazwischen kleine, unauffällige, z. T. auch regressiv veränderte Thyreozyten. Die Lymphozytenzellzahl kann erheblich schwanken, läßt jedoch keine Rückschlüsse auf den Krankheitsverlauf oder das Krankheitsstadium zu. Das seltene *maligne Lymphom* der Schilddrüse bietet hingegen ein viel ruhigeres, fast monomorphes Zellbild. Zytologisch kann eine Hashimoto-Thyreoiditis von einer fokalen nichtimmunogenen lymphozytären Thyreoiditis, wie sie häufig in Knotenstrumen vorkommt, nicht unterschieden werden. Onkozyten, evtl. Plasmazellen, sprechen zwar für eine Hashimoto-Thyreoiditis, entscheidend sind jedoch der klinische Befund, Antikörper und/oder das Sonogramm.

Die *subakute Thyreoiditis de Quervain* ist an den zahlreichen mehrkernigen Riesenzellen, den Fibroblasten und Fibrozyten gut erkennbar. Die Ausstriche müssen sorgfältig durchgesehen werden, da diese Zellbilder gelegentlich ein papilläres Schilddrüsenkarzinom maskieren können (Abb. 5.14a–h).

Die seltene *akute Thyreoiditis* ist in der Regel bereits makroskopisch an der Aspiration von eitrigem Material erkennbar. Im Ausstrich findet man reichlich, fast ausschließlich Granulozyten. Nativausstriche sowie Material zur Bakterienkultur sollten dem Mikrobiologen eingesandt werden.

Richtlinien zur Beurteilung von Schilddrüsenausstrichpräparaten zeigt die folgende Übersicht:

Die FNP der Schilddrüse ist ein einfaches, fast risikoloses Verfahren. Sie erlaubt keine Differenzierung follikulärer Adenome und Karzinome. In diesen Fällen ist grundsätzlich eine histologische Klärung notwendig. Richtig angewendet, läßt sich eine Trefferquote von über 90 % erreichen. Weicht der zytologische Befund vom klinischen Eindruck ab, ist eine Wiederholung der Punktion bzw. eine operative Exploration immer gerechtfertigt. Zur Schilddrüsenfunktion ist keine Aussage möglich.

1. *Regressive Veränderungen:*
   wenig Kolloid,
   Zellkerngrößenschwankung bis zu Faktor 3,
   granuliertes, vakuolisiertes Zytoplasma,
   pyknotische Zellkerne,
   Pigmentmakrophagen.

2. *Follikuläre Proliferation/Neoplasie:*
   zellreiche Ausstriche,
   fast monomorphe Thyreozyten,
   rosettenförmige Zellformation,
   kaum Kolloid.

3. *Papilläres Karzinom:*
   zellreiche Ausstriche,
   papilläre Formationen,
   scharfe Zellgrenzen,
   intranukleäre Einschlüsse,
   große Kolloidklumpen,
   (mehrkernige Riesenzellen).

4. *Medulläres Karzinom:*
   ovaläre, trianguläre Zellen,
   deutliche Zellkerngrößenschwankung,
   rote zytoplasmatische Granula.

5. *Anaplastisches Karzinom:*
   polymorphe Tumorzellen,
   nekrotisches Material,
   Mitosen.

6. *Lymphozytäre Thyreoiditis:*
   buntes lymphozytäres Zellbild,
   große, z.T. onkozytäre Thyreozyten,
   einzelne Plasmazellen.

7. *Lymphom:*
   monomorphes Zellbild,
   Mitosen.

8. *Subakute Thyreoiditis:*
   mehrkernige Riesenzellen,
   histiozytäre Zellen,
   regressiv veränderte Thyreozyten,
   einzelne Lymphozyten und Makrophagen.

Literatur zu Kapitel 5

1. Bähre M, Hilgers R, Lindemann C, Emrich D (1987) Physiological aspects of the thyroid trapping function and its suppression in iodine deficiency using Tc-99m-pertechnetate. Acta Endocrinol (Copenh) 115:175–182
2. Bähre M, Hilgers R, Lindemann C, Emrich D (1988) Thyroid autonomy: sensitive detection in vivo and estimation of its functional relevance using quantified high resolution scintigraphy. Acta Endocrinol (Copenh) 117:145–153

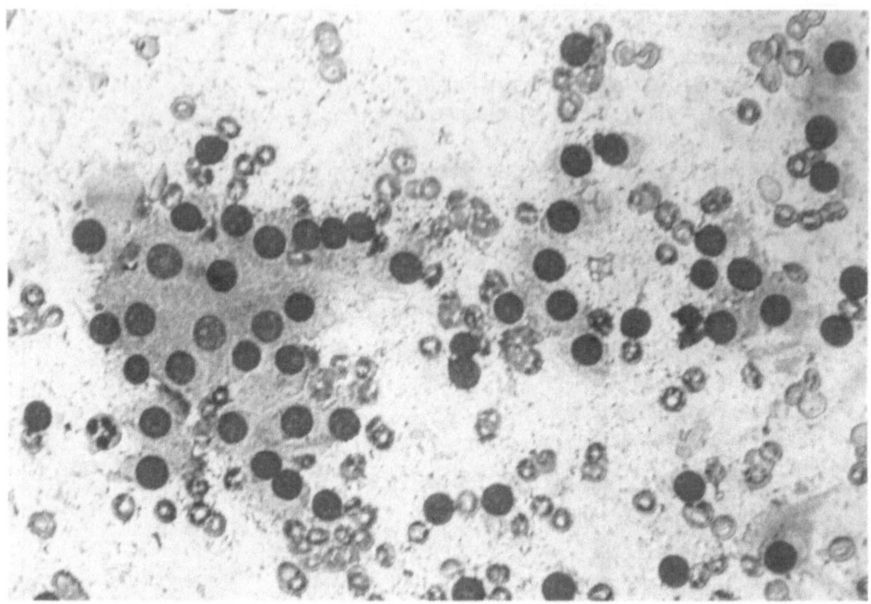

Abb. 5.14. Schilddrüsenpunktionsausstriche, gefärbt nach May-Grünwald-Giemsa
a unauffällige Thyreozyten

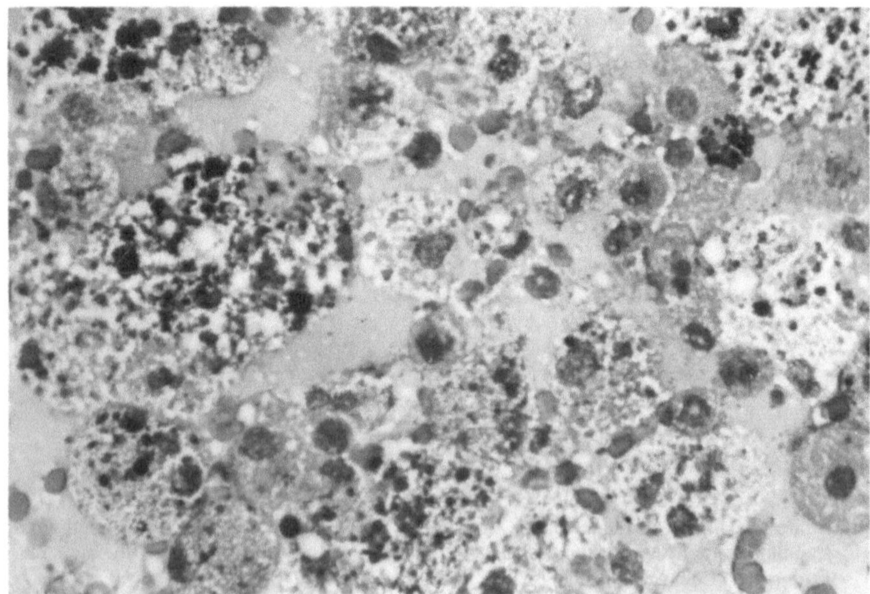

Abb. 5.14. Schilddrüsenpunktionsausstriche, gefärbt nach May-Grünwald-Giemsa
b regressiv-zystische Veränderungen

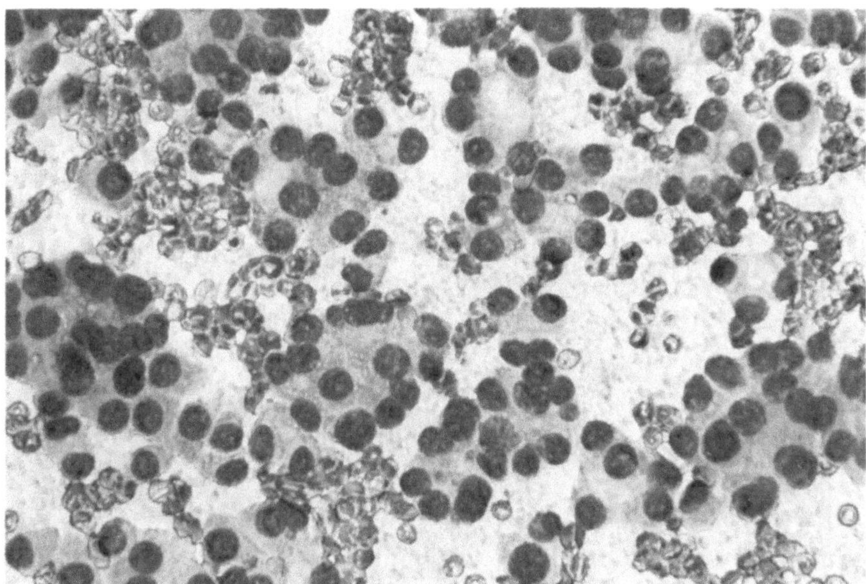

Abb. 5.14. Schilddrüsenpunktionsausstriche, gefärbt nach May-Grünwald-Giemsa
c follikuläre Proliferation/Neoplasie

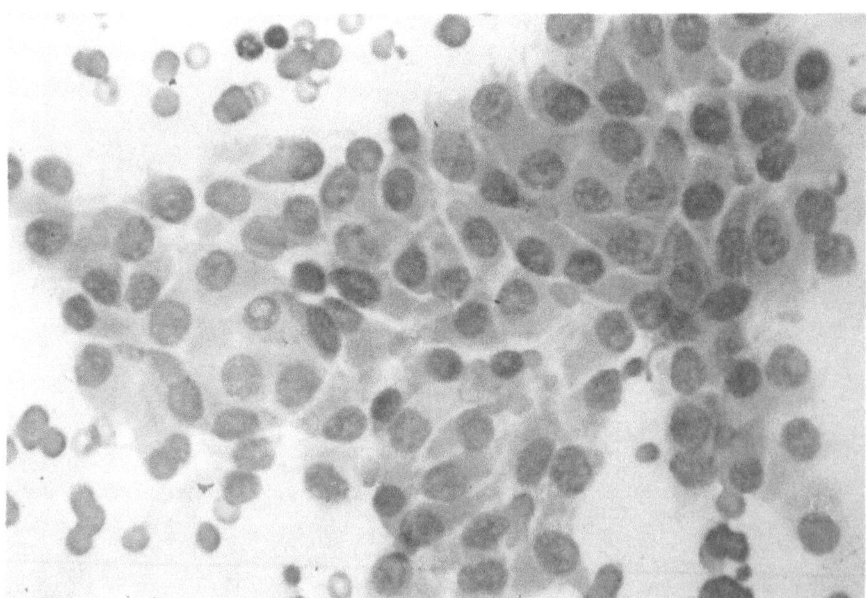

Abb. 5.14. Schilddrüsenpunktionsausstriche, gefärbt nach May-Grünwald-Giemsa
d papilläres Schilddrüsenkarzinom

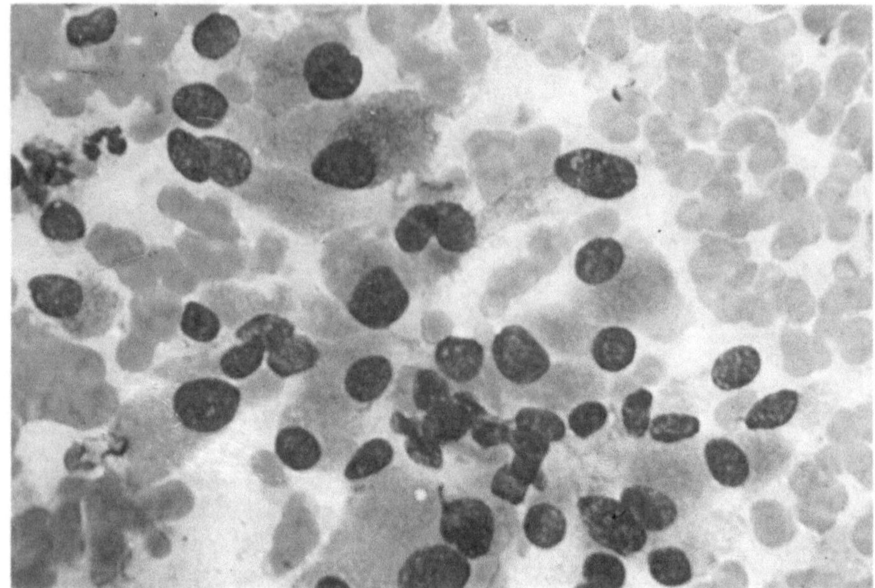

Abb. 5.14. Schilddrüsenpunktionsausstriche, gefärbt nach May-Grünwald-Giemsa
e medulläres Schilddrüsenkarzinom

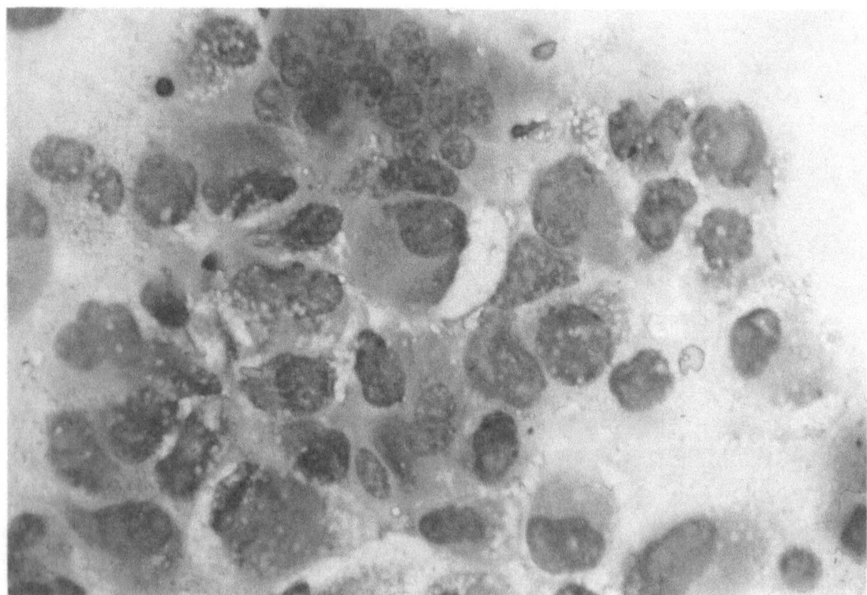

Abb. 5.14. Schilddrüsenpunktionsausstriche, gefärbt nach May-Grünwald-Giemsa
f anaplastisches Karzinom

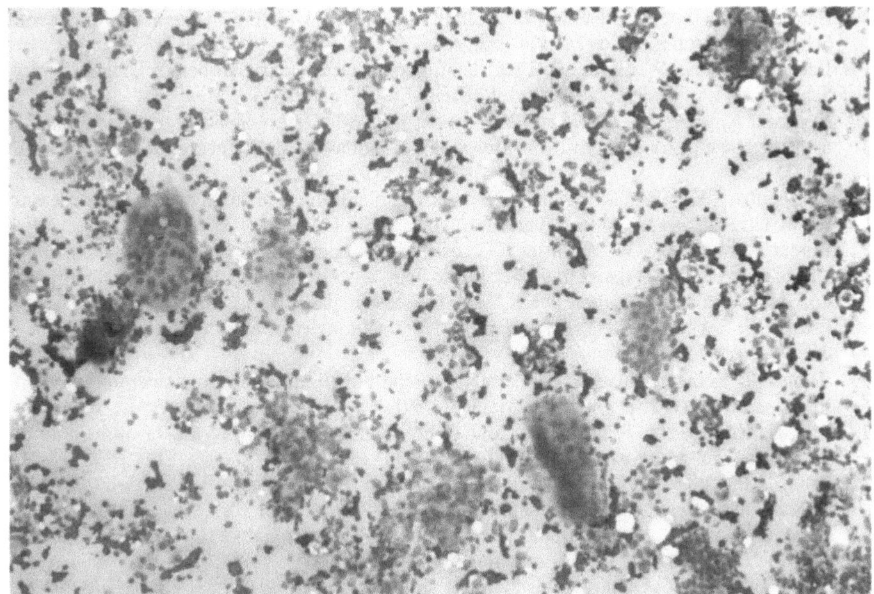

Abb. 5.14. Schilddrüsenpunktionsausstriche, gefärbt nach May-Grünwald-Giemsa
g subakute Thyreoiditis de Quervain

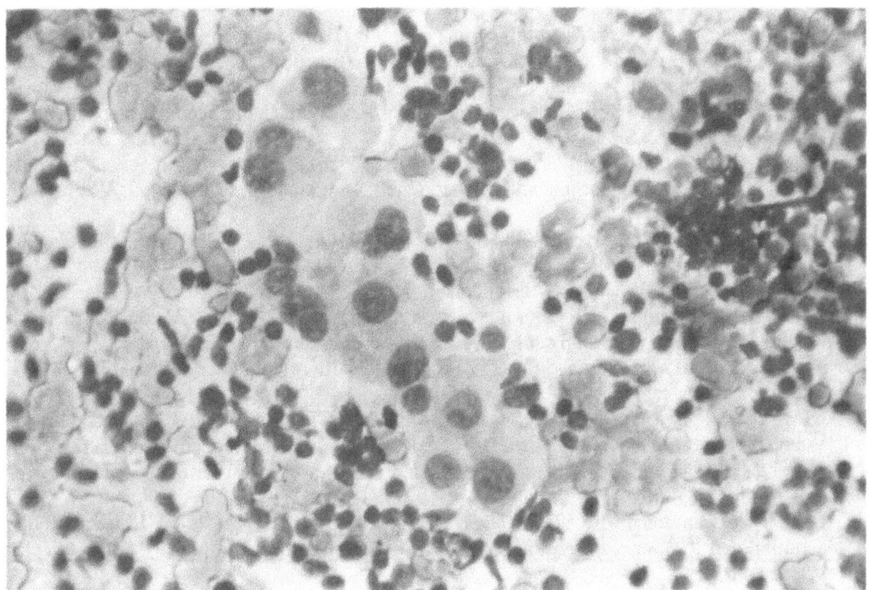

Abb. 5.14. Schilddrüsenpunktionsausstriche, gefärbt nach May-Grünwald-Giemsa
h lymphozytäre Thyreoiditis

3. Baum K, Reiners C, Wiedemann W, Müller H-A, Börner W (1983) Differentialdiagnose von Schilddrüsenknoten. Dtsch Med Wochenschr 108:1359–1364
4. Becker W, Börner W, Gruber G (1986) Szintigraphie und Sonographie bei der Diagnostik der Schilddrüsenautonomie. Dtsch Med Wochenschr 111:1630–1635
5. Berghout A, Wiersinga WM, Smits NJ, Touber JL (1987) Determinants of thyroid volume as measured by ultrasonography in healthy adults in a noniodine deficient area. Clin Endocrinol 26:273–280
6. Berghout A, Wiersinga M, Smits NJ, Touber JL (1988) The value of thyroid volume measured by ultrasonography in the diagnosis of goitre. Clin Endocrinol 28:409–414
7. Binder T, Swobodnik W, Wechsler JG, Löschinger K, Eckert E, Schoengen A, Heimpel H, Ditschuneit H (1988) Sonographisch geführte Fein- und Grobnadelpunktion im abdominalen und retroperitonealen Raum. Dtsch Med Wochenschr 113:43–48
8. Börner W, Becker W (1983) Erkennung und Vermeidung von Fehlern bei der Szintigraphie der Schilddrüse. Akt Endokr Stoffw 4:72–79
9. Börner W, Reiners C (1981) Nuklearmedizinische Lokalisationsdiagnostik der euthyreoten (blanden Struma). Therapiewoche 31:1575–1591
10. Brown MC, Spencer R (1978) Thyroid gland volume estimated by use of ultrasound in addition to scintigraphy. Acta Radiol Oncol 17:337–341
11. Brunn J, Block U, Ruf G, Bos I, Kunze WP, Scriba PC (1981) Volumetrie der Schilddrüsenlappen mittels Real-Time-Sonographie. Dtsch Med Wochenschr 106:1338–1340
12. Burke G, Halko A, Silverstein GE, Hilligoss M (1972) Comparative thyroid uptake studies with J-131 and Tc-99m. J Clin Endocrinol 34:630–637
13. Cavalieri RR (1986) Quantitative in vivo tests. In: Ingbar SH, Braverman LE (eds) Werner's the thyroid. Lippincott, Philadelphia, pp 445–458
14. Dannmeier H (1988) Sonographisch geführte Punktionen im Abdominalraum. Dtsch Med Wochenschr 113:660
15. Droese M (1979) Aspirationszytologie der Schilddrüse. Schattauer, Stuttgart New York
16. Gläser A (1984) Geschwülste der Schilddrüse. Fischer, Stuttgart New York
17. Goolden AWG, Glass HJ, Williams AD (1971) Use of Tc-99m for the routine assessment of thyroid function. Br Med J IV:396–399
18. Gray HW, Hooper LA, Greig WR (1973) A simplified method for measuring thyroidal uptake of technetium-99m using directional counting. J Endocrinol 59:1–5
19. Greig WR, Gray HW (1978) Thyroid gland. A. In vivo function tests and thyroid imaging. In: Diethelm L, Olsson O, Strnad F, Vieten H, Zuppinger A (Hrsg) Diagnostik, Therapie, Klinische Forschung. Springer, Berlin Heidelberg New York (Handbuch der medizinischen Radiologie, Bd 15/2, S 117–154)
20. Gutekunst R, Smolarek H, Wächter W, Scriba PC (1985) Strumaepidemiologie IV: Schilddrüsenvolumina bei deutschen und schwedischen Schulkindern. Dtsch Med Wochenschr 109:50
21. Gutekunst R, Becker W, Hehrmann R, Olbricht T, Pfannenstiel P (1988) Ultraschalldiagnostik der Schilddrüse. Dtsch Med Wochenschr 113:1109–1112
22. Hegedüs L, Perrild H, Poulsen LR, Andersen JR, Holm B, Schnohr P, Jensen G, Hansen JM (1983) The determination of thyroid volume by ultrasound and its relationship to body weight, age and sex in normal subjects. J Clin Endocrinol Metab 56:260–263
23. Higgins HP, Ball D, Eastham S (1973) 20-min Tc-99m thyroid uptake. A simplified method using the gamma camera. J Nucl Med 14:907–911
24. Igl W, Lukas P, Leisner B, Fink U, Seiderer M, Pickardt CR, Lissner J (1981) Sonographische Volumenbestimmung der Schilddrüse. Vergleich mit anderen Methoden. Nukl Med 20:64
25. Joseph K (1979) Statische, dynamische und quantifizierte Schilddrüsenszintigraphie. Nuklearmediziner 2:83–101
26. Leisner B, Kantlehner R, Igl W, Fink U, Scriba PC, Lissner J (1981) Ergebnisse der quantitativen Fluoreszenzszintigraphie bei euthyreoter Struma. Therapiewoche 31:1620–1630
27. Loch E-G, Bönhof J, Böttcher D et al. (1985) Qualifikations- und Qualitätskontrolle in der Sonographie. Ultraschall 6:250–254

28. Löwhagen T (1983) Aspiration biopsy cytology of the thyroid gland. In: Linsk JA, Franzen S (eds) Clinical aspiration cytology. Lippincott, Philadelphia, p 61
29. Mahlstedt J (1986) Statische und dynamische Schilddrüsenszintigraphie. Nuklearmediziner 9:15–26
30. Maier R (1984) Ultraschalldiagnostik der Schilddrüse. Schattauer, Stuttgart New York
30a. Mahlstedt J, Bähre M, Börner W, Joseph K, Montz R, Reiners C, Schicha H (1989) Indikationen zur Schilddrüsenszintigraphie 12:223–228
31. Maul D, Wenisch HJC, Schumm-Dräger PM et al. (1986) Nachsorge des Schilddrüsenkarzinoms: Stellung der Thallium-201-Szintigraphie. Nuklearmediziner 9:125–134
32. McGill PE, Harden RMcG, Robertson IWK, Shimmins J (1971) A comparison between the uptake of technetium-99m and I-131 by the thyroid gland. J Endocrinol 49:531–536
33. Mird (1975) Dose estimate report No 5. J Nucl Med 16:857–860
34. Olbricht T, Büstgens L, Mellinghoff H-U, Benker G, Reinwein D (1982) Vergleichende sonographische und szintigraphische Untersuchungen beim autonomen Adenom der Schilddrüse. Med Welt 47:1720–1722
35. Olbricht T, Schmitka T, Mellinghoff H-U, Benker G, Reinwein D (1983) Sonographische Bestimmung von Schilddrüsenvolumina bei Schilddrüsengesunden. Dtsch Med Wochenschr 108:1355–1358
36. Pankow BG, Michalak J, McGee MK (1985) Adult human thyroid weight. Health Phys 49:1097–1103
37. Perrild H, Hansen JM, Hegedüs L, Rytter L, Holm B, Gundofte E, Johansen K (1982) Trijoidthyronine and thyroxine treatment of diffuse nontoxic goitre evaluated by ultrasonic scanning. Acta Endocrinol 100:382–387
38. Rasmussen SN, Hjorth L (1974) Determination of thyroid volume by ultrasonic scanning. J Clin Ultrasound 2:143–147
39. Reiners C (1986) Stör- und Einflußgrößen bei der Bestimmung direkter und indirekter Parameter für das freie Thyroxin. Dtsch Med Wochenschr 111:1292–1299
40. Reiners C, Becker W, Spiegel W, Börner W, Müller H-A (1986) Schilddrüsendiagnostik: Nutzen von Sonographie, Szintigraphie und Punktionszytologie für die Praxis. Int Welt 9/10:294
41. Reinwein D, Benker G, Windeck R, Eigler FW, Leder L-D, Mlynek M-L, Creutzig H, Reiners C (1989) Erstsymptome bei Schilddrüsenmalignomen: Einfluß von Alter und Geschlecht in einem Jodmangelgebiet. Dtsch Med Wochenschr 114:775–780
42. Scheler S, Becker W, Reiners C, Börner W (1986) Physiologische Schwankungen und meßtechnische Variabilität des sonographisch bestimmten Schilddrüsenvolumens. Akt Endokr Stoffw 7:40–42
43. Scriba PC, Börner W, Emrich D et al. (1985) Schilddrüsenfunktions-diagnostik und die Diagnose von Schilddrüsenkrankheiten (I). Empfehlungen der Sektion Schilddrüse der Deutschen Gesellschaft für Endokrinologie. Intern Welt 2:52
44. Spiegel W, Baum K, Reiner C, Börner W, Müller HA (1986) Die Operationsindikation szintigraphisch kalter Strumaknoten in Abhängigkeit vom klinischen, szintigraphischen, sonographischen und zytologischen Befund. Dtsch Med Wochenschr 111:173–176
45. Vant'Hoff W, Pover GG, Eiser NM (1972) Technetium-99m in the diagnosis of thyrotoxicosis. Br Med J IV:203–206
46. Wiedemann W (Hrsg) (1988) Sonographie und Szintigraphie der Schilddrüse. Lehrbuch und Atlas. Thieme, Stuttgart New York
47. Wiedemann W, Börner W (1984) Ultraschalldiagnostik bei Schilddrüsenerkrankungen. Hans-Marseille, München

6 Therapie

Vorbemerkungen: C. R. PICKARDT

Für die Behandlung der Struma mit euthyreoter Funktion stehen im Prinzip drei verschiedene Behandlungsverfahren zur Verfügung:
- die *medikamentös-konservative Behandlung* mit dem Ziel der Vermeidung eines operations- oder radiojodbedürftigen Zustands;
- die *operative Therapie* mit dem Ziel der gezielten Entfernung von kalten Knoten bzw. Arealen, von Schilddrüsengewebe zweifelhafter Dignität oder von Gewebe, das mechanische Komplikationen hervorruft;
- die *Radiojod(verkleinerungs)therapie,* die eine ausreichende Radionuklidaufnahme in das zu verkleinernde Schilddrüsengewebe zur Voraussetzung hat.

Im 1. Teil dieses Kapitels werden die Möglichkeiten und Grenzen der konservativen Strumabehandlung mit Schilddrüsenhormonen und mit Jodid dargestellt. Neue Befunde zur Pathophysiologie der Struma haben die Rolle des thyreotropen Hormons TSH bei der Entstehung der Struma relativiert und damit der sog. TSH-suppressiven Schilddrüsenhormontherapie die rationale Basis entzogen. Dafür rücken Überlegungen, nicht nur die Prophylaxe, sondern auch die Behandlung der Struma mit Euthyreose wieder mit Jodid durchzuführen, in den Vordergrund. Beide Behandlungsverfahren führen zu – wenn auch nur unzureichender – Verkleinerung diffuser Strumen. Bei Struma nodosa sind demgegenüber beide offenbar wenig erfolgreich. Die Jodidbehandlung mag den Vorteil der pathophysiologisch sinnvolleren Behandlung haben und ist sicher bei jüngeren Patienten zu bevorzugen.

Strumen mit Knoten, die die Halsorgane mechanisch einengen und/oder von zweifelhafter Dignität sind, stellen die Hauptindikation zur operativen Behandlung dar. In der modernen Schilddrüsenchirurgie werden auch dank der ausgereifteren interdisziplinären präoperativen Diagnostik individuell krankheitsbezogene und differenzierte operative Vorgehensweisen gewählt, die z.B. ipsilaterale Reeingriffe bei postoperativem Malignitätsnachweis vermeiden, die funktionell intaktes Schilddrüsengewebe erhalten und der Entstehung von Rezidivstrumen vorbeugen.

Die Radiojodbehandlung der Struma mit Euthyreose führt zu einer Verkleinerung der radiojodspeichernden Schilddrüsengewebsanteile. Sie beinhaltet für den Patienten keine subjektive Belästigung und kann praktisch komplikationslos durchgeführt werden. Somit können auch Patienten mit einem erhöhten Operationsrisiko wirksam behandelt werden.

Eine Differentialindikation im strikten Sinne zwischen Operation und Radiojodtherapie der Struma mit Euthyreose gibt es heute nicht mehr, wenn man die Patientengruppen mit absoluten Kontraindikationen gegen die Operation einerseits und gegen die Radiojodtherapie andererseits von vornherein aus diesen Überlegungen herausnimmt.

6.1 Medikamentöse Therapie

J. Köbberling

Zur medikamentösen Behandlung einer Struma mit Euthyreose stehen 2 unterschiedliche Therapieprinzipien zur Verfügung:
1. Schilddrüsenhormone in unterschiedlicher Dosis
2. Jodid in verschiedener Applikationsform und sehr variabler Dosierung.

Auch eine Kombination beider Therapieprinzipien wird gelegentlich empfohlen.

Unterschiedliche Konzepte zur Pathophysiologie der Struma mit Euthyreose
führen zu den unterschiedlichen Therapieempfehlungen. Diese haben in den
letzten Jahren einen gewissen Wandel durchlaufen und die Diskussion darüber
kann auch jetzt noch nicht als abgeschlossen betrachtet werden [33]. Generell ist
die Wirksamkeit beider Therapieformen am größten bei Struma diffusa.

Therapie mit Schilddrüsenhormonen

Dieses Therapiekonzept baut auf der folgenden Vorstellung auf: Durch Jodmangel kommt es, zumindest vorübergehend, zu einer verminderten Produktion von
Thyroxin oder Trijodthyronin in der Schilddrüse. Die verminderte Ausschüttung
von Schilddrüsenhormon führt über den damit entkoppelten Feedbackmechanismus zu einer vermehrten Ausschüttung von TSH aus der Hypophyse (s. auch
Kap. 2). Dieses TSH wiederum stimuliert die Schilddrüse sowohl zu einer Größenzunahme als auch zu einer entsprechenden Mehrproduktion von T_3 und T_4.
Nach erfolgter Größenzunahme, die somit als sinnvoller Anpassungsprozeß auf-
zufassen wäre, kann wieder ausreichend T_3 und T_4 produziert werden, so daß in
der Regel eine euthyreote Stoffwechsellage bestehen bleibt. Nachdem dann in der
vergrößerten Schilddrüse genügend Hormon produziert wird, sollte nach dieser
Vorstellung der TSH-Wert auch nicht mehr erhöht sein.

Als logische Konsequenz aus diesem Konzept der TSH-bedingten Struma mit
Euthyreose ergibt sich die Notwendigkeit, das TSH über exogenes Schilddrüsenhormon zu supprimieren. Die Schilddrüse wird dann von einem Teil ihrer Aufgabe
entlastet und kann sich wieder auf eine normale Ausgangsgröße zurückbilden.

Obwohl die Schilddrüse sowohl Thyroxin als auch Trijodthyronin produziert,
wird der Monotherapie mit Levothyroxin heute der Vorzug gegeben. Das Thyroxin wird extrathyreoidal durch eine dem Bedarf der verschiedenen Gewebe ange-

paßte Monodejodierung in stoffwechselaktives L-Trijodthyronin umgewandelt. Der Umstand, daß aus dem „Prohormon" Thyroxin das biologisch aktive Trijodthyronin entsteht und daß diese Umwandlung allmählich über mehrere Tage verläuft, macht das Levothyroxin zu einem besonders geeigneten Präparat. Trijodthyronin mit einer Halbwertszeit von weniger als 24 h führt dagegen jeweils unmittelbar nach der Gabe zu Gipfelwerten, die u. U. auch bei einer nicht überhöhten Therapie zu Nebenwirkungen insbesondere kardialer Art führen können. Auch Kombinationspräparate aus Levothyroxin und Trijodthyronin bieten gegenüber reinen T_4-Monopräparaten keinen Vorteil.

Die erforderliche Dosis soll auch bei Levothyroxin einschleichend beginnend, z. B. mit 50 µg/Tag, gegeben werden, um in der Anfangsphase der Behandlung eine Addition des exogenen Schilddrüsenhormons zum endogenen Hormon zu vermeiden. Die mittlere endgültige Dosis bei Erwachsenen liegt bei 100–150 µg Levothyroxin/Tag. Gelegentlich sind auch höhere Dosen bis 200 µg Levothyroxin/Tag erforderlich. Berechnet auf das Körpergewicht wird von etwa 2,2 µg/kg ausgegangen. Bei älteren Patienten ist der durchschnittliche Thyroxinbedarf vermindert [41]. Hier werden selten Dosen über 100 µg/Tag erforderlich. Die Gesamtdosis von Levothyroxin muß nicht, wie bei vielen Medikamenten üblich, auf mehrere Einzeldosen über den Tag verteilt werden. Die biologisch lange Halbwertszeit von etwa 8 Tagen bewirkt auch bei einmaliger Einnahme am Tag praktisch konstante Hormonspiegel. Ob die häufig genannte Empfehlung einer Einnahme eine halbe Stunde vor dem Frühstück tatsächlich zu einer gleichmäßigeren und zuverlässigeren Resorption führt, ist zumindest zweifelhaft.

Die Langzeittherapie mit Schilddrüsenhormon stößt auf erhebliche Probleme bezüglich der "Compliance" der Patienten, da der Leidensdruck bei bestehender Struma gering ist und ein Effekt nicht unmittelbar erfahren wird. Trotzdem ist natürlich eine regelmäßige Tabletteneinnahme Voraussetzung für den Therapieerfolg. Nach verschiedenen Schätzungen nimmt nur etwa die Hälfte der Strumapatienten mit Euthyreose, bei denen eine Langzeittherapie mit Schilddrüsenhormon geplant ist, die Präparate auch konsequent ein. Die Aufzählung möglicher Nebenwirkungen auf den Beipackzetteln der Levothyroxinhersteller unterstützt vermutlich die Zweifel bei vielen Patienten, so daß eine enge Arzt-Patient-Kooperation erforderlich ist und ausreichend Zeit für Aufklärungsgespräche eingeplant werden sollte.

Die in früheren Jahren gelegentlich ausgesprochene Empfehlung, die geeignete Therapiedosis über den TRH-Test festzulegen, entbehrt einer sicheren Grundlage. So konnte nie bewiesen werden, daß der Therapieeffekt bei vollständig supprimiertem TSH günstiger ist als bei noch erhaltener TSH-Sekretion.

Die mit der Hormontherapie erzielbare Volumenreduktion der Schilddrüse hängt stark vom Lokalbefund ab. Sie ist am größten bei diffusen Strumen junger Menschen. Nach verschiedenen Studien läßt sich im Mittel eine Reduktion um etwa 30–40 % erzielen.

Der wesentliche Effekt einer Strumatherapie mit Schilddrüsenhormon ist innerhalb des ersten halben Jahres zu erwarten. Nach etwa 1½ bis spätestens 2 Jahren ist nicht mit einer weiteren Verkleinerung der Schilddrüse zu rechnen. Die Therapie mit Levothyroxin sollte daher auf maximal 2 Jahre beschränkt werden. Anschlie-

ßend ist lediglich eine Rezidivprophylaxe bzw. die Prophylaxe eines weiteren Schilddrüsenwachstums erforderlich.

Therapie mit Jodid

Neuere pathophysiologische Vorstellungen lassen vermuten, daß der Jodmangel innerhalb der Schilddrüse selbst zur Freisetzung von lokalen Wachstumsfaktoren führt, die unabhängig vom TSH wirksam werden bzw. bei denen das TSH lediglich einen „permissiven" Effekt ausübt. Als logische Konsequenz ergibt sich, Jodid in ausreichender Dosierung unmittelbar zuzuführen.

Das durchschnittliche Joddefizit in Deutschland liegt bei etwa 100 µg/Tag, eine Menge, die auch bei Verwendung von jodiertem Speisesalz kaum erreicht wird. Darüber hinaus ist zur Therapie einer Struma mit Jodid vermutlich nicht nur der normale Tagesbedarf zu ersetzen. Die jodverarmte Schilddrüse sollte so viel Jod angeboten bekommen, daß in einem Zeitraum von Wochen bis Monaten das Defizit ausgeglichen werden kann. Bisher läßt sich das Ausmaß des Gesamtjoddefizits im Einzelfall kaum bestimmen. Mit Joddosierungen von etwa 300–500 µg/Tag liegen jedoch Erfahrungen vor, die vermuten lassen, daß hiermit nicht nur der Tagesbedarf ausgeglichen wird, sondern daß es auch zu einer Anreicherung des „Jodpools" im Körper kommt, so daß die Struma sich ausreichend zurückbilden kann. Erzielbar ist auch hier im Mittel eine Rückbildung um etwa 30–40 %.

Die Art der Jodidverabreichung ist im Prinzip unkritisch. Über Tropfen (z. B. Lugol-Lösung) läßt sich jede beliebige Tagesdosis verschreiben. Wird die gesättigte Lugol-Lösung nach DAB im Verhältnis 1:250 mit Wasser verdünnt (z. B. 0,2 ad 50), enthält die derart verdünnte Lösung 25 µg Jod/Trpf. In Tablettenform sind Präparate mit 100, 500 und 1500 µg/Einzeldosis im Handel. Da es nicht auf eine tägliche Einzeldosis, sondern auf die Wiederauffüllung des Gesamtjodpools des Körpers ankommt, ist vermutlich die tägliche Gabe von 200 µg Jod ähnlich wirksam wie die wöchentliche Gabe von 1,5 mg. Nach Auskunft aus der Industrie sind Tabletten mit einem Jodidgehalt von 200 und 400 µg in Vorbereitung.

Ob Levothyroxin und Jodid eine sinnvolle Kombination darstellen, kann bisher nicht sicher beurteilt werden. Wenn mit Thyroxin eine Suppression des TSH erzielt wird, wird vermutlich dadurch auch die Jodidaufnahme in der Schilddrüse gehemmt. Aufgrund dieser auch durch entsprechende Untersuchungen gestützten Überlegungen ist zumindest zweifelhaft, ob die Kombination tatsächlich als sinnvoll anzusehen ist. Solange eventuelle positive Belege für eine solche Kombination nicht vorliegen, lassen sie sich kaum allgemein zur Therapie der Struma mit Euthyreose empfehlen.

Vergleich von Jodid bzw. Levothyroxin zur Therapie der Struma mit Euthyreose

Die beiden genannten Therapieformen sind in ihrer Wirksamkeit etwa vergleichbar. Dies soll an den Ergebnissen einer Studie [34] demonstriert werden, die in

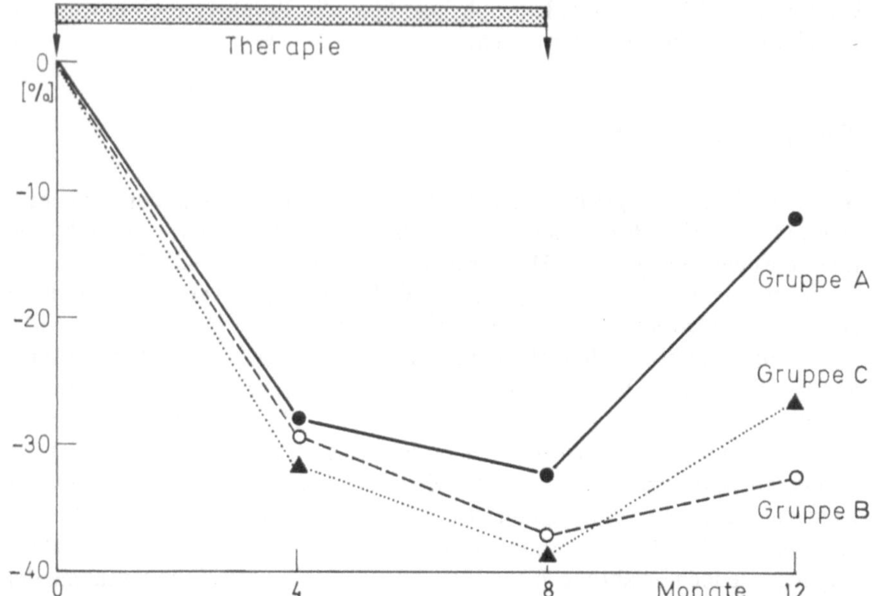

Abb. 6.1. Mittlere Volumenreduktion von Strumen mit Euthyreose unter verschiedenen Behandlungskonzepten. *Gruppe A:* 61 Patienten, die täglich 150 µg Levothyroxin erhielten. *Gruppe B:* 50 Patienten, die täglich 400 µg Jodid erhielten. *Gruppe C:* 55 Patienten, die täglich 75 µg Thyroxin in Kombination mit 200 µg Jodid erhielten. Die Therapie erfolgte in allen Fällen über einen Zeitraum von 8 Monaten mit einem anschließenden therapiefreien Intervall von 4 Monaten (weitere Details der Studie s. [34])

Abb. 6.1 zusammengefaßt ist. Die in Abb. 6.1 mit A bezeichnete Gruppe von Patienten erhielt 150 µg Levothyroxin/Tag, die Gruppe B 400 µg Jodid/Tag und Gruppe C 75 µg Levothyroxin und 200 µg Jodid, also ein Kombinationspräparat mit jeweils der halben Dosierung der beiden Präparate. Der Therapieeffekt, gemessen an der Größenabnahme der Struma, war in allen 3 Gruppen nach 4 und 8 Monaten Therapiedauer etwa vergleichbar. Vier Monate nach Absetzen der Therapie war es jedoch in der mit Thyroxin behandelten Gruppe zu einer deutlichen Wiederzunahme der Strumagröße gekommen, während in der mit Jodid behandelten Gruppe der Therapieeffekt fast unverändert anhielt. In der mit dem Kombinationspräparat behandelten Gruppe erfolgte nur ein mäßiger Wiederanstieg der Strumagröße.

Vor- bzw. Nachteile der genannten Therapieformen lassen sich also kaum mit dem Ausmaß des Therapieeffekts begründen. Ob der günstigere Effekt nach Absetzen der Therapie ein Argument für die Jodidtherapie darstellt, ist zweifelhaft, da ohnehin kaum empfohlen wird, eine Thyroxintherapie ohne anschließende Verabreichung eines Jodidpräparats, zumindest in reduzierter Dosis, durchzuführen. Die vergleichende Beurteilung der beiden Therapieformen hat langfristig wahrscheinlich eher unter dem Aspekt möglicher Nebenwirkungen zu erfolgen.

Sowohl die Behandlung mit Levothyroxin als auch die Behandlung mit Jodid sind nicht frei von Problemen:

Wie schon erwähnt, haben viele Patienten mit Struma trotz euthyreoter Stoffwechsellage ein *supprimiertes* TSH. Ob hier immer klinisch latente Autonomien anzunehmen sind, ist ungewiß. Erhöhte TSH-Werte, wie sie nach dem oben geschilderten pathophysiologischen Konzept zu erwarten sind, werden bei *Struma mit Euthyreose* praktisch nie gefunden. Das zunächst einleuchtende und lange Zeit allgemein akzeptierte pathophysiologische Konzept ist daher in den letzten Jahren ins Wanken geraten. Für eine suppressive Therapie mit Schilddrüsenhormon bei bereits erniedrigten TSH-Werten fehlt eine sachliche Begründung. So kommt es auch nicht selten bei solchen Patienten durch die Addition von endogenem und exogenem Hormon zu unerwartet hohen Gesamtthyroxinspiegeln mit entsprechenden Nebenwirkungen. Eine Hyperthyreosis factitia als Folge einer beabsichtigten Strumatherapie ist ein nicht seltenes klinisches Ereignis, das insbesondere bei älteren Patienten u. U. zu erheblichen Problemen führen kann.

Die Behandlung mit Jodid ist, soweit sie in der Dosierung den Tagesbedarf überschreitet, mit Problemen behaftet. Bekanntlich kann auf dem Boden von Autonomien in der Schilddrüse eine Jodgabe in höheren Dosierungen zum Auftreten einer sog. jodinduzierten Hyperthyreose führen. Die kritische Gesamtdosis, oberhalb derer mit diesem Risiko zu rechnen ist, läßt sich nicht sicher angeben. Auch bei Dosierungen zwischen 300 und 500 µg/Tag läßt sich jedoch nicht sicher ausschließen, daß mindestens leichtere Formen jodinduzierter Hyperthyreosen bei entsprechend prädisponierten Personen zu beobachten sind.

Bei beiden Therapieformen treten die Probleme also in erster Linie dann auf, wenn Autonomien in der Schilddrüse vorhanden sind. Beide Therapieformen sind in diesen Fällen risikobehaftet, und der Therapieeffekt ist vermutlich gering. Ob Patienten mit disseminierten oder zirkumskripten Autonomien in der Schilddrüse daher überhaupt einer medikamentösen Therapie zugeführt werden sollten, ist fraglich. Bei eindeutig nachweisbaren Autonomien ist dies zu verneinen.

Allgemeine Empfehlungen zur Therapieentscheidung (Levothyroxin bzw. Jod)

Zunächst ist klinisch bzw. sonographisch die Frage zu klären, ob eine diffuse Struma oder eine Knotenstruma vorliegt. Dabei ist weniger die Nodularität als solche für die Therapieentscheidung wichtig als die mit dem Auftreten von Knoten deutlich erhöhte Wahrscheinlichkeit für das Vorliegen von Autonomien.

Diffuse Struma

a) Kinder bis zur Pubertät

Bei Kindern mit diffuser Struma kann ohne weitere Diagnostik mit hoher Wahrscheinlichkeit davon ausgegangen werden, daß keine Autonomie der Schilddrüse vorliegt. Regeltherapie ist hier die Gabe von Jodid in einer Dosierung von 100 (Kleinkinder) bis 200 (Schulkinder) µg/Tag. Nach Eintritt des Therapieerfolgs ist ein Fortführen der Jodidgabe als Prophylaxe (mindestens 100 µg/Tag) notwendig.

b) Jugendliche und junge Erwachsene bis etwa zum 40. Lebensjahr

Auch bei diesem Personenkreis kann angenommen werden, daß in einer sonographisch gesicherten diffusen Struma eine Autonomie wahrscheinlich nicht vorliegt. Die bisherige Regeltherapie besteht in der Gabe von Levothyroxin in Dosierungen zwischen 75 und 150 µg/Tag. Alternativ können auch Jodid in Dosen zwischen 300 und 500 µg/Tag oder eine individuelle Kombination von Thyroxin und Jodid zur Therapie herangezogen werden. Mit diesen Therapiemaßnahmen läßt sich eine etwa vergleichbare Volumenreduktion erzielen, die im Mittel bei rund 30 % liegt. Aufgrund der bisher noch begrenzten Erfahrungen ist zu empfehlen, bei einer reinen Jodidgabe den Therapieerfolg regelmäßig sonographisch zu kontrollieren und klinisch auf die enthyreote Funktion zu achten.

Bei der Therapie mit Levothyroxin ist zu bedenken, daß eine Therapieunterbrechung nach mehreren vorliegenden Studien mit einem schnelleren erneuten Strumawachstum verbunden ist als dies bei einer alleinigen oder gleichzeitigen Gabe von Jodid der Fall ist. Vor Beendigung einer Levothyroxinbehandlung sollte daher bereits überlappend mit einer prophylaktischen Jodidgabe begonnen werden.

c) Therapie in der Schwangerschaft

In der Schwangerschaft sollte eine Therapie nicht ausschließlich mit Thyroxin durchgeführt werden; mindestens additiv ist eine Jodapplikation zu empfehlen. Eine alleinige Jodidgabe ist oft ausreichend. Unabhängig vom Vorhandensein einer Struma wird empfohlen, bei jeder Schwangeren im Endemiegebiet eine Jodzufuhr von mindestens 200 µg/Tag zu garantieren, um den Jodmangel bei Mutter und Fötus auszugleichen.

d) Erwachsene über 40 Jahre

Sofern eine Struma in diesem Alter neu entsteht und als therapiebedürftig angesehen wird, sollte zuvor eine differenzierte Diagnostik zum Ausschluß einer Autonomie durchgeführt werden. Prinzipiell kommen die gleichen Therapiemöglichkeiten wie bei jungen Erwachsenen in Betracht. Die erzielbare Volumenreduktion wird jedoch geringer eingeschätzt. Bisher fehlen entsprechende Studien, speziell auch zu der Frage, ob durch eine Therapie (im Vergleich zu einem nicht behandelten Kollektiv) das Strumawachstum und das Auftreten regressiver Veränderungen verhindert werden kann. Auch die Erhaltung eines „Status quo" könnte jedoch bereits als Therapieerfolg angesehen werden.

Knotenstruma

a) Ohne Autonomie

Da in einer knotig veränderten Struma das Risiko des Vorliegens zirkumskripter oder disseminierter Autonomien gegenüber einer diffusen Struma deutlich erhöht ist, muß vor Einleitung einer Therapie eine gezielte Diagnostik mit szintigraphischer Darstellung, möglichst unter Suppressionsbedingungen, erfolgen. Sofern sich dabei kein Anhalt für eine Autonomie ergibt und sofern die Struma als therapiebedürftig angesehen wird, empfiehlt sich das gleiche Vorgehen wie bei diffuser Struma. Studien über die erzielbaren Erfolge fehlen jedoch. Die Möglichkeit einer Volumenreduktion wird, insbesondere bei älteren Patienten, eher skeptisch beurteilt. Auch hier gilt, daß bereits die Erhaltung eines Status quo als Erfolg gewertet werden kann. Insbesondere bei älteren Patienten ist auch ein „kontrolliertes Zuwarten" vertretbar.

b) Mit disseminierter oder zirkumskripter Autonomie

Bei nachgewiesenem Vorliegen einer Autonomie ist von einer Behandlung mit Levothyroxin und Jodid abzuraten. Die Therapie erfolgt mit Radiojod oder durch Operation (s. Kap. 9.4 und 9.5). In Ausnahmefällen erscheint auch ein kontrolliertes Zuwarten vertretbar.

Rezidivstruma

Rezidivstrumen (s. Kap. 4, 6.2 und 6.3) sind bezüglich der Therapie mit Levothyroxin oder Jodid nicht anders zu behandeln als Primärstrumen. Vor Einleitung einer Therapie ist in der Regel der Ausschluß einer funktionellen Autonomie und auch der einer Hypothyreose erforderlich.

6.2 Chirurgische Therapie

H. DRALLE

In Jodmangelgebieten stellt die Struma mit euthyreoter Stoffwechsellage die häufigste Operationsindikation bei Schilddrüsenerkrankungen dar. Das *operative Spektrum* der euthyreoten, nichtautonomen Schilddrüsenerkrankungen erstreckt sich jedoch sowohl in Gebieten mit Jodmangel als auch in ausreichend jodversorgten Gebieten auf weit mehr als auf die multinoduläre Knotenstruma, das häufige Endstadium unterschiedlicher Primärveränderungen. Die chirurgische Therapie der benignen Struma umfaßt v. a. Operationsindikation und operative Verfahrenswahl bei follikulären Neoplasien unterschiedlicher zytologischer Differenzierung sowie bei dystoper Struma und Rezidivstruma (s. Kap. 4, 6.1 und 6.2).

Aufgrund der in den letzten Jahren wesentlich verbesserten differentialdiagnostischen Möglichkeiten bei Schilddrüsenvergrößerungen (Funktions- und Lokalisationsdiagnostik, s. Kap. 4, 5) wurden die Indikationsbereiche der 3 Haupttherapieformen (medikamentös, Radiojod, Operation) zunehmend differenziert. Entsprechend konnten auch die operativen Strategien der im wesentlichen von Kocher und Billroth vor 100 Jahren begründeten Schilddrüsenchirurgie den neuen Erkenntnissen zur Pathophysiologie und Pathomorphologie von Schilddrüsenkrankheiten angepaßt werden. Bei den meisten Schilddrüsenerkrankungen wird heute eine individuelle, erkrankungsbezogene Therapieentscheidung und, im Falle der operativen Therapiewahl, eine differenzierte operative Vorgehensweise angestrebt.

Operationsindikationen

Nachdem die Mortalität bei Schilddrüsenoperationen wegen benigner Struma in den letzten Jahrzehnten auf unter 1% gesenkt werden konnte [22], stellt die mögliche operativ bedingte Morbidität mit ihren objektiven und subjektiven Befindensstörungen heute die wesentliche Begründung für eine *kritische Indikationsstellung* – insbesondere gegenüber den nebenwirkungsarmen nichtoperativen Alternativtherapien bei der benignen Struma – dar.

Eine *absolute Operationsindikation* ist somit nur dann gegeben, wenn sich bei begründetem Behandlungsbedarf nichtoperative Therapieformen als ineffektiv erwiesen haben oder bei Karzinom(verdacht) als adäquate Maßnahme nicht in Frage kommen, d. h. bei

- konkretem Malignitätsverdacht (Knotenwachstum, Echoarmut und unscharfe Knotenbegrenzung im Sonogramm, malignitätsverdächtiger zytologischer Befund;
- Erfolglosigkeit nichtoperativer Maßnahmen bei zervikaler Obstruktion (z.B. Trachealstenose) oder Hyperthyreose.

Relative Operationsindikationen liegen immer dann vor, wenn die Schilddrüsenkrankheit mehrere Behandlungsformen zuläßt, aber aufgrund der lokalen Ausdehnung, der Möglichkeit einer raschen Symptombeseitigung oder des erfahrungsgemäß nicht ausreichenden Therapieerfolgs nichtoperativer Maßnahmen der operativen Therapiemodalität im Einvernehmen zwischen Patient und Therapeuten der Vorzug gegeben wird. Hier erfährt die interdisziplinäre Kooperation unter Einbeziehung der persönlichen Gegebenheiten und Wünsche des Patienten eine herausragende Bedeutung in der Therapieentscheidung. Als relative Indikationen der benignen Struma ohne Autonomie bzw. Hyperthyreose gelten:
- die diffuse und knotige Schilddrüsenvergrößerung mit kalten Knoten, auch ohne konkreten Malignitätsverdacht; dies ist als „Kombinationsindikation" (histologische Sicherung und zugleich Beseitigung lokaler Beschwerden) einer der häufigsten Anlässe zur Schilddrüsenoperation, insbesondere dann, wenn bereits durch medikamentöse Behandlung oder auch durch Radiojodtherapie ein Rückgang der Veränderungen nicht erzielt werden konnte;
- dystope Schilddrüsenveränderungen (Zungengrundstruma, mediastinale Struma), die zwar häufig nur diskrete Beschwerden verursachen, aber wegen der dystopen Lokalisation bei Größenzunahme die Indikation zu einer chirurgisch-ablativen Behandlung darstellen;
- seltene Schilddrüsenerkrankungen mit Schilddrüsenvergrößerungen als Folge einer endogenen TSH-Stimulation (Jodfehlverwertung, Hormonresistenz), bei denen nach erfolgter medikamentöser Therapie die Schilddrüsenresektion unter dem Aspekt einer Karzinomprophylaxe, eines Malignitätsausschlusses und/oder der Beseitigung lokaler Beschwerden durchgeführt wird.

Präoperative Diagnostik

Die spezielle präoperative Diagnostik dient der Festlegung von Operationsziel (Resektionsausmaß), Besonderheiten des intraoperativen Vorgehens (z.B. bei präoperativ bestehender Rekurrensparese oder beim Malignitätsverdacht), der Sicherheit des perioperativen anästhesiologischen Managements (Ausschluß einer hyperthyreoten Stoffwechsellage, dem Ausschluß einer Trachealstenose mit ggf. bronchoskopischer Intubationsmöglichkeit) und der Dokumentation des operativen Behandlungserfolgs oder von Komplikationen.

Vor jeder Schilddrüsenoperation sollten dazu zusätzlich zur Anamneseerhebung und körperlichen Untersuchung folgende diagnostischen Maßnahmen durchgeführt werden:
- laborchemischer Ausschluß oder Nachweis einer Schilddrüsenfunktionsstörung (TSH basal, ggf. T_3, T_4 im Serum; s. Kap. 5.2) [47];

- Thoraxröntgenuntersuchung in 2 Ebenen zur Darstellung insbesondere der Trachea, einer etwaigen mediastinalen Struma und vorbestehender kardiopulmonaler Erkrankungen;
- Schilddrüsensonographie zur makromorphologischen Visualisation des Tastbefunds und krankheitstypischer struktureller Veränderungen (Konkretisierung des klinischen Malignomverdachts, Ermöglichung einer gezielten Aspirationszytologie, Planung von Art und Ausmaß der Schilddrüsenresektion (s. Kap. 5.3 und 5.4)
- Schilddrüsenzintigraphie (^{99m}Technetium oder Radiojod, entsprechend der Fragestellung) zum Ausschluß bzw. Nachweis autonomer Areale und Knoten und bei Verdacht auf das Vorliegen dystoper Schilddrüsenanteile (s. Kap. 5.1) und
- indirekte Laryngoskopie zur Dokumentation der Stimmbandfunktion.

Als *fakultative präoperative Untersuchungen* werden bei benignen, nichtautonomen bzw. hyperthyreoten Strumen je nach individuellen Erfordernissen differenzierte pulmonologische Tests (s. Kap. 4.2) zur Abgrenzung primärer pulmonaler Erkrankungen, die Stroboskopie zur weiterführenden Analyse bei primärer oder sekundärer Rekurrensparese sowie die flexible Bronchoskopie bei Trachealstenosen oder Positionsverschiebungen des Kehlkopfs herangezogen. Bei Rezidivstrumen empfiehlt sich auch die präoperative Serumkalzium- und ggf. Parathormonbestimmung zum Ausschluß bzw. Nachweis eines (latenten) Hypoparathyreoidismus.

Die *aspirationszytologische Untersuchung* (s. Kap. 5.4) knotiger Veränderungen vermittelt nur dann eine wesentliche, für das operative Vorgehen richtungweisende Information, wenn es sich um malignitätsverdächtige Veränderungen handelt. Dies impliziert jedoch, daß eine präoperative zytologische Abklärung jedes malignitätsverdächtigen Knotens anzustreben ist, da sie in erfahrener Hand nicht selten eine höhere Aussagekraft besitzt als die intraoperative Schnellschnitthistologie [42] und – im Falle eines Malignombefunds – vom Beginn der Resektion an (nicht erst nach erfolgter Tumorresektion) ein dem Tumortyp adäquates Vorgehen ermöglicht (Abb. 6.2).

Beim karzinomzellpositiven aspirationszytologischen Befund, der in der Regel bereits eine weitgehende Differenzierung der einzelnen Malignomtypen erlaubt [18], wird mit einer Hemithyreoidektomie einschließlich zentraler systematischer En-bloc-Lymphadenektomie beim medullären und papillären Karzinom begonnen (letztere entfällt meist beim follikulären Karzinom), aus dem unilateralen Resektat erfolgt anschließend intraoperativ die schnellschnitthistologische bzw. -zytologische Diagnosesicherung und, hiervon abhängig, die Entscheidung über Notwendigkeit und Art der kontralateralen Schilddrüsenresektion und Lymphadenektomie.

Beim präoperativen karzinomzellnegativen zytologischen Befund sollte bei entsprechendem klinischem Malignitätsverdacht eine diesbezüglich adäquate Resektion auf der Seite des Knotens (d.h. Hemithyreoidektomie) erfolgen, um intraoperativ und/oder postoperativ die Dignität sicher beurteilen zu können und gleichzeitig das Morbiditätsrisiko (hinsichtlich Rekurrensparese und Hypokalzä-

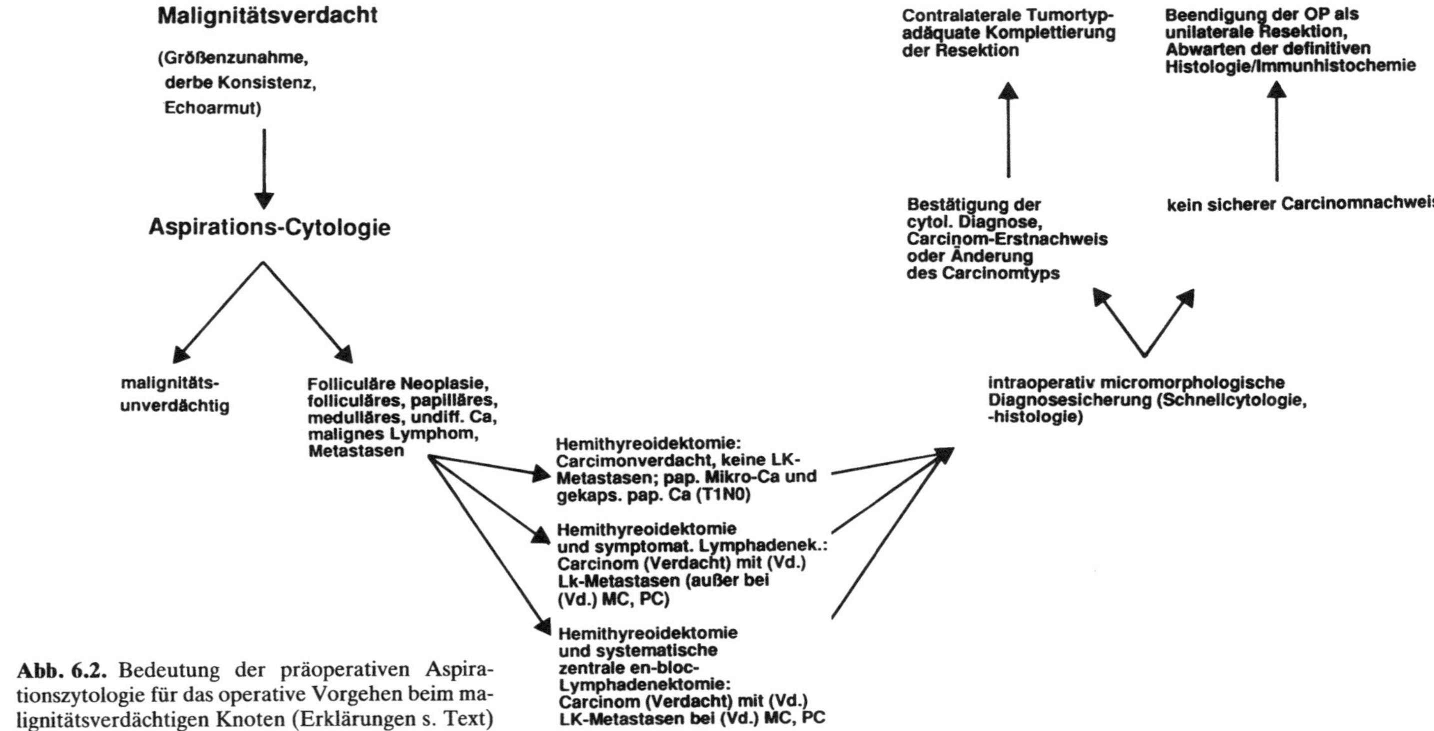

Abb. 6.2. Bedeutung der präoperativen Aspirationszytologie für das operative Vorgehen beim malignitätsverdächtigen Knoten (Erklärungen s. Text)

mie) einer ipsilateralen Zweitoperation bei definitivem Karzinombefund nicht eingehen zu müssen. Nur beim letztlich klinisch, zytologisch sowie intraoperativ makroskopisch und ggf. mikroskopisch unverdächtigen Knoten erscheint eine partielle Lappenresektion ausreichend.

Grundzüge der operativen Verfahrenswahl und Resektionstechnik

In die Planung und Durchführung der Schilddrüsenresektion bei der euthyreoten, nichtautonomen Struma gehen alle erkrankungsspezifischen Informationen einschließlich operativer Vorbefunde ein, die durch Anamneseerhebung und klinische Untersuchung sowie durch apparative präoperative Diagnostik gewonnen wurden.

Hinsichtlich der Operationsverfahren ist generell die partielle Lappenresektion bei malignitätsunverdächtigen Arealen und Knoten von der totalen Lappenresektion und Isthmektomie (Hemithyreoidektomie) zu unterscheiden, die als Standardeingriff des malignitätsverdächtigen Schilddrüsenknotens anzusehen ist. Ebenso wie bei der totalen Lappenresektion ist auch bei den meisten partiellen Lappenresektionen eine *komplette Lappenmobilisation* und *Darstellung der Hilusstrukturen* (N. larngeus recurrens, A. thyreoidea inf. und Nebenschilddrüsen) erforderlich, um eine Lappenresektion unter Schonung des N. recurrens wirklich vollständig durchführen zu können und Knotenbildungen v. a. in den dorsalen, evtl. auch retrotrachealen und retrosternalen Schilddrüsenanteilen zu erkennen und komplikationslos (unter weitgehender Belassung normalen Schilddrüsengewebes) entfernen zu können. Eine präliminäre organferne *Ligatur der oberen und unteren Polarterien* bietet u. E. bei anatomischer Präparationstechnik keinen Vorteil gegenüber dem schilddrüsennahen Absetzen dieser Gefäße. Aufgrund der reichlichen Versorgung gerade der zentralen Schilddrüsenanteile sowohl durch die obere als auch durch die untere Polarterie und durch paratracheal gelegene Gefäße wird zwar die postoperative Schilddrüsenfunktion wahrscheinlich kaum durch unterschiedliche Techniken der thyreoidalen Gefäßdissektion beeinflußt, jedoch möglicherweise die *Nebenschilddrüsenvaskularisation* durch die organferne Dissektion der Schilddrüsenarterien stärker gemindert als nach schilddrüsennahem Absetzen der Gefäße [2, 46, 53]. Da die A. thyreoidea inf. außerdem auch den oberen Ösophagus versorgt [56] und Devaskularisationen hier möglicherweise zur Entwicklung postoperativer Schluckstörungen beitragen könnten, bevorzugen wir grundsätzlich eine schilddrüsennahe, resektionsabhängige Dissektion der Schilddrüsenarterien.

Im Gegensatz zur Technik der Gefäßdissektion liegen zur Frage der *Rekurrensdarstellung* seit Entwicklung der Standardeingriffe der Schilddrüsenchirurgie zahlreiche Publikationen mit unterschiedlichen Ansichten zum Für und Wider einer prinzipiellen Darstellung dieses Nerven vor. Die wesentlichen Argumente *für* die prinzipielle Rekurrensdarstellung ergeben sich aus der Notwendigkeit, sie bei allen totalen Lappenresektionen, also v. a. bei der totalen Thyreoidektomie zu praktizieren, aber auch bei den meisten partiellen Lobektomien, die zur individuellen, befundorientierten Resektion eine Hilusdarstellung erforderlich machen. Mit der Zunahme der totalen, aber auch der partiellen Lobektomien und dem Rückgang von Enukleationen und subtotalen (d. h. ventralen) Schilddrüsenresektionen, bei denen befundunabhängig der dorsale Schilddrüsenanteil belassen wird, hat auch die technisch bedingte Erfordernis der Rekurrensdarstellung zugenommen. Darüber hinaus zeigen neuere Untersuchungen, daß Resektionen mit prinzipieller Rekurrensdarstellung mit einer deutlich niedrigeren Pareserate verbunden sind als Resektionen ohne systematische Darstellung [63]. Letztlich werden auch zunehmend forensische Argumente für die prinzipielle Rekurrensdarstellung geltend gemacht. Ein großer Teil der primär postoperativen Rekurrensparesen ist spontan reversibel (30–70 %) [3, 59], eine funktionelle Wiederherstellung eines definitiv geschädigten N. recurrens jedoch nur begrenzt möglich.

Postoperative Stimmstörungen, die nicht auf einen Stimmbandstillstand infolge einer Parese des N. laryngeus recurrens zurückzuführen sind, beruhen nicht selten auf einer Schädigung des *N. laryngeus superior* [37, 39]. Dieser Nerv versorgt sensorisch die supraglottische Larynxmukosa (Ramus internus) und motorisch die cricothyreoidale Muskulatur (Ramus externus) [19]. Da der Ramus externus häufig in enger Nachbarschaft zu den oberen Polgefäßen verläuft, ist eine Schädigung bei Schilddrüsenresektionen möglich. Sie kann v. a. durch exakte Dissektion der oberen Polgefäße vermieden werden.

Postoperative Störungen der Nebenschilddrüsenfunktion können etwa gleich häufig wie Störungen der Stimmbandfunktion auftreten. Noch mehr aber als Rekurrensparesen wird die Hypokalzämierate vom Ausmaß der Schilddrüsenresektion bestimmt (ca. 0,5 % nach subtotaler, 4 % nach totaler Thyreoidektomie) [22]. Beim eigenen Vorgehen wird außer der schilddrüsennahen Dissektion der Schilddrüsenarterien daher eine Darstellung der Nebenschilddrüsen sowohl beim Ersteingriff als auch beim Rezidiveingriff durchgeführt. Die sichere Schonung mindestens einer Nebenschilddrüse jeder Schilddrüsenseite gerade auch beim Ersteingriff ist als wichtige Voraussetzung für die Senkung der teils hohen Hypokalzämierate nach Rezidiveingriffen anzusehen. Wann immer Nebenschilddrüsen sichtbar geschädigt werden, sollten sie, in 3–4 Stückchen zerteilt, in den M. sternocleidomastoideus reimplantiert werden [44], da auch unter lebenslanger Substitutionsbehandlung eine permanente Hypokalzämie zu gravierenden osteologischen, selten auch kardialen Schädigungen führen kann [58, 62].

Der kalte Solitärknoten

Nach Einführung von Aspirationszytologie (s. Kap. 5.4) und Ultraschall (s. Kap. 5.3) in die Routinediagnostik von Schilddrüsenerkrankungen in den vergangenen 15 Jahren hat einerseits die Identifizierung nichtspeichernder Solitärknoten durch bildgebende Verfahren zugenommen [10], während auf der anderen Seite der Anteil operierter kalter Knoten aufgrund zunehmender Verfeinerung der Diagnostik deutlich abnahm [54]. Der Anteil von Malignomen in operierten kalten Knoten ist dadurch in vielen Zentren angestiegen. Er liegt heute je nach Jodmangel und lokalen Selektionskriterien zwischen 3 und 30 % [10, 14, 48].

Trotz des begründeten Bestrebens, die Operationshäufigkeit kalter Solitärknoten zu begrenzen, sollte, wenn mit Hilfe der anamnestischen (frühere Halsbestrahlung, familiäre Tumorerkrankungen, insbesondere multiple endokrine Neoplasie (MEN) II), klinischen (Größenzunahme, derbe oder auffallend weiche Konsistenz, Lymphknotenvergrößerungen), bildgebenden (randlich unscharfer Aktivitätsabfall im Szintigramm, Echoarmut in der Sonographie) und zytologischen Kriterien (follikuläre Neoplasie) ein Karzinom nicht sicher auszuschließen ist (s. Kap. 4 und 5) bereits bei Malignitätsverdacht aufgrund *eines* dieser Untersuchungsverfahren die Operationsindikation gestellt werden.

Als Standardeingriff beim malignitätsverdächtigen kalten Solitärknoten wird von den meisten Zentren die Durchführung einer Hemithyreoidektomie empfohlen [17, 43, 45, 49], da die Funktionsreserve der Restschilddrüse nach totaler Lappenresektion sich nicht wesentlich von der nach partieller Lappenresektion unterscheidet, vor allem aber, da die Durchführung eines ispsilateralen Zweiteingriffs bei Karzinomnachweis in der endgültigen Histologie mit einer deutlich höheren Morbidität als beim Ersteingriff verbunden ist. Da die intraoperative Schnellschnittuntersuchung häufig keine größere Sicherheit hinsichtlich der Dignitätsbeurteilung bietet als die präoperative zytologische Untersuchung eines erfahrenen Zytologen (Kap. 5.4), ermöglicht sie häufig keinen ausreichenden sicheren Malignitäts*ausschluß*. Die Durchführung einer nur partiellen Lappenresektion kann mit dem Ergebnis der Schnellschnittuntersuchung somit in der Regel nicht begründet werden.

Oxyphiles (onkozytäres) Adenom

Oxyphile (onkozytäre) Zellen stellen eine metaplastische zytologische Fehldifferenzierung der Schilddrüse dar, die ultrastrukturell durch eine Mitochondrienhyperplasie, funktionell durch eine erheblich eingeschränkte Thyreoglobulinsynthese und Radiojodaufnahme gekennzeichnet ist [12, 31]. Szintigraphisch stellen sich oxyphile Adenome daher wie andere nicht endokrin aktive Adenome (follikuläre Hauptzelladenome, hellzellige Adenome) als kalte Knoten dar. Biologisch unterscheiden sich oxyphile (onkozytäre) Adenome nicht von anderen Schilddrüsenadenomen, so daß eine Änderung des prinzipiellen operativen Therapiekonzepts (Hemithyreoidektomie) nicht erforderlich erscheint [13, 27]. Wie bei anderen Schilddrüsentumoren erfolgt die Karzinomdiagnose auch bei oxyphilen Tumoren erst beim Nachweis von Kapsel- und/oder Gefäßeinbrüchen oder Metastasen. Die metaplastische zytologische Fehldifferenzierung als solche stellt kein Malignitätskriterium dar [12].

Dystope Struma

Schilddrüsenveränderungen in dystoper Position (s. Kap. 4) finden sich am häufigsten mediastinal (ca. 1 % der Schilddrüsenoperationen im eigenen Krankengut), selten im Bereich des Zungengrundes (0,1 % im eigenen Krankengut) oder

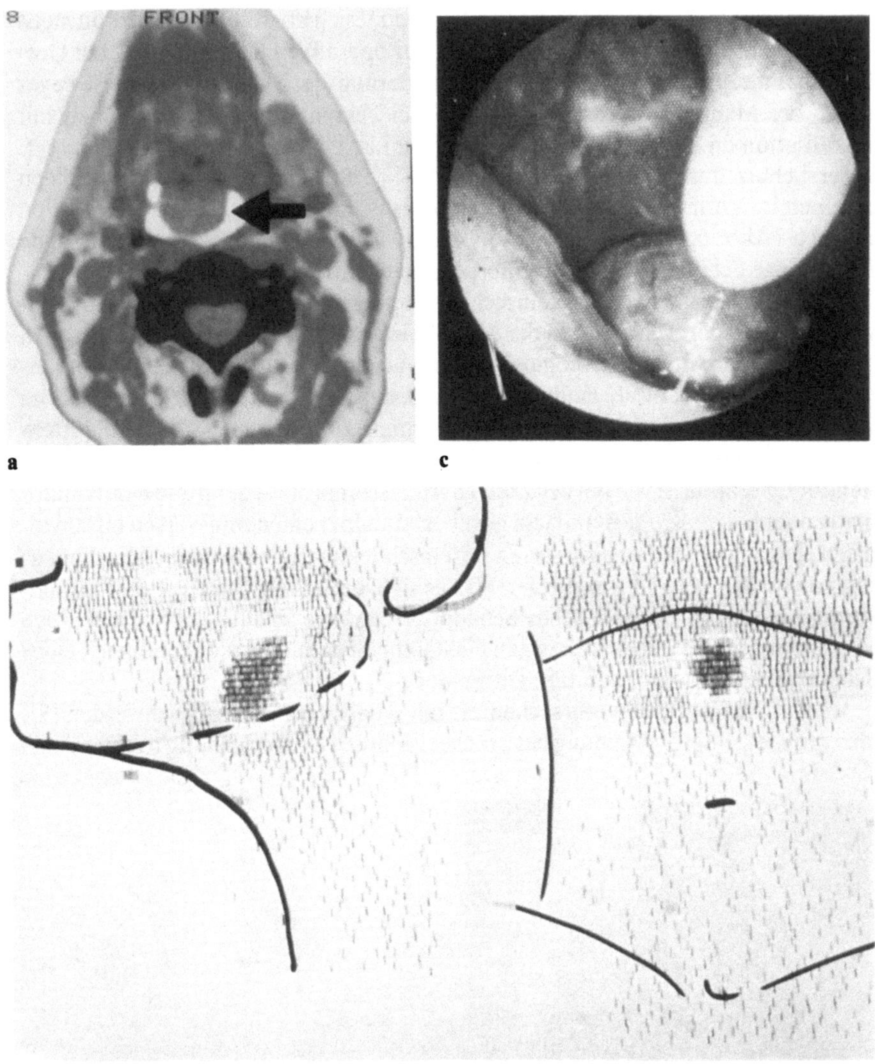

Abb. 6.3a–c. Zungengrundstruma (30jährige Patientin). **a** CT, Zungengrundstruma (Pfeil), **b** ^{99m} Tc-Szintigraphie (seitlich und von vorn) **c** orale Endoskopie (Pfeil zur Zungengrundstruma)

intratracheal. Die klinischen Besonderheiten der dystopen Struma betreffen sowohl die Beschwerdesymptomatik als auch die Diagnostik und ihre spezielle, z. T. fächerübergreifende operative Therapie.

Zungengrundstrumen werden meist erst aufgrund typischer klinischer Symptome entdeckt (Dysphagie, Fremdkörpergefühl, kloßige Sprache, selten Blutung). Der Nachweis der dystopen Position gelingt unschwer mit Hilfe der Szintigraphie (s. Kap. 5.1) und der intraoralen Inspektion (Abb. 6.3). Da es sich um eine kongenitale Fehlentwicklung handelt, findet sich in orthotoper Position meist kein Schilddrüsengewebe. Die Indikation zur operativen Entfernung ist bei Größenzunahme und Beschwerden mit Behinderung des Atem- und Speiseweges sowie bei Malignitätsverdacht gegeben. Bei echten Zungengrundstrumen mit Lokalisation im Bereich des Foramen caecum ist ein transorales Vorgehen, ggf. unter Schutz durch eine Tracheotomie [38], erforderlich. Bei suprahyoidalen Strumen im Verlauf des Ductus thyreoglossus ist meist eine extraorale Resektion möglich (Abb. 6.4). Nach Resektion der dystopen Schilddrüsenanlage ist eine lebenslange Schilddrüsenhormonsubstitution erforderlich.

Thyreoglossuszysten entwickeln sich aus epithelialen Resten des Ductus thyreoglossus und finden sich daher in der Mittellinie des Halses. Sie können selten auch Malignome enthalten. Thyreoglossuszysten liegen aufgrund ihrer Entwicklungsgeschichte meist ventral, manchmal in sehr engem Kontakt zum oder auch im Zungenbein, was bei der operativen Entfernung zu beachten ist. Kutane Fisteln können sekundär als Folge entzündlicher Veränderungen entstehen. Die Indikation zur Operation ist wie bei der Zungengrundstruma meist aufgrund der Symptomatik oder bei Malignitätsverdacht gegeben [1]. Über einen transversen infrahyoidalen Zugang wird die gesamte Zyste einschließlich der Residuen des Ductus thyreoglossus vollständig exstirpiert. Da es sich, anders als bei der Zungengrundstruma, meist um akzessorisches Schilddrüsengewebe handelt, ist die operative Entfernung der Thyreoglossuszysten nicht unbedingt mit der Notwendigkeit einer Schilddrüsenhormonsubstitution verbunden.

Mediastinale Strumen verursachen oft nur wenig oder keine Beschwerden [8], die typische stridoröse Atmung bei Trachealstenose ist jedoch häufig nachweisbar.

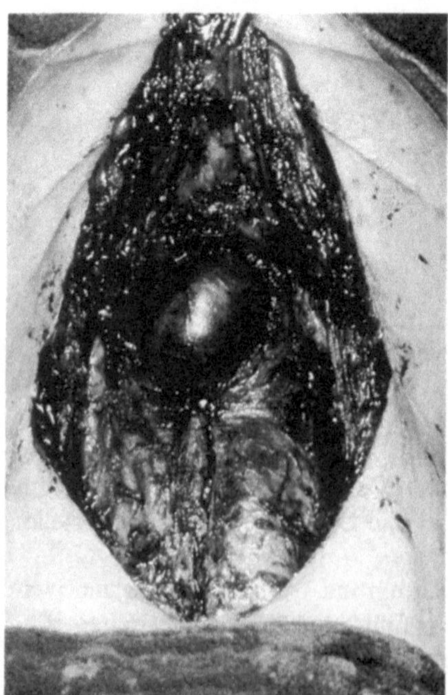

Abb. 6.4. Suprahyoidale Ductus-thyroglossus-Struma. Extraorale Resektion nach Spalten des M. myohyoideus

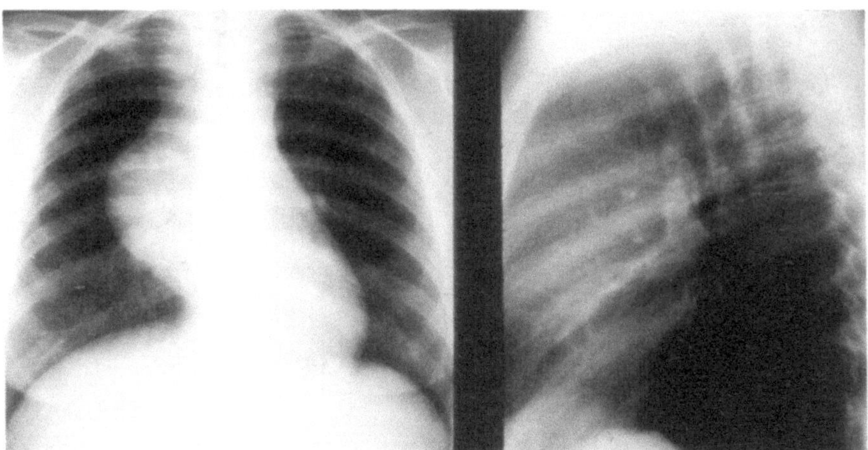

Abb. 6.5. Struma endothoracica vera (25jährige Patientin), Röntgen-Thorax in 2 Ebenen

Akute Atemwegsobstruktionen bei Schilddrüsenkranken beruhen nicht selten auf retrosternalen oder thorakalen Schilddrüsenvergrößerungen. Bei relativer Beschwerdefreiheit liegt in der Vorbeugung derartiger Zustände auch die Hauptindikation zur Operation. Wenngleich mediastinale Strumen von den recht häufigen retrosternalen Schilddrüsenvergrößerungen klar zu trennen sind, bestehen doch fließende Übergänge zwischen beiden Formen, wodurch sich auch unterschiedliche Vorgehensweisen bei retrosternalen bzw. zerviko-mediastinalen Strumen ergeben können.

Grundsätzlich zu unterscheiden ist die Struma endothoracica vera (im vorderen Mediastinum gelegen, Gefäßversorgung aus thorakalen Gefäßen, Abb. 6.5) von der Struma endothoracica falsa (im vorderen oder hinteren Mediastinum gelegen, Gefäßversorgung von der Schilddrüse, Abb. 6.6) – eine auch heute noch gültige von Woelfler 1883 getroffene Einteilung.

Zum beherrschenden bildgebenden Verfahren in der Diagnostik der retrosternalen, zervikomediastinalen und mediastinalen Struma ist die Computertomographie geworden [51]. Sie ist u. a. immer dann indiziert, wenn auf der Röntgenthoraxaufnahme in 2 Ebenen eine mediastinale Struma erkennbar ist, die möglicherweise eine Operationserweiterung (mediane Sternotomie) oder sogar einen anderen operativen Zugang (laterale Thorakotomie) erfordert. Bei fehlenden Parenchymverbindungen zur Schilddrüse kann die organspezifische Radiojodszintigraphie den wesentlichen Organzugehörigkeitsnachweis erbringen.

Die operativen Besonderheiten der thorakalen Struma sind v. a. von Bay [6] herausgearbeitet worden. In den meisten Fällen ist ein kombiniert zervikomediastinales Vorgehen angezeigt, nur bei isolierter thorakaler Struma eine primär und ggf. ausschließlich thorakale Resektion. Ein Morcellement vom kollaren Zugang aus sollte möglichst vermieden werden, da hierbei nicht selten erhebliche transfusionsbedürftige Blutungen auftreten und eine übersichtliche Darstellung des N.

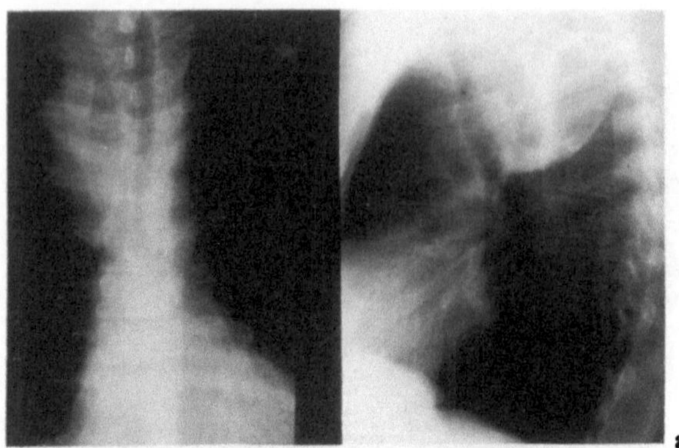

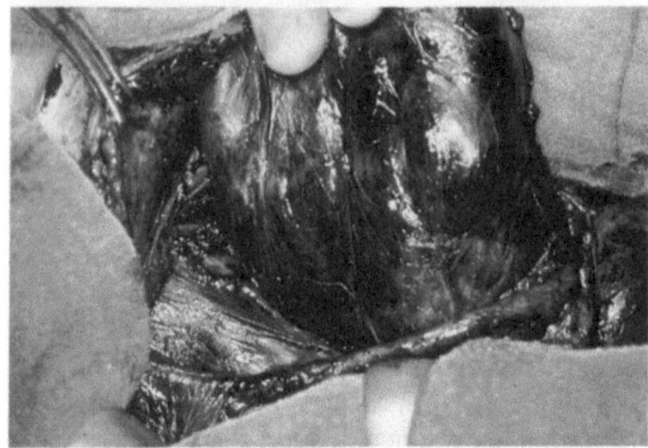

Abb. 6.6a, b. Struma endothoracica falsa (50jährige Patientin). **a** Röntgenthorax in 2 Ebenen, **b** intraoperativer Situs nach kompletter medianer Sternotomie

recurrens und der Nebenschilddrüsen nicht gewährleistet ist. Es empfiehlt sich daher nach bilateraler Exploration beider Schilddrüsenlogen bei Nachweis einer mediastinalen Struma der frühzeitige Entschluß zur medialen Sternotomie, die bei Beschränkung auf eine partielle Spaltung lediglich des oberen Sternums (Abb. 6.7) im Gegensatz zur kompletten medianen Sternotomie (Abb. 6.6) nur eine geringe zusätzliche Operationsbelastung für den Patienten bedeutet und daher eine großzügige Indikationsstellung erlaubt.

Tracheomalazien sind gerade bei ausgedehnten zervikomediastinalen Strumen nicht selten. Eine generelle präoperative röntgenologische Untersuchung unter Saug- und Preßatmung empfiehlt sich jedoch nicht, da hierbei ein Trachealkollaps induziert werden kann und eine notfallmäßige Intervention erforderlich wird. Tracheomalazien werden meist intraoperativ verifiziert (s. Kap. 4). Sie erfordern jedoch nur selten spezielle Maßnahmen (z. B. Aufspannung der Trachealwand durch Fadenzüge [51]); meist stellen die gleichzeitige Entlastung der Trachea nach der Schilddrüsenresektion und das Belassen entsprechend großer beidseitiger Schilddrüsenreste mit stabilisierender Funktion eine ausreichende Maßnahme zur Verhütung eines postoperativen Trachealkollapses dar. Im Zweifelsfall empfiehlt sich postoperativ eine etwa 3tägige Intubation und Beatmung, nach der meist eine komplikationslose Extubation möglich ist.

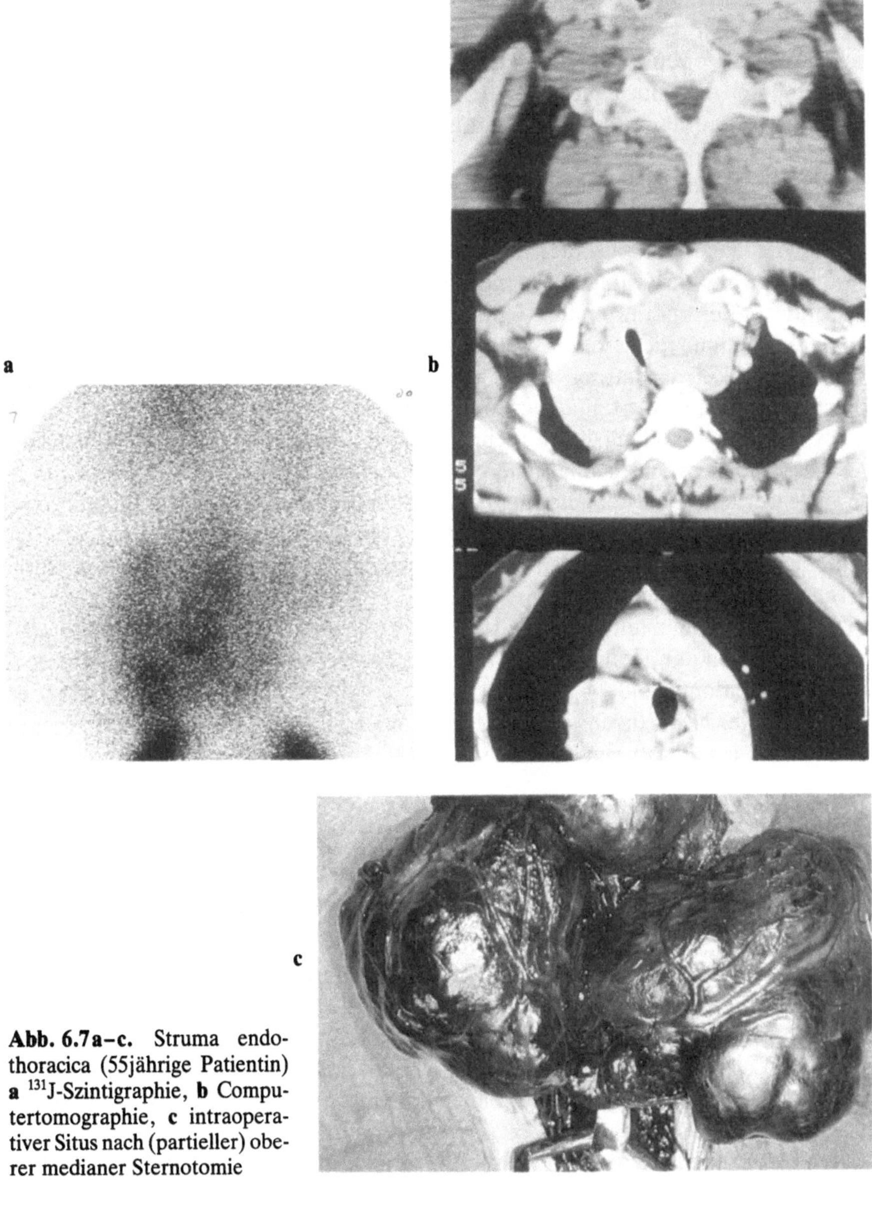

Abb. 6.7a–c. Struma endothoracica (55jährige Patientin) **a** ^{131}J-Szintigraphie, **b** Computertomographie, **c** intraoperativer Situs nach (partieller) oberer medianer Sternotomie

Rezidivstruma

„Jeder Kropfoperierte verläßt mit der Anwartschaft auf ein Rezidiv den Operationssaal" – diese Feststellung von Roux (zit. nach [55]) zielt v. a. auf den symptomatischen, nicht kausalen Charakter jeder Schilddrüsenoperation wegen einer benignen euthyreoten Struma, da die Ursachen der Rezidiventstehung letztlich nicht vollständig geklärt sind und mit der medikamentösen „Rezidivprophylaxe" (s. Kap. 6.1) ein Rezidiv nicht sicher zu verhindern ist [24]. Aufgrund der erheblich höheren operativ bedingten Morbidität (10–20% Rekurrensparesen) [55] bedeutet dies noch mehr als beim Ersteingriff eine kritische Indikationsstellung zur Operation und Ausschöpfung aller konservativen Behandlungsmöglichkeiten.

Sogenannte „falsche" Rezidive (Struma im nichtoperierten Schilddrüsenlappen) werden wie Erstoperationen angegangen und stellen meist – wenn nicht beim Ersteingriff auch im Hilusbereich ausgedehnt exploriert wurde – technisch keine besonderen Anforderungen. Demgegenüber können „echte" Strumarezidive (Rezidiv auf der operierten Seite) erhebliche technische Probleme bieten, insbesondere bei einer nicht selten vorbestehenden Rekurrensparese (13%) [7]. Da bilaterale Rekurrensparesen mit einer deutlich erhöhten Morbidität und vergleichsweise hohen Mortalität verbunden sind, sollte gerade auch bei Rezidivoperationen eine Darstellung des N. recurrens angestrebt bzw., wenn dies möglich ist, ein Resektionsverfahren mit sicherer Vermeidung einer Rekurrensschädigung gewählt werden. Dies bedeutet ggf. das Beschränken auf die Entfernung besonders komprimierender Schilddrüsenanteile, ein unilaterales Vorgehen auf der Seite der schon vorbestehenden Rekurrenslähmung oder die intrakapsuläre Ausräumung des Strumagewebes.

Die Rekurrensdarstellung beim Rezidiv wird wesentlich erleichtert, wenn nach Eingehen durch den Kragenschnitt nach Kocher ein lateraler Zugang medial des M. sternocleidomastoideus gewählt wird, da hiermit vom nicht voroperierten Gebiet aus der N. recurrens meist rasch in seiner paratrachealen Verlaufsstrecke am Austritt aus der oberen Thoraxapertur identifiziert werden kann.

Postoperative Kontrolle und Behandlung bei vorbestehender benigner Struma mit Euthyreose

Aufgrund der nur bedingt TSH-abhängigen Rezidiventstehung benigner (s. Kap. 2) – und dafür sprechen die vergleichbare Rezidivhäufigkeit mit (9,5%) bzw. ohne postoperative Schilddrüsenhormonsubstitution (11,3%) [24] und der vermehrte Nachweis wachstumsstimulierender Antikörper in Rezidivstrumen [52] – ist die Forderung nach einer generellen Schilddrüsenhormonbehandlung sowohl pathophysiologisch unbegründet als auch im Hinblick auf das Complianceverhalten unrealistisch.

Im allgemeinen wird heute eine differenzierte postoperative Nachkontrolle und Nachbehandlung durchgeführt, die einerseits die vorbestehende Schilddrüsenerkrankung berücksichtigt – und damit der medikamentösen Behandlung nichtoperierter Schilddrüsenkranker entspricht (s. Kap. 6.1) – andererseits naturgemäß die operativ erfolgte Reduktion des zur Verfügung stehenden Schilddrüsengewebes mit einbezieht.

Als allgemeines, individuell zu modifizierendes Nachsorgekonzept nach Operationen benigner, nichtautonomer Strumen wird im eigenen Vorgehen nach folgenden Richtlinien verfahren:

- *Einseitige oder beidseitige Resektion mit „großem Schilddrüsenrest"
(über 8–10 g):*
Keine Schilddrüsenhormonsubstitution bis zur 6. postoperativen Woche, dann
Schilddrüsenfunktionsprüfung (s. Kap. 5.2) und – abhängig von Schilddrüsen-
funktion und -morphologie sowie vom Patientenalter – Entscheidung über
Indikation und Art einer Jod- und/oder Schilddrüsenhormonsubstitution (s.
Kap. 6.1). Bei nachgewiesener euthyreoter Stoffwechsellage sollte die Rezidivprophylaxe allein mit Jodid (ca. 200 µg/die) durchgeführt werden. Eine erneute
Schilddrüsenfunktionskontrolle und ggf. Modifikation der Rezidivprophylaxe
erfolgt 6 oder 12 Monate postoperativ, weitere Kontrolluntersuchungen in 1- bis
2jährigen Abständen.
- *Beidseitige Resektion mit „kleinem Schilddrüsenrest" (unter 8 g) und Rezidivstruma:*
Schilddrüsenhormonsubstitution ab dem 2. postoperativen Tag, erste Kontrolle
der Schilddrüsenfunktion mit Festlegung der Höhe der Thyroxinsubstitution
und der nächsten Kontrolluntersuchungen 4–6 Wochen und 6 Monate postoperativ, dann regelmäßige Langzeitkontrollen in jährlichen Abständen.

6.3 Nuklearmedizinische Therapie

W. BECKER

Nuklide

^{131}J ist das Nuklid, das ausschließlich in der nuklearmedizinischen Therapie von Schilddrüsenerkrankungen zum Einsatz kommt. Die für die Therapie wichtigste Eigenschaft von ^{131}J ist die anteilsmäßig überwiegende Betastrahlung (85% der Dosisleistung). Beim Zerfall von ^{131}J wird im Mittel eine Betaenergie von 606 keV und eine Gammaenergie von 364 keV in Form ionisierender Strahlen abgegeben. Der Gammaanteil der Strahlung erlaubt eine externe Registrierung der Nuklidverteilung mittels einer Gammakamera oder die einfache relative Aufnahmemessung in die Schilddrüse mit einer Meßsonde. Der therapeutische Effekt der Gammakomponente ist dabei geringer als 10%. Der Betastrahlenanteil mit einer kurzen Reichweite von maximal 2 mm, im Mittel jedoch nur 0,44 mm, deponiert seine gesamte Energie in der Schilddrüse zum gewünschten therapeutischen Erfolg. Von diesem Nuklid werden im Mittel 9,63 cGy/Tag/microcurie (μCi/g) ans Gewebe abgegeben. Die physikalischen Eigenschaften von ^{131}J sind in der folgenden Übersicht zusammengefaßt:

physikalische HWZ:		8,1 d
Energie:	Gamma:	364 keV (84%)
		284 keV (5%)
		80 keV (3%)
	Beta:	606 keV

Radiobiologische Grundlagen und Dosierung

Nach Applikation von ^{131}J liegen etwa 90% des intrathyreoidalen Jodpools innerhalb des Kolloids und etwa 10% innerhalb der Zelle. Die Reichweite der Betastrahlung als Träger der therapeutischen Wirkung liegt bei etwa 0,44 mm. Die Follikeldurchmesser einer normalen Schilddrüse liegen zwischen 0,05 und 0,5 mm und sind in einer hyperplastischen Schilddrüse etwas kleiner (0,075–0,15 mm). Der Zellkern liegt etwa 0,005 mm von der apikalen Zellmembran entfernt. Das bedeutet, daß das intrakolloidale ^{131}J die Zelle etwa homogen mit Strahlendosis belegt und daß darüber hinaus auch das vaskularisierte Stroma noch eine nennens-

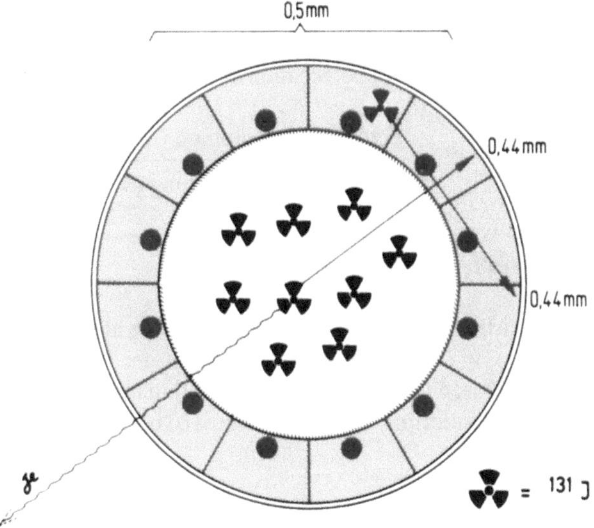

Abb. 6.8. Schematische Darstellung der intrafollikulären Verteilung von ^{131}J bei der Strumatherapie (9:1/Kolloid:intrazellulär) und der mittleren Reichweite (0,4 mm) der 606 keV-Betastrahlung in einem normalen Schilddrüsenfollikel (Durchmesser = 0,5 mm)

werte Dosis erhält (Abb. 6.8). Man kann die Follikel ganz grob in 2 Gruppen einteilen:
- *kleine* mit wenig Kolloid und schnellerem Jodumsatz;
- *größere* mit mehr Kolloid und geringerem Jodumsatz, bei denen auch ein Teil der Strahlung die Zelle nicht mehr trifft.

Die Fähigkeit zur Zellteilung ist die am strahlenempfindlichste Zellfunktion. So kommt es zunächst zu einer Verzögerung der Mitose, bei höheren Dosen zum Zelltod während der Mitose. Noch höhere Dosen lassen keine Mitosen zu, so daß keine Zellregeneration möglich ist. Ein Zelltod in der Interphase ist erst bei massiven Dosen zu erwarten. Die Fähigkeit der Zellen, Hormone zu bilden, ist wesentlich strahlenresistenter. Manche Autoren [25] sprechen von einer Radio*resektion,* wenn bei inhomogener Dosisverteilung wegen stark regressiv veränderter Struma mit unterschiedlich großen Follikelverbänden nur bei einem Teil der Schilddrüsenzellen das Proliferationsvermögen aufgehoben wird, von einer Radio*elimination,* wenn wie beim autonomen Adenom eine homogene Dosisverteilung zu erwarten ist und alle Zellen zugrunde gehen.

Dosimetrie

^{131}J kann nur dort seine volle Wirkung entfalten, wo es genügend lange (effektive Halbwertszeit, HWZ$_{eff}$), mit genügend hoher Aktivität (prozentuale Aufnahme pro Schilddrüsenmasse bzw. -volumen) aufgenommen wird. Für die nuklearmedizinische Strumatherapie wird eine Dosis von 150 Gy angestrebt. Um diese zu erreichen wird, durch einen Radiojodtest mit einer Spurendosis von etwa 1 MBq ^{131}J die Kinetik des Tracers über mehrere Tage gemessen, um hierdurch die zu applizierende Aktivität errechnen zu können. Diese berechnet sich nach folgender Formel:

$$A \; (MBq) = F \cdot \frac{\text{Schilddrüsenvolumen (ml)} \cdot \text{angestrebte Energiedosis (Gy)}}{\text{maximale } ^{131}\text{J-Speicherung (\%)} \cdot \text{effektive } ^{131}\text{J-Halbwertszeit (d)}}$$

Angestrebte Energiedosis

Das Dosismaß in der Strahlentherapie ist die absorbierte Energie dividiert durch die Masse, in der sie absorbiert wird, mit der Einheit Gray (Gy) = 100 rad. Die üblichen Dosen für eine Radiojodresektion einer euthyreoten Struma mit mechanischer Behinderung liegen zwischen 120 und 150 Gy.

Radiojodtest

Der thyreoidale Jodumsatz, also die gesamte Jodkinetik, kann vollständig nur in Form des Zweiphasenstudiums mit ^{131}J registriert werden. Hierzu ist es erforderlich, daß der Patient eine Woche vor der geplanten Radiojodtherapie zu täglichen Messungen in die Klinik kommt. Die Zufuhr der Testdosis von etwa 1 MBq ^{131}J erfolgt beim nüchternen Patienten oral, nachdem die Testdosis unter den gleichen meßtechnischen Gegebenheiten wie bei der Patientenmessung vorgemessen wurde. Als optimaler Abstand zwischen Haut/Testdosis und Kristall des Szintillationsmeßgeräts gelten für die Testdosis- und Patientenmessung 25–30 cm. Im Optimalfall wird die Aktivität über der Schilddrüse dann 2 h, 24 h und dann in 24stündigen Abständen über 5–6 Tage gemessen.

Von den 5 Phasen des Schilddrüsenjodumsatzes kann mit ^{131}J im Zweiphasentest die *Jodidphase,* also die *Jodaufnahme* und die *Hormonphase* gemessen werden. In diese Meßwerte gehen eventuelle Störungen der anderen Phasen des Jodumsatzes mit ein.

Als *Jodidphase* versteht man die Zeit der Jodaufnahme von der Dosisapplikation bis hin zur maximalen Jodspeicherung in der Schilddrüse. Die so ermittelten Werte werden in % ausgedrückt und haben ihr Maximum zwischen 24 und 48 h. Sie liegen normalerweise zwischen 15 und 90 %, da sie von der alimentären Jodversorgung, der renalen Jodidclearence, dem Jodreservoir der Schilddrüse, dem basalen TSH-Spiegel und von der Schilddrüsenhormonsyntheserate abhängig sind [4, 11, 21, 26, 35, 40, 60].

Niedrige Speichermaxima um 10 % sind verdächtig auf eine Hypopthyreose oder eine Jodkontamination des Patienten und sollten vor therapeutischer ^{131}J-Applikation unbedingt näher abgeklärt werden, da eine Jodkontamination vor der Radiojodtherapie unbedingt vermieden werden sollte, um eine genügend hohe Schilddrüsendosis erreichen zu können.

Die *Hormonphase* des thyreoidalen Jodumsatzes ist gekennzeichnet durch die Abgabe endogen ^{131}J-markierten Schilddrüsenhormons in die Blutbahn. Sie ist als

^{131}J-Verlust der Schilddrüse vom Zeitpunkt des maximalen Jodgehalts an als *effektive Halbwertszeit* (HWZ$_{eff}$) des ^{131}J in der Schilddrüse zu messen.

$$\text{Effektive Halbwertszeit} = \frac{\text{physikalische HWZ} \cdot \text{biologische HWZ}}{\text{physikalische HWZ} + \text{biologische HWZ}}$$

Die Berechnung der HWZ$_{eff}$ erlaubt es, die „Aufenthaltsdauer" des Betastrahlers ^{131}J in der Schilddrüse abzuschätzen und ist damit für die genaue Dosimetrie von großer Bedeutung. Es ist jedoch zu betonen, daß wegen des einsetzenden Therapieeffekts, also der bereits einsetzenden thyreoidalen Zellschädigung, die Werte für maximale Speicherung und HWZ$_{eff}$ zwischen Radiojodtest und -therapie oft different sind, wobei die therapeutische HWZ$_{eff}$ meist kürzer ist. Diese Differenz ist in der Regel um so kleiner, je kürzer der Abstand zwischen Test und Therapie ist. Wichtig ist, daß Test und Therapie unter gleichen Bedingungen erfolgen, d.h. gleiche Schilddrüsenmedikation und damit gleicher TSH-Spiegel, gleiche Stoffwechselsituation (z.B. Euthyreose) etc. Im Falle einer eher hypothyreoten Stoffwechsellage mit hohem TSH-Basalspiegel benötigt man niedrigere Therapieaktivitäten, um die gleiche Energiedosis zu erreichen. Dies geht jedoch mit einer überproportionalen Aufenthaltsdauer des Patienten auf der Station einher. Umgekehrt bedeutet eine Hyperthyreose eine sehr kurze Aufenthaltsdauer, macht jedoch oft höhere therapeutische Aktivitäten erforderlich, die die Strahlenexposition unnötigerweise erhöhen.

Die Energiedosis (D) ist definiert als Quotient aus applizierter Energie und Masse. Wird die ionisierende Strahlung durch ein inkorporiertes Radionuklid erzeugt, dann errechnet sich die Energiedosis als Produkt aus mittlerer Zerfallsenergie (E$_m$), Aktivität (A) und Einwirkdauer, die mit der HWZ$_{eff}$ korreliert. Die Energiedosis errechnet sich nach der Formel [5]

$$D = \frac{2 \cdot 10^{-9} \cdot E_m \text{ (keV)} \cdot T_{1/2} \text{ (Tage)} \cdot A \text{ (Bq)}}{m \text{ (kg)}}$$

Schilddrüsenvolumen (s. Kap. 5.3)

Zur Bestimmung des Schilddrüsenvolumens kommt heute in erster Linie die Sonographie zum Einsatz, indem bei einer diffus vergrößerten Schilddrüse die Formel eines Ellipsoids zugrunde gelegt wird:

$$(V = \frac{a \cdot b \cdot c}{2}; \ a \text{ maximale Länge, } b \text{ maximale Breite, } c \text{ maximale Dicke})$$

Brunn et al. [15] zeigten, daß das wahre Schilddrüsenvolumen gut mit dem auf diese Weise errechneten Volumen korreliert. Eine noch bessere Korrelation bekamen sie durch Einsatz eines Korrekturfaktors, so daß heute das Schilddrüsenvolumen üblicherweise nach folgender Formel berechnet wird:

$$V = 0{,}479 \cdot a \cdot b \cdot c; \quad (a \text{ Länge}; b \text{ Breite}; c \text{ Tiefe})$$

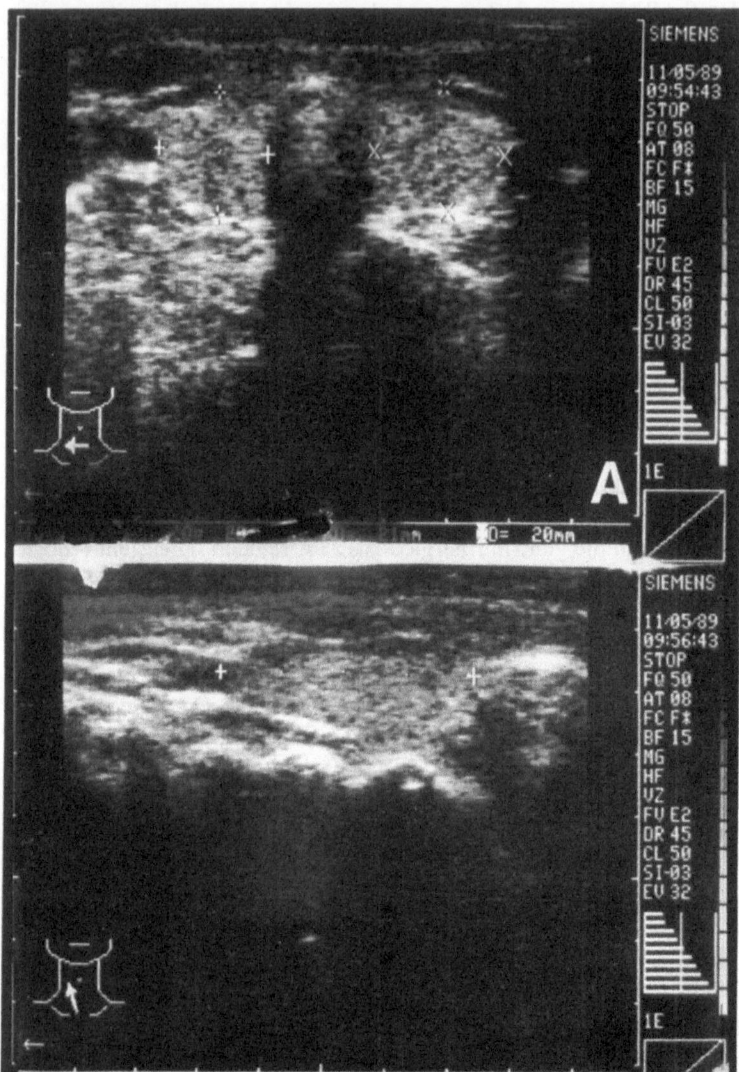

Abb. 6.9a. Sonographische Volumetrie des rechten Schilddrüsenlappens aus dem Produkt des
größten Quer- *(a)* und Tiefendurchmessers *(b)* sowie dem Längsdurchmesser *(c)* des Schilddrüsenlappens (V = a · b · c · 0,479), **b** szintigraphische Volumetrie der Schilddrüsenlappen aus
Längs- *(A)* und Querdurchmesser *(B)* unter der Annahme der gleichen Tiefen- und Breitenaus-
dehnung des Lappens (V = A · B · B · 0,479)

Eine genaue Korrelation mit dem tatsächlichen Volumen ist nur bei einer
gleichmäßig vergrößerten Schilddrüse gegeben, so daß sich mit zunehmendem
Volumen ein immer größerer Fehler einschleicht. Die jeweiligen Maße werden
den größten Organdurchmessern entnommen, wobei gerade bei der Längsachse
Probleme bestehen, diese exakt einzustellen bzw. den kaudalen Pol genau zu

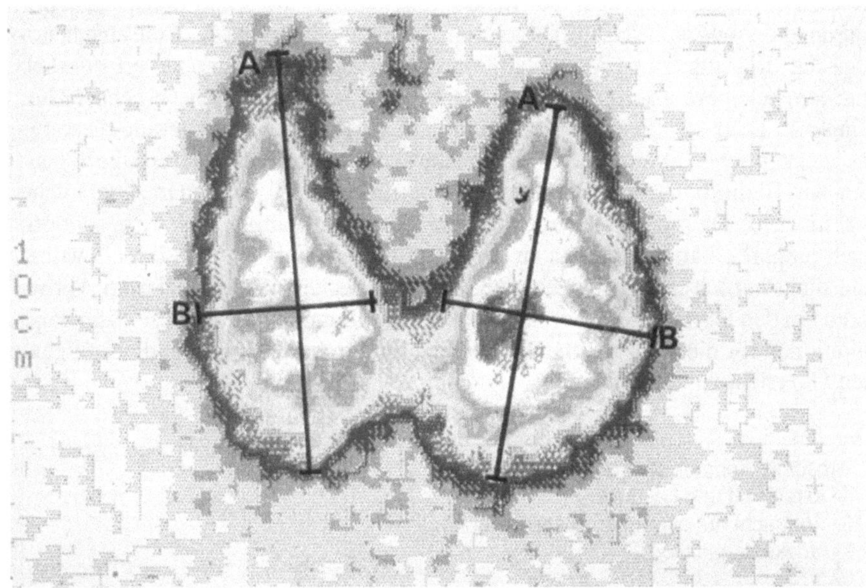

Abb. 6.9b

erfassen, wenn eine retrosternale Ausdehnung der Struma vorliegt. In diesen
Fällen sollte der Längsdurchmesser der Schilddrüse aus dem Szintigramm, das
ohnehin während des Radiojodtests angefertigt wird, entnommen werden. Prinzipiell kann die Volumetrie gänzlich szintigraphisch erfolgen, was allerdings bei der
Bestimmung des Tiefendurchmessers eine Fehlerquelle bedeutet, da dieser nur
geschätzt werden kann (Abb. 6.9a, b).

Trotz des relativ hoch erscheinenden maximalen Fehlers, der bei Real-time-
Geräten bei 35–37 % [36] und bei Compoundgeräten bei 12 % [15] liegt, sollte auf
die sonographische oder kombinierte Volumetrie nicht verzichtet werden, da die
Volumenabschätzung aus Palpation und Szintigramm mit eine maximalen Fehler
von bis zu 90 % angegeben wird.

Indikation zur Radiojodtherapie der euthyreoten Struma

Eine Indikation zur Radiojodtherapie der euthyreoten Struma besteht, wenn
mechanische Komplikationen wie Trachealstenosen, Stridor, Einflußstauung
oder Schluckbeschwerden vorliegen und die Struma medikamentös nicht beein-
flußbar ist. Sie sollte einem operativen Eingriff sogar vorgezogen werden, wenn
die Therapie einer Rezidivstruma erforderlich ist, da auf diese Weise kein Risiko
einer Rekurrensparese oder eines Hypoparathyreoidismus besteht. Die Radiojodtherapie kann in jedem Falle gleichwertig zur Operation zum Einsatz kommen,
wenn der entlastende Effekt nicht sofort erforderlich ist, wenn die Radionuklid-

aufnahme gleichmäßig über der Schilddrüse erfolgt und wenn keine szintigraphisch und sonographisch auffälligen Herdbefunde vorhanden sind, die eine histologische Klärung zum Ausschluß eines Schilddrüsenmalignoms erforderlich machen. Kleinere szintigraphisch kalte Knoten mit sonographisch echoreicher Binnenstruktur stellen keine Kontraindikation dar, wenn nicht gerade diese für die mechanischen Symptome verantwortlich sind. Aufgrund neuerer Überlegungen zur Radiojodtherapie der Immunhyperthyreose [9] wird man eine solche nichtinvasive Therapie nicht nur dem alten und schwerkranken Patienten, sondern auch jüngeren Patienten (etwa ab dem 30. Lebensjahr) anbieten können, wobei allerdings berücksichtigt werden muß, daß die üblicherweise applizierten Aktivitäten um den Faktor 2–3 höher liegen als bei der Immunhyperthyreose. Kontraindikationen für die Radiojodtherapie bei der euthyreoten Struma sind der folgenden Übersicht zu entnehmen:

Absolute Kontraindikationen:
- Gravidität und Laktation
- Verdacht auf ein Schilddrüsenmalignom
- Jodkontamination

Relative Kontraindikationen:
- Kinder und Jugendliche,
- große szintigraphisch kalte Areale
- sehr schneller intrathyreoidaler Jodumsatz

Durchführung der Radiojodtherapie

Im Gegensatz zu anderen Ländern darf die Radiojodtherapie in der Bundesrepublik Deutschland nur stationär auf speziell abgeschirmten Stationen erfolgen, die für eine Isolation des Patienten und für ein Auffangen kontaminierter Abwässer ausgestattet sind. Der Entlassungszeitpunkt kann vor Aufnahme des Patienten nicht vorhergesagt werden, da er von der effektiven Halbwertszeit des applizierten J-131 bestimmt wird. Das Strahlenschutzgesetz schreibt vor, daß ein Patient dann entlassen werden kann, wenn die Strahlenexposition für andere Patienten im Abstand von einem Meter 150 mrem im Jahr nicht überschreitet oder die Restaktivität im Patienten 74 MBq (2 mCi) beträgt.

Die Höhe der dem Patienten zur Therapie zu verabreichenden Dosis ist umstritten. Einige Zentren vertreten streng die Lehrmeinung, daß in jedem Falle die zu applizierende Dosis vorher zu berechnen und diese Aktivität dem Patienten *einmalig* zu verabreichen sei. Andere Schulen sind der Meinung, daß eine Dosisberechnung vor der Therapie zu ungenau sei, und verabreichen dann lieber *mehrere* niedrige Einzeldosen. Zum Erreichen des eigentlichen Therapiezieles sind beide Verfahren geeignet. Wegen des schnelleren Erfolgseintritts und der geringeren Strahlenexposition des Patienten sollte in jedem Falle eine einzeitige Applikation von ^{131}J vorgezogen werden. Mit jeder erneuten hohen Strahlenexposition wird die Schilddrüse weniger strahlensensibel, was zwangsläufig zu einer Dosissteigerung führen muß. Daraus resultiert dann bis zum Erreichen des erwünschten Therapieeffekts die Applikation einer höheren Gesamtaktivität.

Ergebnisse der Radiojodtherapie der euthyreoten Struma

Zieht man die wenigen in der Literatur verfügbaren Daten zum Effekt der Volumenverkleinerung durch ^{131}J bei der euthyreoten Struma, aber auch bei der hyperthyreoten Struma heran, so werden 80–90% der Patienten bereits nach einer Radiojodtherapie beschwerdefrei; eine Strumaverkleinerung ist um etwa 30–50% möglich (Tabellen 6.1 und 6.2). Dies wäre am ehesten dadurch erklärbar, daß eine Radiojodtherapie Effekte auf Zahl und Größe der Follikel sowie auf Gefäße und Bindegewebe hat. Die Hypothyreoserate liegt bei einer üblichen Dosis von 100–150 Gy unter 10%. Dies kann in Kauf genommen werden.

Der besondere Vorteil der Radiojodtherapie bei Rezidivstrumen liegt klar auf der Hand. Nach einer Übersicht von Zornig et al. [63] an 8775 operativ strumaresezierten Patienten lag die Rate der transienten Rekurrensparesen postoperativ bei 7,7% und die der permanenten bei 5,5%. Diese Rate läßt sich heute durch die Darstellung des N. recurrens auf 3% transiente und 0,9% permanente Paresen senken. Vergleicht man hierzu Angaben zur Häufigkeit der Rekurrensparesen bei

Tabelle 6.1. Angaben zu den Ergebnissen der Radiojodtherapie der euthyreoten Struma. *HU* Halsumfangabnahme, *SZ* Szintigrammflächenverkleinerung, *SY* Symptomfreiheit, *US* sonographische Volumenreduktion

Autoren	n	Patienten-alter (Jahre)	Dosis [Gy]	Ergebnisse	Hypo-thyreoserate
Frey [23]	471	64	100–150	HU : ca. 1,8 cm SZ : 20% SY : 70–80%	3%
Glanzmann u. Horst [25] Horst et al. [35]	154		100–150	SY : 87%	
Hegedüs et al. [30]	25	41–79	555 MBq	US : 42%	8%

Tabelle 6.2. Angaben zur Strumaverkleinerung im Rahmen der Hyperthyreosetherapie mit ^{131}J. *SZ* Volumetrie aus Szintigramm, *US* sonographisch ermittelte Strumaverkleinerung

Autoren	n	Schilddrüsenverkleinerung [%]
Heinze u. Hoeschel [32]	80	SZ: 25–50
Hegedüs u. Hansen [29]	52 (diffuse Speicherung) 69 (Knotenstruma)	US: 54 35

der Rezidivstruma, so liegen diese mit 18,8% deutlich höher [7]. Behandlungsbedürftige permanente Hypokalzämien kommen beim Rezidiveingriff in 2,4% der Fälle vor. Diese Risiken steigen zusätzlich an, wenn eine retrosternale oder retrotracheale Struma vorliegt. So gibt Wahl [57] für die Rekurrensparese Häufigkeiten von 9,4% bzw. 39,3% an.

Als *Komplikationen der Radiojodtherapie* werden in seltenen Fällen antiphlogistikapflichtige Strahlenthyreoiditiden berichtet. Besteht eine hochgradige Trachealstenose, so sollte in jedem Falle einer Operation der Vorzug gegeben werden, um eine Verschlechterung durch akute Schwellungen zu vermeiden. Läßt sich bei einer Struma permagna aus internistischer Sicht keine Operation durchführen, so kann man bei einer vorbestehenden ausgeprägten Trachealstenose versuchen, fraktioniert in niedrigen Dosen in Abständen von wenigen Tagen die therapeutische Aktivität zu verabreichen. Die Entscheidung über die insgesamt zu verabreichende Aktivität ergibt sich aus der während der Therapie gemessenen HWZ_{eff} und der damit applizierten therapeutischen Dosis.

Eine schilddrüsenspezifische Medikation nach einer Radiojodtherapie ist nur im Sinne einer Hormonsubstitution bei Hypothyreose erforderlich. Bei einer noch bestehenden euthyreoten Struma verspricht eine Schilddrüsenhormonmedikation keinen weiteren Erfolg im Sinne der Strumaverkleinerung. Jodsalzprophylaxe oder Verordnung von Jodidtabletten ist empfehlenswert.

Nachuntersuchungen nach Radiojodtherapie (Tabelle 6.3) der euthyreoten Struma zur Früherkennung einer Hypothyreose sollten nach 1 Monat, nach 6 Monaten und dann in weiteren jährlichen Abständen durchgeführt werden. Im Vordergrund stehen hier die Sonographie zur Volumetrie und die TSH-Bestimmung. Sechs Monate nach der Radiojodtherapie sollte ein Kontrollszintigramm das funktionelle Ergebnis dokumentieren.

Tabelle 6.3. Nachuntersuchungen nach Radiojodtherapie der euthyreoten Struma

Posttherapeutisch:	Untersuchung:
1. Monat:	TSH-Bestimmung, ggf. TRH-Test, freies T_4 (fT_4) freies T_3 (fT_3)
6. Monat:	Szintigraphie, Sonographie, fT_4, fT_3, TSH-Bestimmung
12. Monat:	TSH-Bestimmung, ggf. TRH-Test
Alle 12 Monate:	TSH-Bestimmung, ggf. TRH-Test

Strahlenexposition bei der Radiojodtherapie der Struma mit Euthyreose

Die Strahlenexposition bei der Radiojodtherapie gutartiger Erkrankungen (Tabelle 6.4) besteht aus der erwünschten hohen lokalen Strahlendosis in der Schilddrüse und der Ganzkörperexposition, die sich z.T. durch den Anteil des renal und intestinal eliminierten ^{131}J ergibt und z.T. durch in der Schilddrüse an Proteine gebundenes ^{131}J. Die Gonadendosis aus diesen Komponenten beim

Tabelle 6.4. Gonadendosen (cGy) bei üblichen röntgendiagnostischen Verfahren und bei der [131]J-Therapie benigner Schilddrüsenerkrankungen [48]

| Untersuchung | Gonadendosen [cGy][a] | | | |
| | Männer | | Frauen | |
	Median	Spanne	Median	Spanne
Magendarmpassage	0,03	0,005–0,23	0,34	0,06 –0,83
i. v.-Pyelogramm	0,43	0,015–2,09	0,59	0,27 –1,16
Retrogrades Pyelogramm	0,58	0,15 –2,09	0,52	0,085–1,4
Kolondoppelkontrast	0,3	0,095–1,59	0,87	0,46 –1,75
Femuraufnahme	0,92	0,23 –1,71	0,24	0,058–0,68
[131]J-Therapie				
555 MBq–1000 MBq	1,2–2,0		< 6–10	

[a] Die hier angegebenen Dosen sind für die Therapie der Hyperthyreose berechnet, können aber in etwa auch für die Exposition bei der euthyreoten Struma herangezogen werden, da auch eine hyperthyreote Struma im euthyreoten Zustand therapiert wird.

Mann errechnet sich für 185 MBq (5 mCi) mit 0,01 cGy/MBq oder 0,4 cGy/mCi; die ovarielle Dosis liegt bei 2 cGy/185 MBq. Da für die Therapie der euthyreoten Struma jedoch in der Regel Dosen zwischen 555 MBq (15 mCi) und 1000 MBq (25 mCi) zum Einsatz kommen, liegt die Exposition etwa um den Faktor 3–5 höher. Vergleicht man diese Exposition mit der Strahlenexposition durch übliche röntgendiagnostische Verfahren, so liegt die Therapie der Struma mit der genannten Aktivität etwa ebenfalls um den Faktor 3–5 höher.

Literatur zu Kapitel 6

1. Allard RHB (1982) The thyroglossal cyst. Head Neck Surg 5:134–146
2. Attie JN, Khafif RA (1975) Preservation of parathyroid gland during total thyroidectomy. Am J Surg 130:399–404
3. Bablik L, Keminger K, Vecsei W (1973) Verlaufsbeobachtung von Recurrensparesen nach Strumaresektion. Chirurg 44:57–61
4. Bansi HW (1961) Jod. Schilddrüsendiagnostik mit Radiojod. In: Schwiegk H, Turba F (Hrsg) Künstliche radioaktive Isotope in Pathologie. Diagnostik und Therapie. Springer, Berlin Heidelberg New York
5. Bauer R (1987) Physikalische Grundlagen der Radiojodtherapie. In: Buttermann G (Hrsg) Radiojodtherapie bei Schilddrüsenkrankheiten. PMI, Frankfurt, S 3–24
6. Bay V (1981) Diagnostik und Therapie der intrathoracalen Struma. Schwerpunkt Med [Suppl] 4:45–51
7. Bay V, Engel V, Zornig C (1988) Technik und Komplikationen bei Rezidiveingriffen an der Schilddrüse. Wien Klin Wochenschr 100:352–354
8. Becker S (1989) Diagnostik, Operationsindikation und operative Therapie benigner und maligner intrathoracaler Strumen. Med. Dissertation, Universität Hannover
9. Becker W, Börner W, Reiners C, Roedler HD (1988) Die Radiojodtherapie der Immunhyperthyreose in Abhängigkeit vom Lebensalter. Dtsch Med Wochenschr 113:954–961
10. Berkhoff M, Ungeheuer E (1979) Muß der kalte Knoten weiterhin als absolute Operationsindikation gelten? Chirurg 50:222–226
11. Berson SA, Yalow R, Sorrentino J, Roswit B (1952) The determination of thyroidal and renal plasma J-131 clearence rates as a routine diagnostic test of thyroid dysfunction. J Clin Invest 31:141

12. Böcker W, Dralle H, Koch G, de Heer K, Hagemann J (1978) Immunhistochemical and electron microscope analysis of adenomas of the thyroid gland. II. Adenomas with specific cytological differentiation. Virchows Arch [A] 380:205–220
13. Bondeson L, Bondeson AG, Ljungberg O, Tibblin S (1981) Oxyphil tumors of the thyroid. Ann Surg 194:677–680
14. Brooks JR, Starnes HF, Brooks DC, Pelkey JN (1988) Surgical therapy for thyroid carcinoma: a review of 1249 solitary thyroid nodules. Surgery 104:940–946
15. Brunn J, Block U, Ruf G, Bos I, Kunze WP, Scriba PC (1981) Volumetrie der Schilddrüsenlappen mittels Real-Time-Sonographie. Dtsch Med Wochenschr 106:1338–1340
16. Buttermann G (1987) Ergebnisse der Radiojodtherapie benigner Schilddrüsenerkrankungen am Klinikum rechts der Isar der Universität München. In: Buttermann G (Hrsg) Radiojodtherapie bei Schilddrüsenkrankheiten. PMI, Frankfurt, S. 55–73
17. Dralle H (1988) Operationsindikation und operative Verfahrenswahl bei Schilddrüsenkrankheiten. Internist 29:570–576
18. Droese M, Schicha H (1987) Aspirationscytologie der Schilddrüse. Internist 28:542–549
19. Durham CF, Harrison TS (1963) The surgical anatomy of the superior laryngeal nerve. Surg Gynecol Obstet 118:38–44
20. Ezaki H, Ushio H, Harada Y, Takeichi N (1982) Recurrent laryngeal nerve anastomosis following thyroid surgery. World J Surg 6:342–346
21. Fitting W (1960) Serum concentration and thyroidal uptake rate of stable iodine in various states of thyroid function. J Clin Endocrinol 20:569
22. Foster RS (1978) Morbidity and mortality after thyroidectomy. Surg Gynecol Obstet 146:423–429
23. Frey KW (1979) Früh- und Spätergebnisse der J-131 Therapie der blanden Struma im Kropfendemiegebiet Südbayerns. RÖFO 130:172–174
24. Geerdsen JP, Frolund L (1984) Recurrence of non toxic goitre with and without postoperative thyroxine medication. Clin Endocrinol 21:529–533
25. Glanzmann C, Horst W (1977) Die Therapie benigner Schilddrüsenerkrankungen: Hyperthyreose – autonomes Adenom – euthyreote Struma. Therapiewoche 27:8119–8138
26. Goolden AWG (1977) In vivo methods. In: Höfer R (ed) Rational diagnosis of thyroid disease. Egermann, Wien, S 79
27. Grant CS, Barr D, Goellner JR, Hay ID (1988) Benign Hürthle cell tumors of the thyroid: a diagnosis to be trusted? World J Surg 12:488–495
28. Greenfield MA, Lane RG (1971) Radioisotope dosimetry. In: Bland WH (ed) Nuclear medicine. McGraw-Hill, New York, p 101
29. Hegedüs L, Hansen JM (1986) Radioactive iodine for thyrotoxicosis. Lancet II:339–340
30. Hegedüs L, Hansen BM, Knudsen N, Hansen JM (1988) Reduction of size of thyroid with radioactive iodine in multinodular non-toxic goitre. Br Med J 297:661–662
31. Heimann P, Ljunggren JG, Löwhagen T, Hjern B (1973) Oxyphilic adenoma of the human thyroid. Cancer 31:246–254
32. Heinze HG, Hoeschel M (1985) J-131 Therapie der Hyperthyreose. In: Pickardt CR, Schleusener H, Weinheimer B (Hrsg) Schilddrüse 1983. Thieme, Stuttgart New York, 116–137
33. Hintze G, Köbberling J (1987) Iodine vs. thyroxine. A changing concept of therapy in endemic goiter. Klin Wochenschr 65:583–589
34. Hintze G, Emrich D, Köbberling J (in press) Treatment of endemic goiter due to iodine deficiency with iodine, levothyroxine or both. – Results of a multicenter trial. Eur J Clin Invest
35. Horst W, Petersen I, Thiemann KJ, Zukschwerdt I (1960) Methoden und Ergebnisse der Differentialdiagnostik von Schilddrüsenerkrankungen durch die Szintigraphie und das Radiojod-Dreiphasenstudium. Dtsch Med Wochenschr 85:711
36. Igl W, Lukas P, Leisner B, Fink U, Seiderer M, Pickardt CR, Lissner J (1981) Sonographische Volumenbestimmung der Schilddrüse – Vergleich mit anderen Methoden. Nuklearmedizin 20:64–71
37. Jansson S, Tisell LE, Hagne I, Sanner E, Stenborg R, Svensson P (1988) Partial superior laryngeal nerve (SLN) lesions before and after thyroid surgery. World J Surg 12:522–527

38. Kamat MR, Kulkarni JN, Desai PB, Jussawalla DJ (1979) Lingual thyroid: a review of 12 cases. Br J Surg 66:537–539
39. Kark AE, Kissin MW, Auerbach R, Meikle M (1984) Voice changes after thyroidectomy: role of the external laryngeal nerve. Br Med J 289: 1412–1415
40. Klein E (1960) Der endogene Jodhaushalt des Menschen und seine Störungen. Thieme, Stuttgart
41. Köbberling J (1989) Risiken der Arzneibehandlung in der Schwangerschaft bei Hypo- bzw. Hyperthyreose. Therapiewoche 39:2136–2139
42. Lang W, Attay Z, Georgi A (1978) The cytological classification of follicular tumors in the thyroid gland. Virchows Arch [A] 378:199–211
43. Lennquist S (1987) The thyroid nodule. Surg Clin North Am 67:213–232
44. Öhman V, Granberg PO, Lindell B (1978) Function of the parathyroid glands after total thyroidectomy. Surg Gynecol Obstet 146:773–778
45. Pichlmayr R, Grotelüschen B (1978) Chirurgische Therapie. Springer, Berlin Heidelberg New York
46. Reeve TS, Delbridge L, Brady P, Grummer P, Smyth C (1988) Secondary thyroidectomy: a twenty-year experience. World J Surg 12:449–453
47. Reiners C (1988) Diagnostische Strategien: Bestimmung von Schilddrüsenhormonen im Serum. Internist 29:529–532
48. Robertson JM, Gorman CA (1976) Gonadal radiation dose and its genetic significance in radioiodine therapy of hyperthyroidism. J Nucl Med 17:826–835
49. Röher HD, Goretzki PE (1987) Management of goiter and thyroid nodules in an area of endemic goiter. Surg Clin North Am 67:233–249
50. Röher HD, Wahl RA (1981) Der kalte Schilddrüsenknoten. Dtsch Med Wochenschr 106:657–662
51. Röher HD, Goretzki PE, Wahl RA, Frilling A (1989) Intrathoracale Struma. Chirurg 60:384–390
52. Schatz H, Pschierer-Berg K, Nickel JA, Bär R, Müller F, Bretzel RG, Müller H, Stracke H (1986) Assay for thyroid growth stimulating immunoglobulins: stimulating of ^{3}H-thymidine incorporation into isolated thyroid follicles by TSH, EGF, and immunoglobulins from goitrous patients in an iodine-deficient region. Acta Endocrinol 112:523–530
53. Spelsberg F (1979) Zur Epithelkörperchenerhaltung bei Thyreoidektomie wegen Struma maligna. Therapiewoche 29:3499–3503
54. Spiegel W, Baum K, Reiners C, Börner W, Müller HA (1986) Die Operationsindikation szintigraphisch kalter Strumaknoten in Abhängigkeit vom klinischen, szintigraphischen, sonographischen und zytologischen Befund. Dtsch Med Wochenschr 111:173–176
55. Steiner H, Zimmermann G (1979) Reinterventionen an der Schilddrüse – das Strumarezidiv. Chirurg 50:531–536
56. Stelzner F, Lierse W, Mannfrahs F (1986) Die hypoganglionäre und die aganglionäre Hochdruckzone des oberen Oesophagus (Oesophagusmund) und ihre besondere Blutgefäßversorgung (angiomusculärer Schnürverschluß). Langenbecks Arch Chir 367:187–196
57. Wahl RA (1987) Chirurgische Gesichtspunkte der Struma mit Euthyreose. Krankenhausarzt 60:320–326
58. Weise D, Wüster C, Baldauf G, Shoels WH, Ziegler R (1989) Kardiomyopathie bei Hypocalcaemie. Dtsch Med Wochenschr 114:831–833
59. Weitensfelder W, Lexer G, Aigner H, Fellinger H, Tratting J, Grünbacker G (1989) Die langfristige laryngoskopische Nachkontrolle bei Einschränkung der Stimmbandmotalität nach Strumaoperation. Chirurg 60:29–30
60. Werner SC (1965) Radioiodine tests of thyroid function and thyroid scanning. A critical review. Nuklearmedizin [Suppl] 2:65
61. Wölfler A (1883) Über die Entwicklung und den Bau des Kropfes. Langenbecks Arch Chir 29:1–97
62. Ziegler R (1987) Kalziumstoffwechsel und seine Störungen. Edition Medizin, Weinheim
63. Zornig C, De Heer K, Koenecke S, Engel U, Bay V (1989) Darstellung des Nervus recurrens bei Schilddrüsenoperationen – Standortbestimmung. Chirurg 60:44–48

7 Jodmangelunabhängige Struma – differentialdiagnostische Überlegungen

Vorbemerkungen: J. KÖBBERLING

Im vorliegenden Kapitel wird betont, daß „Struma" in Wirklichkeit ein Symptom darstellt, nicht jedoch eine Krankheitseinheit. Der Titel des Buches ist also nicht ganz zutreffend, soll er sich doch allein auf die jodmangelbedingte Struma mit Euthyreose beziehen. Diese Störung steht aber unter allen Krankheiten mit Struma in Deutschland so sehr im Vordergrund, daß u. E. die leichte Unexaktheit zu vertreten ist.

Mit den folgenden Ausführungen wird die geschilderte Lücke gefüllt. Die verschiedenen Erkrankungen mit Struma werden nach deren pathophysiologischen Grundlagen geordnet und sowohl in Übersichten als auch mit kurzen Erläuterungen im Text dargestellt. Es ergibt sich ein breites Spektrum sehr unterschiedlicher Störungen mit unterschiedlicher klinischer Bedeutung. Einige von ihnen sind sehr selten, werden aber der Vollständigkeit halber trotzdem in diese Übersicht aufgenommen. Mit den kurzen Angaben zum diagnostischen Vorgehen soll nicht ausgedrückt werden, daß alle denkbaren Situationen differentialdiagnostisch abzugrenzen wären, bevor die Diagnose einer Struma mit Euthyreose zu stellen ist. Es werden deshalb auch die Verdachtssymptome genannt, die gegebenenfalls eine solche Ausschlußdiagnostik initiieren sollten.

7.1 Jodmangelunabhängige Struma: differentialdiagnostische Überlegungen

C. R. Pickardt

Einleitung

„Unter Struma wird eine Vergrößerung der gesamten Schilddrüse oder von Teilen des Organs verstanden. Der Befund einer Struma entspricht einem Symptom und bedarf der weiteren diagnostischen Klärung; er kann mit Euthyreose, Hypothyreose oder Hyperthyreose einhergehen. Der bisherige Ausdruck „blande Struma" umfaßt eine morphologisch und pathogenetisch außerordentlich heterogene Krankheitsgruppe; . . ." [18].

Dieses Zitat bezieht sich auf die pathogenetische Einteilung des Symptoms Struma, dem in der überwiegenden Mehrzahl aller Fälle in Deutschland ein alimentärer Jodmangel (s. Kap. 2) zugrunde liegt. Inwieweit für einen Teil der Strumen, die primär als „jodmangelunabhängig" erklärt werden, ein *intrathyreoidaler Jodmangel, z. B.* bei Hyperthyreosen [20], eine permissive Rolle für die Strumagenese spielt, ist zur Zeit offen (s. Kap. 2). In Strumaendemiegebieten wird eine Struma zunächst dem Jodmangel zuzuordnen sein, solange keine Funktionsstörung der Schilddrüse, kein Schmerz und keine auffällige familiäre Häufung – auch bei Neugeborenen und Kleinkindern – zu beobachten ist. Das bedeutet, daß Schilddrüsenvergrößerungen, die unabhängig vom Jodmangel entstanden sind, wohl in der Mehrzahl übersehen werden. Eine Einteilung dieser Ursachen ist in der folgenden Übersicht zusammengefaßt.

Symptom Struma – pathogenetische Einteilung (modifiziert nach [18])
- bei Jodmangel
- durch strumigene Substanzen
- mit Autonomie
- bei Zystenbildung, durch Blutung, nach Trauma
- bei Immunthyreopathien
- bei anderen Entzündungen
- bei Schilddrüsentumoren
- bei neoplastischer Produktion von TSH und TSH-ähnlichen Substanzen
  (z. B. Hypophysenadenom, Blasenmole)
- bei Hormonresistenz
- bei Enzymdefekten (Jodfehlverwertung)
- bei Akromegalie
- bei Befall der Schilddrüse durch extrathyreoidale bzw. systemische Erkrankungen

---

Struma durch goitrogene Substanzen

Strumigene Substanzen kommen in Pflanzen und im Wasser vor und erreichen den Menschen direkt oder über tierische Produkte (s. Kap. 10). Auch Medikamente können strumigene Wirkung entfalten.

Bestimmte Kohlarten und Kreuzblütlersamen enthalten Thioglykoside, deren gemeinsamer Wirkstoff *Thiooxazolidon* vom Menschen z. B. über die Kuhmilch aufgenommen werden kann [23, 28]. Diese Thioglykoside hemmen die Schilddrüsenhormonbildung nach Art der antithyreoidalen Substanzen vom Thionamidtyp (Jodoxydation, organische Bindung und Kopplungsreaktion). Die goitrogene Wirkung dieser Substanzen ist nicht durch eine Erhöhung der Jodzufuhr aufzuheben.

Cyanogene Glykoside (Tabelle 7.1), die in Kleearten, aber auch in Kohlgemüsen vorkommen, werden im Organismus enzymatisch zu Thiocyanat detoxifiziert. Das entstehende Thiocyanat interferiert mit dem Jodtransport analog zu Perchlorat. Die goitrogene Wirkung dieser Substanzen ist durch eine Erhöhung der Jodzufuhr aufzuheben. Umgekehrt führt jedoch das Zusammentreffen von endemischem Jodmangel und einer zusätzlichen Belastung des Organismus mit cyanogenen Glykosiden, z. B. durch Cassavagenuß, zu einer Verstärkung der Strumaendemie in einem betroffenen Gebiet [3, 6]. Erhöhte Thiocyanatkonzentrationen werden im Speichel von Rauchern gefunden. Volumetrische Untersuchungen der Schilddrüse bei Rauchern zeigen eine höhere Strumaprävalenz und im Mittel größere Schilddrüsenvolumina als bei Nichtrauchern [12].
Hohe Konzentrationen von Mangan und Kalzium im Trinkwasser sowie bakterielle Kontaminationen z. B. durch E. coli werden in verschiedenen Regionen der Welt mit dort bestehenden Strumaendemien in Verbindung gebracht. Eine Region in Westkolumbien zeigt unter Jodsalzprophylaxe seit 1954 eine persistierende Strumaendemie mit niedriger Radiojodaufnahme und Hinweisen auf eine

Tabelle 7.1. Strumigene Substanzen in Vegetabilien. (Aus [28])

1. Thioglykoside (Kropfbildung durch Schilddrüsenhormone, nicht durch Jod zu verhüten)

Vorkommen	Verbindung	Wirksame chemische Gruppe
Kreuzblütlersamen	–	Dimethylthiooxazolidon
Kohlsamen	Goitrin	Vinylthiooxazolidon
Rapsarten	Progoitrin	Thioglycosid des Vinylthiooxazolidon
Reseda	Barbarin	Phenylthiooxyzolidon

2. Cyanogene Glykoside (Kropfbildung durch Jod zu verhüten)

Vorkommen	Verbindung	Vorstufe der chemisch wirksamen Gruppe
Weißklee	Lotaustralin Linamerin	Cyanverbindung
Kreuzblütler	–	Benzylthiocyanat
Wirsingkohl	Glucobrassicin	Senföl mit Indolgruppe
	Neoglucobrassicin	Glykosid von Senföl mit Indolgruppe

Jodorganifizierungs- und -kopplungsstörung [9]. Im Trinkwasser dieser Regionen wurden antithyreoidal wirksame Substanzen nachgewiesen, wahrscheinlich disulfithaltige organische Verbindungen aus dem Sedimentgestein des Bodens. Unter den Ernährungsbedingungen der Bundesrepublik Deutschland und der meisten Regionen in Westeuropa dürften pflanzliche Goitrogene bei der Kropfentstehung keine wesentliche Rolle mehr spielen (s. Kap. 10).

Goitrogene Medikamente

Neben den Substanzen, die als antithyreoidale Medikamente zur Behandlung der Hyperthyreose eingesetzt werden und die bei überhöhter Dosierung oder fehlerhafter Indikation goitrogen wirken können, gibt es eine Reihe weiterer Substanzen, die goitrogene Wirkungen im Sinne unerwünschter Nebenwirkungen entfalten können [28]. Eine Übersicht über diese Substanzen gibt die folgende Übersicht:

Medikamentös bedingte Struma: Übersicht über einige fakultativ strumigene Medikamente und deren vorwiegenden Angriffsort im Schilddrüsenhormonmetabolismus. (Aus [28])

Verminderter Jodidtransport:
  Perchlorat, Thiocyanat.

Verminderte Organifizierung des Jodids (Jodination/Peroxydase, z. T. auch Jodtyrosinkopplung):
  Thiocyanat,
  Propylthiouracil,
  Methylmercaptoimidazol,
  Carbimazol (auch Lycopuspräparate),
  Paraaminosalicylsäure (PAS),
  antidiabetische Sulfonylharnstoffderivate,
  Resorcin,
  Aminoglutethimid.

Gehemmte Schilddrüsenhormonsekretion (Thyreoglobulinproteolyse, thyreoidale Dejodierung):
  Nitrotyrosine, Jod in hoher Dosis, Lithiumsalze.

Gehemmte periphere T_4-Dejodierung zu T_3:
  Propylthiouracil, Propranolol,
  jodhaltige Kontrastmittel, Antiarrytmika (Amiodarone).

Erhöhte TBG-Spiegel (vermehrter Schilddrüsenhormonbedarf):
  Östrogene, hormonelle Kontrazeptiva.

Verminderte Schilddrüsenhormonbindung an Plasmaproteine (mit gesteigertem Schilddrüsenhormonabbau):
  Salicylate, Diphenylhydantoin,
  Paraaminosalicylsäure, Sulfonylharnstoffderivate, Heparin.

Gesteigerter Schilddrüsenhormonabbau (z.B. Induktion mischfunktioneller Oxidasen):
  Diphenylhydantoin, Barbiturate, Phenothiazine.

Therapeutische Dosen dieser Substanzen führen in der Regel nicht zu einer klinisch faßbaren Schilddrüsenvergrößerung. Sonographische Vergleiche der Schilddrüsenvolumina bei *antikonvulsiv* behandelten Patienten (Carbamazepin und Phenytoin) zeigten jedoch, daß die Schilddrüsenvolumina dieser Patienten größer waren als bei Kontrollpersonen [13]. Von klinischer Relevanz können jedoch die Änderungen der Schilddrüsengröße und -funktion bei Langzeitbehandlung mit *Lithiumsalzen* sein. Die Langzeitbehandlung der Zyklothymie mit Lithium führt bei knapp einem Drittel der Patienten zu erhöhten TSH-Spiegeln, jedoch nur bei knapp 6 % zu einer Hypothyreose und bei knapp 4 % zu einer Schilddrüsenvergrößerung [5, 27]. Über eine Häufung positiver Thyreoglobulinantikörper unter chronischer Lithiumbehandlung wird berichtet [5]. Bei der chronischen Lithiumtherapie besteht also die Möglichkeit der Entwicklung einer klinisch relevanten Schilddrüsenvergrößerung mit Hypothyreose, vielleicht auch im Sinne einer Immunthyreopathie, so daß diese Patienten einer Verlaufsbeobachtung bedürfen.

Struma mit Autonomie

Zur Pathogenese der Autonomie sei auf Kap. 9.1 verwiesen. Da die funktionelle Autonomie der Schilddrüse in der Regel in einer Knotenstruma zu finden ist, auch wenn diese palpatorisch nicht immer zu erfassen ist, und da Autonomien mit zunehmendem Lebensalter in Strumaendemiegebieten häufiger werden, sollte sowohl der palpatorische als auch der sonographisch nachgewiesene Schilddrüsenknoten, soweit es sich nicht um eine reine Zyste handelt, Anlaß zur In-vivo-Diagnostik mit der Frage nach einer funktionellen Autonomie sein (s. Kap. 5.3 und Kap. 9.2).

Struma bei Zystenbildung, durch Blutung und nach Trauma

Akut aufgetretene Blutungen in die Schilddrüse mit und ohne vorausgegangenes Trauma führen in der Regel zu umschriebenen Vergrößerungen des Organs, die meist von lokalen Schmerzen begleitet sind. Kolloidzysten oder Zysten nach vorausgegangener Blutung imponieren als indolente Knoten. Die Differentialdiagnose erfolgt unter Berücksichtigung der Vorgeschichte mit Hilfe der sonographischen und zytologischen Untersuchung.

Struma bei Immunthyreopathien

Die Schilddrüse ist bei *Morbus Basedow* und bei der *Hashimoto-Thyreoiditis* diffus vergrößert, während das sog. *idiopathische Myxödem* durch eine Schilddrüsenunterfunktion bei sehr kleinem Organ charakterisiert ist. Es sei jedoch darauf hingewiesen, daß solitäre und multiple Knoten bei Immunthyreopathie vorkommen, besonders in Rezidivstrumen nach Operation. In seltenen Fällen sollen sich bei langjährigem Verlauf einer Immunthyreopathie vom Typ des Morbus Basedow fokale Autonomien ausbilden [31]. Den drei Erkrankungen ist bei voller Ausprägung die verminderte Echogenität des Gewebes im sonographischen Bild gemeinsam [21]. Die Differentialdiagnose dieser Erkrankungen geht bei ausgeprägten Krankheitsbildern von den klinischen Symptomen des Schilddrüsenhormonüberschusses bei Morbus Basedow und des Schilddrüsenhormonmangels bei Thyreoiditis Hashimoto aus [29].

Struma bei anderen Entzündungen

Die häufigste nichtimmunogene Thyreoiditis dürfte die *subakute granulomatöse Thyreoiditis de Quervain* sein, die durch die eindrucksvolle, in der Regel fokal auftretende Schmerzhaftigkeit mit Ausstrahlung zum Kiefer und in die Ohrregion charakterisiert ist und in Zusammenschau mit humoralen Entzündungszeichen leicht diagnostizierbar sein sollte. Die Ultraschalluntersuchung zeigt fast immer multiple echoarme Herde, die den schmerzempfindlichen intrathyreoidalen Resistenzen entsprechen. Diese wechseln im Verlauf der Erkrankung in ihrer Lokalisation, um nach Ablauf der Erkrankung oft, aber nicht immer vollständig zu verschwinden [1]. Bei der zytologischen Untersuchung kann man granulomatöse Veränderungen und mehrkernige Riesenzellen finden. Bei einem Teil der Patienten scheint diese Erkrankung schmerzlos zu verlaufen. Initial kommen Phasen einer milden Hyperthyreose und im weiteren Verlauf Phasen einer ebenfalls milden Hypothyreose vor. Üblicherweise kommt es – oft nach monatelangem Verlauf – zu einer Restitutio ad integrum.

Weitere Formen einer schmerzlosen Thyreoiditis werden beobachtet und die durch eine fehlende Radionuklidaufnahme in das Organ charakterisiert sind. Deshalb werden sie im angloamerikanischen Schrifttum mit dem Schlagwort „destruktive Thyreoiditiden" bezeichnet. Diese Thyreoiditiden gehen mit einer geringfügigen Schilddrüsenvergrößerung einher und werden in der Regel nicht diagnostiziert. Nur gezielte Untersuchungen zeigen z. B., daß 2–7 % von Frauen 3–6 Monate nach der Entbindung Zeichen einer Schilddrüsenfunktionsstörung, in der Regel eine transiente Hypothyreose entwickeln [16]. Da ein Teil dieser Patienten mikrosomale Autoantikörpertiter aufweist, dürfte diese Erkrankung eher den Immunthyreopathien zuzuordnen sein.

Eine ebenfalls sehr seltene, ätiologisch ungeklärte Erkrankung ist die invasiv fibrosierende Thyreoiditis oder *Riedel-Struma,* die möglicherweise eine Manifestation einer systemischen Erkrankung ist, da sie gemeinsam mit der idiopathischen mediastinalen Fibrose oder einer Retroperitonealfibrose vorkommen kann (Übersicht s. bei [33], S. 332). Klinisch ist das Krankheitsbild durch die fakultative Schilddrüsenvergrößerung, vorwiegend jedoch durch die invasive Fibrose in die benachbarten Weichteilstrukturen des Halses charakterisiert. Die Diagnose ist nur durch die operative Exzision mit nachfolgender histologischer Untersuchung zu sichern.

Struma bei Schilddrüsentumoren

Abgesehen vom anaplastischen Schilddrüsenkarzinom mit raschem lokalem Wachstum und früher hämatogener Metastasierung sind Schilddrüsentumoren, besonders in Strumaendemiegebieten, klinisch nicht von der Jodmangelstruma in ihrer knotigen Variante zu unterscheiden, da differenzierte Schilddrüsenkarzinome und z. B. follikuläre Adenome langsam wachsen und die Wachstumstendenz klinisch oft nicht erkennbar ist [2, 25]. Schilddrüsentumoren – abgesehen von den seltenen echten Adenomen mit autonomer Funktion – führen praktisch nie zu klinisch manifesten Funktionsstörungen, so daß die differentialdiagnostische Abgrenzung von der Jodmangelstruma durch die kombinierte Anwendung von klinischer Untersuchung, Sonographie und Zytologie sowie nuklearmedizinischer In-vivo-Diagnostik zu erfolgen hat. In diesem Zusammenhang sei darauf hingewiesen, daß zytologische Kriterien bei der Differentialdiagnose eines hochdifferenzierten follikulären Karzinoms und eines follikulären Adenoms versagen müssen, da die Infiltration der Tumorkapsel und der Gefäße mit dieser Methode nicht erfaßt werden. Die Bestimmung von Thyreoglobulin hat keine differentialdiagnostische Bedeutung [10].

Struma bei neoplastischer Produktion von TSH und TSH-ähnlichen Substanzen

Eine ektope Produktion von TSH aus nichthypophysären Tumoren ist bisher nicht beschrieben. Unter den Hypophysentumoren gibt es solche, die eine isolierte TSH-Mehrsekretion aufweisen, und solche, bei denen die TSH-Mehrsekretion mit einer Mehrsekretion von Wachstumshormon und/oder Prolaktin einhergeht [15, 17]. Klinisch haben diese Patienten ebenso wie diejenigen mit selektiv hypophysärer Hormonresistenz [11, 24] eine Schilddrüsenüberfunktion und eine Struma (diffusa). Sie fallen bei der Schilddrüsenfunktionsdiagnostik durch die gleichzeitige Erhöhung von Schilddrüsenhormon- und TSH-Spiegeln auf. Knapp 40 Fälle sind in der Literatur publiziert [17]. Die Erkrankung tritt nicht familiär gehäuft auf.

Zur Differentialdiagnose gegenüber hypophysärer Schilddrüsenhormonresistenz [17, 24]: Die *neoplastische TSH-Mehrsekretion* läßt sich von der *nichtneoplastischen Mehrsekretion* bei selektiver hypophysärer Schilddrüsenhormonresistenz dadurch unterscheiden, daß die neoplastische Mehrsekretion zu einer stärkeren Erhöhung der α-Untereinheit der hypophysären Glykoproteohormone im Serum führt als es dem Anstieg der Gesamt-TSH-Spiegel entspräche, so daß das molare Verhältnis von α/TSH größer als 1 wird, während bei hypophysärer Schilddrüsenhormonresistenz dieses Verhältnis kleiner als 1 zu sein scheint [17].

Ein weiteres Unterscheidungsmerkmal ist die fehlende Stimulierbarkeit der TSH-Sekretion durch TRH bei Hypophysentumoren [15, 17], während bei hypophysärer Resistenz der TSH-Anstieg nach TRH-Stimulation adäquat ist [24].

Struma bei neoplastischer Produktion TSH-ähnlicher Substanzen

Trophoblastische Tumoren (Blasenmolen oder Chorionkarzinome) können zum klinischen Bild einer Schilddrüsenüberfunktion ohne Zeichen für einen Morbus Basedow, aber mit einer zumeist nur gering vergrößerten Schilddrüse führen [14]. Die Struma wird also in solchen Fällen selten Anlaß zur Untersuchung der Patientinnen sein. Ursächlich für das Auftreten der Hyperthyreose ist die thyreotrope Aktivität des humanen Choriongonadotropins (hCG), das bei trophoblastischen Tumoren in hoher Konzentration im Serum zirkuliert. Die thyreotrope Aktivität von hCG beruht vermutlich auf der molekularen Ähnlichkeit zwischen hCG und TSH, die auch die Bindung von hCG an den TSH-Rezeptor möglich macht [7].

Struma bei Schilddrüsenhormonresistenz

Die generalisierte Schilddrüsenhormonunterempfindlichkeit ist ein ätiologisch ungeklärtes, vermutlich hereditäres Syndrom, das je nach Ausmaß der Schilddrüsenhormonresistenz der peripheren Gewebe mit den klinischen Zeichen einer Hypothyreose – eher selten – oder einer Euthyreose einhergeht [8, 24]. Die Zeichen des Schilddrüsenhormonmangels oder das Fehlen von Hyperthyreosesymptomen bei erhöhten Schilddrüsenhormon- und TSH-Spiegeln unterscheiden dieses Krankheitsbild klinisch von der selektiven hypophysären Schilddrüsenhormonresistenz. Begleitende somatische Defekte wie Wirbelkörperanomalien, Scapula alata, Hühnerbrust und andere Anomalien können durch die Schilddrüsenhormonresistenz allein nicht erklärt werden [24]. Bei den klinisch euthyreot wirkenden Betroffenen ist die Krankengeschichte nicht selten durch eine rezidivierende Struma charakterisiert.

Die Erkrankung fällt auf, wenn – oft mehr oder weniger zufällig – eine Schilddrüsenhormonanalyse durchgeführt wird, bei der Gesamt- und freies Thyroxin sowie Gesamt- und freies Trijodthyronin erhöht sind, die Proteinbindungsverhältnisse im Serum normal und gleichzeitig die TSH-Spiegel auch nach TRH-Stimulation normal oder erhöht sind. Die zirkulierende Alphauntereinheit des TSH ist nicht inadäquat erhöht.

Bei Patienten mit ausgeprägter Hormonresistenz können sich Zeichen der Neugeborenenhypothyreose finden (verzögerte Knochenreifung, Kleinwuchs, Hörfehler, Nystagmus). In Fällen mit einer generalisierten Schilddrüsenhormonresistenz ist die TSH-Sekretion nur mit supraphysiologischen Schilddrüsenhormongaben und nur unvollständig supprimierbar.

Struma bei Jodfehlverwertungen

Verschiedene Störungen der *Schilddrüsenhormonbildung* und *-freisetzung* sind vermutlich autosomal rezessiv erblich [8]. Sie sind durch das familiäre Auftreten einer Schilddrüsenvergrößerung mit einer unterschiedlich ausgeprägten familiären Hypothyreose charakterisiert [8, 30]. Extrathyreoidale Störungen sind mit diesen Syndromen – abgesehen von der Hörstörung beim Pendred-Syndrom (Jodorganifizierungsdefekt mit verschiedengradig ausgeprägten Hörstörungen und fakultativer Strumabildung) nicht verbunden. Einen Überblick gibt die folgende Übersicht:

Beispiele für angeborene Störungen der Schilddrüsenfunktion (nach [8]):
Störungen des Jodidtransports,
Störungen der Schilddrüsenperoxydase,
Störungen der Jodtyrosylkupplung,
Störungen von Thyreoglobulinsynthese, -struktur, -transport;
Störungen der Schilddrüsendejodasen,
Schilddrüsenhormonresistenz
– der peripheren Gewebe,
– der thyreotropen Hypophysenzellen.

Störungen des *Jodidtransports* betreffen die Schilddrüse und die Speicheldrüsen und sind an einer niedrigen Radiojodaufnahme in der Schilddrüse erkennbar. Sie sprechen auf supraphysiologische Jodiddosen mit einer Abnahme der Schilddrüsengröße an.

Störungen der *Schilddrüsenperoxydaseaktivität* stehen offenbar mit unterschiedlichen Enzymdefekten in Zusammenhang. Das in die Schilddrüse aufgenommene Jod wird nicht organifiziert, so daß sich im Perchloratdischargetest eine rasche Abnahme des zuvor aufgenommenen radioaktiven Jods nachweisen läßt. Eine Variante dieser Erkrankung ist das oben beschriebene Pendred-Syndrom.

Störungen der *Jodtyrosylkopplung* haben offensichtlich heterogene Ursachen, die ungeklärt sind. In der Schilddrüse ist der Tyrosingehalt hoch, der Thyroningehalt jedoch niedrig.

Das große Molekül Thyreoglobulin und die Besonderheiten von Synthese, Speicherung und Funktion bieten Möglichkeiten für verschiedene Störungen. Bei Patienten mit familiärer Struma und einer i. allg. milden Hypothyreose kann bei fehlendem Thyreoglobulin oder bei pathologischen Thyreoglobulinfragmenten im Serum die Diagnose nur vermutet, heute jedoch nicht bewiesen werden.

Störungen der Dejodasen können dazu führen, daß Mono- und Dijodthyrosine, die bei der Thyreoglobulindegradation anfallen, nicht dejodiert werden. Es kommt zu einem Übertritt in das Serum und einem vermehrten renalen Verlust von Mono- und Dijodthyrosin. Dies führt dazu, daß Hormonpräkursoren und organisch gebundenes Jod verloren gehen. Das klinische Bild ist durch eine familiäre Struma mit milder Hypothyreose und einer beschleunigten Jodraffung mit beschleunigtem Jodumsatz bei negativem Perchloratdischargetest verbunden.

Struma bei Akromegalie

Bei Patienten mit Akromegalie wird die häufig gefundene Schilddrüsenvergrößerung mit euthyreoter Funktion dem unter dem Schlagwort „Viszeromegalie" zusammengefaßten Syndrom zugeordnet [19, 22, 34]. Im bayerischen Strumaendemiegebiet haben 72 % akromegaler Frauen und 57 % akromegaler Männer eine palpatorisch nachweisbare Schilddrüsenvergrößerung. 14 % der Frauen und 11 % der Männer waren früher bereits strumareseziert worden [32]. Die Struma kann diffus und knotig sein und erhebliche Ausmaße annehmen; differentialdiagnostisch bereitet sie keine Schwierigkeiten. Die Möglichkeit einer funktionellen Autonomie in einer solchen Struma muß jedoch bedacht werden.

Neuere Untersuchungen weisen darauf hin, daß IGFI ("insulin-like growth factor I"), dessen Auswirkung auf Schilddrüsenwachstum und Funktion in Kap. 2 diskutiert werden, eine Rolle in der Strumagenese bei Akromegalie spielt [22].

Literatur

1. Benker G, Olbricht T, Windeck R et al. (1988) The sonographical and functional sequelae of de Quervain's subacute thyroiditis: A long-term follow-up. Acta Endocrinol (Copenh) 117:435–441
2. Börner W, Becker W, Reiners C, Müller HA (1987) Diagnostik der differenzierten Karzinome der Thyreozyten. In: Börner W, Reiners C (Hrsg) Schilddrüsenmalignome, Diagnostik, Therapie und Nachsorge. Schattauer, Stuttgart New York, S 71
3. Bourdoux P, Delange F, Gerard M, Mafuta M, Hanson A, Ermans AM (1978) Evidence that cassava ingestion increases thiocyanate formation: a possible etiologic factor in endemic goiter. J Clin Endocrinol Metab 46:613–621
4. Egloff B (1987) Histologische Klassifikation der bösartigen Schilddrüsentumoren in Vergangenheit, Gegenwart und Zukunft. In: Börner W, Reiners C (Hrsg) Schilddrüsenmalignome. Schattauer, Stuttgart New York, S. 3
5. Emerson CH, Dyson WL, Utiger RD (1973) Serumthyrotropin and thyroxine concentrations in patients receiving lithium carbonate. J Clin Endocrinol Metab 36:338–346
6. Ermans AM (1986) Disorders of iodine deficiency: Endemic goiter. In: Ingbar SH, Braverman LE (eds) Werner's The thyroid, 5th edn. Lippincott, Philadelphia, p 705
7. Fradkin JE, Eastman RC, Lesniak UA, Roth J (1989) Specificity spillover at the hormone receptor – exploring its role in human disease. N Engl J Med 320:640–645
8. Friedman JU, Fialkow PJ (1986) Genetic factors in thyroid disease. In: Ingbar SH, Braverman LE (eds) Werner's The thyroid, 5th edn. Lippincott, Philadelphia, p 634
9. Gaitan E (1988) Goitrogens. In: Lazarus JH, Hall R (eds) Hypothyroidism and goitre. Bailliere Tindall, London, p 683 (Baillieres clinical endocrinology and metabolism, vol 2/3)
10. Gärtner R, Hainzinger A, Horn K, Pickardt CR (1983) Evidence for autonomous thyroglobulin release from euthyroid and hyperthyroid nodular goiter – thyroglobulin, a possible helpful parameter in diagnosis of non-malignant thyroid disorders. Klin Wochenschr 61:737–741
11. Hamon P, Bovier-Lapierre M, Robert M, Peynaud D, Pugeat M, Orgiazzi J (1988) Hyperthyroidism due to selective pituitary resistance to thyroid hormones in a 15-month old boy: Efficacy of D-thyroxine therapy. J Clin Endocrinol Metab 67:1089–1093
12. Hegedüs L, Karstrup S, Veiergang D, Jacobsen B, Skovsted L, Feldt-Rasmussen U (1985) High frequency of goitre in cigarette smokers. Clin Endocrinol 22:287–292
13. Hegedüs L, Hansen JM, Lühdorf K, Perrild, Feldt-Rasmussen U, Kampmann JP (1985) Increased frequency of goitre in epileptic patients on long-term phenytoin or carbamazepine treatment. Clin Endocrinol 23:423–429
14. Hershmann JM (1986) Hyperthyroidism caused by trophoblastic tumors. In: Ingbar SH, Braverman LE (eds) Werner's The thyroid, 5th edn. Lippincott, Philadelphia, p 1085
15. Horn K, Erhardt F, Fahlbusch R, Pickardt CR, Werder K von, Scriba PC (1976) Recurrend goiter, hyperthyroidism galactorrhea and amenorrhea due to a thyrotropin and prolactin producing pituitary tumor. J Clin Endocrinol Metab 43:137–143

16. Jansson R, Dalberg PA, Karlsson FA (1988) Postpartum thyroiditis. In: Lazarus JH, Hall R (eds) Hypothyroidism and goitre. Bailliere Tindall, London, p 619 (Baillieres clinical endocrinology and metabolism, vol 2/3)
17. Kourides JA (1986) TSH-induced hyperthyroidism. In: Ingbar SH, Braverman KE (eds) Werner's The thyroid, 5th edn. Lippincott, Philadelphia, p 1064
18. Krüskemper HL, Joseph K, Köbberling J, Schatz H, Seif FJ (1985) Klassifikation der Schilddrüsenkrankheiten. Neue Fassung der Empfehlungen der Sektion Schilddrüse der Deutschen Gesellschaft für Endokrinologie. Int Welt 8:47–49
19. Lamberg BA, Pelkonen R, Aro A, Grane B (1976) Thyroid function in acromegaly before and after transsphenoidal hypophysectomy followed by cryoapplication. Acta Endocrinol (Copenh) 82:254–266
20. Leisner B, Kantlehner R, Heinze HG, Lissner J (1979) Klinische Ergebnisse der Schilddrüsenszintigraphie und Jodbestimmung mit Fluoreszenztechnik. RÖFO 130/6:694–699
21. Maier R (1988) Ultraschalldiagnostik der Schilddrüse. Klinik, Sonografie, Morphologie, 2. neubearb. und stark erw. Aufl. Schattauer, Stuttgart New York
22. Miyakawa M, Saji M, Tsushima T, Wakai K, Sizume K (1988) Thyroid volume and serum thyroglobulin levels in patients with acromegaly: Correlation with plasma insulin-like growth factor I levels. J Clin Endocrinol Metab 67:973–978
23. Peltola PF, Krusius E (1960) Effect of cows milk from the goiter endemia district of Finland on thyroid function. Acta Endocrinol (Copenh) 33:603–612
24. Refetoff S (1986) Thyroid hormone resistance syndromes. In: Ingbar SH, Braverman LE (eds) Werner's The thyroid, 5th edn. Lippincott, Philadelphia, p 1292
25. Rojeski MT, Gharib H (1985) Nodular thyroid disease: Evaluation and management. N Engl J Med 313:428–436
26. Santisteban P, Kohn LD, Lauro RD (1987) Thyroglobulin gene expression is regulated by insulin and insulin-like growth factor I, as well as thyrotropin in FRTL-5 thyroid cells. J Biol Chem 262:4048–4052
27. Schou M, Amdisen A, Eskjaer-Jensen S, Olsen T (1968) Occurence of goitre during Lithium treatment. Br Med J 3:710–713
28. Scriba PC, Pickardt CR (1980) Die blande Struma. In: Oberdisse K, Klein E, Reinwein D (Hrsg) Die Krankheiten der Schilddrüse, 2. überarb. und erw. Aufl. Thieme, Stuttgart New York, S 493
29. Scriba PC, Börner W, Emrich D et al. (1985) Schilddrüsenfunktionsdiagnostik und die Diagnose von Schilddrüsenkrankheiten. Empfehlungen der Sektion Schilddrüse der Deutschen Gesellschaft für Endokrinologie. Int Welt 8:50–57, 78–86
30. Stanbury JB (1986) Inherited metabolic disorders of the thyroid system. In: Ingbar SH, Braverman LE (eds) Werner's The thyroid, 5th edn. Lippincott, Philadelphia, p 687
31. Studer H, Huber G, Derwahl M, Frey P (1989) Die Umwandlung von Basedowstrumen in Knotenkröpfe: ein Grund des Hyperthyreoserezidivs. Schweiz Med Wochenschr 119:203–208
32. Westhoff U (1988) Riedel-Struma und fibröse Mediastinitis. Positive therapeutische Beeinflußbarkeit durch Corticoide. Dtsch Med Wochenschr 113:337–341
33. Westhoff U (1988) Riedel-Struma und fibröse Mediastinitis. Ihre Beziehung zur multifokalen Fibrose. Dtsch Med Wochenschr 113:348–351
34. Werder K von (1975) Wachstumshormone und Prolactinsekretion des Menschen. Physiologie und Pathophysiologie. Urban & Schwarzenberg, München Wien Baltimore

8 Jodmangel und andere Schilddrüsenerkrankungen

Vorbemerkungen · C. R. Pickardt

Der Jodmangel hat Einfluß auf klinische und morphologische Charakteristika von Schilddrüsenerkrankungen, deren Pathogenese primär vom Jodmangel unabhängig ist.

So ist die Inzidenz der differenzierten Schilddrüsenkarzinome zwar unabhängig von der Jodversorgung der Bevölkerung verschiedener Regionen der Welt, die Relation von follikulären und papillären Karzinomen zueinander verschiebt sich jedoch bei ausreichender Jodversorgung in früheren Jodmangelgebieten in Richtung auf die prognostisch günstigeren papillären Schilddrüsenkarzinome. Für dieses Phänomen ist bisher keine pathophysiologische Erklärung gefunden worden.

In Jodmangelgebieten scheinen die Schilddrüsenmalignome wohl infolge der Häufigkeit auch knotiger Strumen später erkannt zu werden, so daß zumindest laut früheren Publikationen das anaplastische Schilddrüsenkarzinom in Jodmangelgebieten verhältnismäßig häufig und erst in Spätstadien diagnostiziert worden ist.

Der Jodmangel hat vermutlich keinen Einfluß auf das Krankheitsbild des Morbus Basedow. Die Daten über die Häufigkeit einer exogenen Jodkontamination als Auslöser für die Basedow-Hyperthyreose sind widersprüchlich. In der Regel manifestiert sich diese Form der Schilddrüsenüberfunktion wohl nur in wenigen Fällen durch eine exogene Jodzufuhr.

Es gibt Hinweise darauf, daß Jod im Überschuß bei genetisch disponierten Tierstämmen die Inzidenz einer Autoimmunthyreoiditis begünstigt und den Zeitpunkt ihres Auftretens vorverlegt. Dagegen ist für den Menschen ein pathogenetischer Zusammenhang zwischen einem chronischen Jodüberschuß und einer Autoimmunthyreoiditis nicht gesichert. Die tierexperimentellen Befunde stellen keinesfalls ein Gegenargument gegen eine wirksame Jodprophylaxe dar. Auf Inzidenz und Ausprägung anderer Thyreoiditisformen hat die Jodversorgung keinen Einfluß.

8.1 Struma maligna

G. Hintze

Inzidenz der Struma maligna in Jodmangelgebieten

Die Inzidenz des Schilddrüsenmalignoms wird durch einen alimentären Jodmangel wahrscheinlich nicht beeinflußt [14]. Es gibt endemische Kropfgebiete mit ausgeprägtem Jodmangel, in denen keine Häufung des Schilddrüsenkarzinoms beobachtet wurde, z. B. die Regionen mit extremem Jodmangel im Himalaja und in Neuguinea [3, 22]. Auch aus der Schweiz wurde nach Einführung der Jodprophylaxe mitgeteilt, daß im Gegensatz zur Strumaprävalenz die allgemeine Tumorprävalenz nicht abnahm [6, 27]. So berichtete Thalmann [27], daß unter 2823 Strumaoperationen zwischen 1917 und 1927 6,9 % Schilddrüsenkarzinome waren, zwischen 1940 und 1950 unter 7457 Operationen 5,4 %. Die Inzidenz des Schilddrüsenkarzinoms war in Regionen mit und ohne endemische Struma in den USA nicht unterschiedlich [21].

Im Gegensatz zum Jodmangel könnte eine langandauernde übermäßige Jodzufuhr die Karzinominzidenz beeinflussen. In den jodreichen Küstenregionen Norwegens ist die Karzinominzidenz höher als im Binnenland, wo in manchen Regionen Jodmangel herrschte [20]. Von den Staaten mit dem höchsten registrierten Vorkommen von Schilddrüsentumoren sind zumindest Island und Hawaii nicht als Jodmangelgebiet anzusehen: So berichtete Doniach [10], daß in diesen Ländern 6 Schilddrüsenkarzinome auf 100 000 Frauen pro Jahr gefunden wurden. Im Gegensatz dazu liegt die Inzidenz in Dänemark und England (Regionen mit durchschnittlicher Jodaufnahme) bei 1,5 Karzinomen pro 100 000 Frauen jährlich.

In einer Untersuchung aus dem deutschen Jodmangelgebiet fand sich bei 1020 Autopsien eine Rate okkulter Karzinome von 6,2 % [16]. Im Jodmangelgebiet wurden Schilddrüsenmalignome in Abhängigkeit von der Präselektion des Krankenguts in 2,5–17 % der Knotenstrumen beschrieben [4, 7]. 17 % papilläre Mikrokarzinome wurden in Routineautopsien in Hiroshima und Nagasaki 1968 [25] beschrieben.

Diese Zahlen weisen darauf hin, daß die Karzinomrate in multinodösen Strumen wohl nicht mit der Menge des verfügbaren Jods korreliert.

Die Schilddrüsenmalignomsterblichkeit betrug 1973 für die Bundesrepublik Deutschland 1,3 pro Hunderttausend, d. h. 825 Menschen starben an einem Schilddrüsenkarzinom [17].

In den USA wird eine jährliche Sterblichkeit von 0,6 auf 100 000 Personen angegeben [8]. International sind die statistischen Angaben sehr variabel. Im übrigen sind solche Mortalitätsstatistiken aus epidemiologischer Sicht wertlos, wenn die Angaben nicht auf die prognostisch unterschiedlichen Tumortypen bezogen werden.

Es kann zusammengefaßt werden, daß der Jodmangel selbst wohl keinen Einfluß auf die Inzidenz eines Schilddrüsenkarzinoms hat, möglicherweise jedoch eine sehr hohe Jodaufnahme. Einschränkend muß darauf hingewiesen werden, daß sicher weitere Faktoren die Inzidenz beeinflussen, so z. B. das Geschlecht (Schilddrüsenkarzinome kommen bei Frauen deutlich häufiger vor als bei Männern).

Einfluß des Jodmangels auf die Histologie des Schilddrüsenkarzinoms

In einer größeren Zahl von Publikationen wurde auf die Änderungen im Verhältnis der verschiedenen histologischen Typen eines Schilddrüsenkarzinoms unter Jodmangelbedingungen hingewiesen. Der Anteil des papillären Schilddrüsenkarzinoms ist im Verhältnis zum follikulären Schilddrüsenkarzinom besonders hoch, wenn kein Jodmangel besteht. Er beträgt in entsprechenden Regionen (z. B. USA oder Island) je nach Untersuchung 6,5 : 1 bis 3,4 : 1 [29]. Im Gegensatz hierzu zeigen Studien aus Gebieten mit alimentärem Jodmangel, wie Deutschland, Schweiz, Österreich oder Südamerika, daß die Relation von papillärem zu follikulärem Schilddrüsenkarzinom auf 0,2 : 1 bis 1,7 : 1 abnimmt [29].

Ähnliche Resultate zeigen Untersuchungen aus Regionen, in denen der alimentäre Jodmangel durch Zufuhr von Jod beseitigt wurde. Es kommt dann zu einem progressiven Anstieg des Verhältnisses von papillärem zu follikulärem Schilddrüsenkarzinom. Dies belegen insbesondere Arbeiten aus der Schweiz und Österreich [13, 29]. So wurde aus der Schweiz berichtet, daß der Anteil papillärer Karzinome von 11 % (1901–1950) auf 31 % (1967–1977) zunahm, der Anteil follikulärer Karzinome demgegenüber nur gering von 33 % auf 42 % anstieg. Der Anteil anaplastischer Karzinome nahm von 25 % auf 12 % ab [17]. Andere Untersucher [30] berichteten hingegen, daß das anaplastische Schilddrüsenkarzinom im jodreichen Island seltener war als in Schottland, einem Gebiet mit normaler Jodaufnahme (10 % vs. 19 %). Möglicherweise wird also auch die Inzidenz des anaplastischen Schilddrüsenkarzinoms durch die Menge des verfügbaren Jods beeinflußt.

Insgesamt scheint somit die Menge des zugeführten Jods Einfluß auf den histologischen Typ insbesondere eines differenzierten Schilddrüsenkarzinoms auszuüben, weniger jedoch auf die Inzidenz der Erkrankung als solcher. Über die pathogenetischen Mechanismen, die die vorbeschriebenen Veränderungen bedingen, gibt es keine allgemein akzeptierten Vorstellungen.

Die beschriebenen Änderungen der Relation von papillärem zu follikulärem Schilddrüsenkarzinom sind von Belang, weil das papilläre Schilddrüsenkarzinom einer der am langsamsten wachsenden Tumoren des Menschen ist. Die Prognose dieses Tumors ist deutlich besser als diejenige eines follikulären Schilddrüsenkarzinoms. Entsprechend wurde aus der Schweiz [6] berichtet, daß nach Einführung einer Strumaprophylaxe die Gesamtmortalität des Schilddrüsenkarzinoms eine abnehmende Tendenz aufwies.

Epidemiologische Probleme bei der Diagnostik von Schilddrüsenmalignomen im Jodmangelgebiet

Ein wesentliches Problem bei der Diagnostik von malignen Schilddrüsenerkrankungen dürfte darin bestehen, daß bei Personen, die im Jodmangelgebiet leben, eine Struma weitaus häufiger ist als bei Personen, die in ausreichend mit Jod versorgten Regionen leben. Es kommt mit zunehmendem Lebensalter regelmäßig zur Entwicklung nodöser Veränderungen in der Schilddrüse. Aus diesem Grund dürfte die Entwicklung eines Schilddrüsenknotens in Jodmangelgebieten ein den Patienten wie auch den behandelnden Arzt weniger alarmierendes Zeichen darstellen als in Regionen mit ausreichender Jodversorgung. Es ist davon auszugehen, daß der Patient den Arzt früher aufsucht, wenn sich in einem Nichtendemiegebiet ein Schilddrüsenknoten entwickelt, als dies in einem Strumaendemiegebiet der Fall ist.

Da sich hieraus Konsequenzen für die rechtzeitige Therapie und damit für die Prognose der Erkrankung ergeben, muß jeder sich rasch entwickelnde Schilddrüsenknoten sorgfältig abgeklärt werden. Palpatorisch sind Schilddrüsenmalignome häufig derb; ferner ist auf das Auftreten von Lymphknotenvergrößerungen in der Halsregion zu achten. Symptome, die auf einen bereits weit fortgeschrittenen tumorösen infiltrativen Prozeß hinweisen, sind Heiserkeit, Schluckbeschwerden oder Dyspnoe. Neben der sonographischen Untersuchung, die jedoch auch bei echoarmen Knoten keine eindeutige Zuordnung ermöglicht, ist hier die szintigraphische Untersuchung von hohem Stellenwert. Beim Vorliegen szintigraphisch kalter Knoten ist eine Punktion dieser Areale mit dem Ziel einer zytologischen Diagnostik indiziert. Falls es sich bei der szintigraphisch kalten Zone um eine Zyste handelt – ein sonographisch gut differenzierbarer Befund – kann bei dieser Gelegenheit gleich abpunktiert werden. Kann auch bei Wiederholung der Punktion ein Malignom zytologisch nicht sicher ausgeschlossen werden, ist die operative Klärung angezeigt. Dies ist beispielsweise im Hinblick auf die hochdifferenzierte follikuläre Karzinome wichtig, die von dem sog. atypischen follikulären Adenom zytologisch oft nur schwer oder gar nicht zu unterscheiden sind (s. Kap. 5.4).

8.2 Morbus Basedow

G. Hintze

Einfluß des Jodmangels auf die Entwicklung einer Basedow-Hyperthyreose

Der Morbus Basedow ist charakterisiert durch die Entwicklung einer hyperthyreoten Funktionslage, verursacht durch einen gegen diverse Epitope der Schilddrüsenzellen gerichteten Autoimmunprozeß. Häufig geht die Erkrankung mit Augensymptomen einher, die in ihrem Ausmaß sehr unterschiedlich sein können und von leichten Beschwerden wie Tränen oder Brennen bis zu Augenmuskelfunktionsstörungen und Sehverlust gehen können. Dieser Symptomenkomplex wird als *endokrine Orbitopathie* bezeichnet. Er steht pathogenetisch vermutlich in engem Zusammenhang mit dem gegen das Schilddrüsengewebe gerichteten Autoimmunprozeß.

Aufgrund verschiedener pathogenetischer Mechanismen kann postuliert werden, daß zwischen einer auf der Grundlage wachstumsfördernder Antikörper entstandenen Struma und einer Jodmangelstruma keine pathogenetischen Zusammenhänge bestehen. Auch histologisch sind die beiden Strumatypen voneinander abgrenzbar.

Dennoch wurde in einzelnen Publikationen darauf hingewiesen, daß die Menge des zur Verfügung stehenden Jods Einfluß auf die mögliche Induktion eines autoimmunen Schilddrüsenprozesses haben kann. Hierzu gibt es immer wieder vereinzelte Hinweise, ein wissenschaftlicher Beweis konnte durch epidemiologische Studien jedoch noch nicht geführt werden. So wurde z. B. in einer Untersuchung aus dem Göttinger Jodmangelgebiet berichtet, daß eine exogene „Jodkontamination" (gemessen anhand des Plasma- bzw. Urinjodgehalts) bei der Kontrollgruppe 11 % erreichte, bei Patienten mit diffuser Struma auf 17 % anstieg, bei Personen mit euthyreotem autonomem Adenom 20 %, bei Personen mit kompensierter Basedow-Hyperthyreose 35 % und bei Personen mit hyperthyreotem autonomem Adenom 45 % betrug, schließlich auf 60 % bei Personen mit unbehandelter Basedow-Hyperthyreose kletterte [26]. Die Resultate einer vor kurzem publizierten multizentrischen Studie aus mehreren Ländern Europas zeigten jedoch gegenteilige Verhältnisse. Hier hatten nur 5,6 % der Patienten mit Hyperthyreose vom Typ Basedow eine erhöhte Jodausscheidung im Urin [23]. Zwischen Ländern mit ausreichender Jodversorgung und Jodmangelgebieten bestanden keine Unterschiede hinsichtlich der Prävalenz eines erhöhten Urinjodgehalts bei Patienten mit Autoimmunhyperthyreose.

Differenzierung zwischen einer Struma auf dem Boden einer Autoimmunhyperthyreose und einer Jodmangelstruma

Die Struma ist Leitsymptom sowohl der Autoimmunhyperthyreose vom Typ Morbus Basedow als auch häufigste Folgeerkrankung des Jodmangels. Verschiedene klinische und pathologische Charakteristika erlauben jedoch im Regelfall eine Unterscheidung der pathogenetischen Mechanismen. Ein wesentliches Charakteristikum einer Struma bei M. Basedow besteht darin, daß die Schilddrüse bei Vorliegen einer hyperthyreoten Funktionslage das charakteristische Schwirren aufweisen kann. Dieses Symptom stellt (zusammen mit dem Vorliegen einer endokrinen Opthalmopathie) ein Leitsymptom der Autoimmunhyperthyreose dar und wird erklärt durch die starke Durchblutung des Organs. Palpatorisch sind Basedow-Strumen meist diffus, können jedoch in Einzelfällen auch eine Nodularität aufweisen. Während die Jodmangelstruma sonographisch – zumindest bei jungen Patienten – ein diffuses, homogenes Echomuster normaler Dichte aufweist, ist die Autoimmunhyperthyreose vom Typ Morbus Basedow in der Regel durch eine auffallende Echoarmut des Organs charakterisiert. Die Echotextur kann sich im Laufe einer Basedow-Erkrankung in Abhängigkeit von der Stoffwechsellage und der Therapie ändern: Während bei einer floriden Hyperthyreose meist die gesamte Schilddrüse echoarm erscheint, verliert bei Normalisierung der Stoffwechsellage (z. B. durch thyreostatische Therapie) die sonographische Textur zunehmend ihre Echoarmut. Sie erscheint dann nur noch fleckig-echoarm und kann häufig auch ein diffuses homogenes Muster normaler Dichte erreichen (s. Kap. 5.3).

Die Thyreoglobulin- und – häufiger – mikrosomalen Antikörper sind bei Basedow-Strumen in der Regel nachweisbar, werden aber auch bei schilddrüsengesunden Personen in Einzelfällen gefunden. Diese Antikörper ermöglichen somit im Einzelfall nicht die Unterscheidung. TSH-Rezeptorantikörper sind bei etwa 80 % der Patienten mit floridem Morbus Basedow positiv.

8.3 Thyreoiditiden

G. HINTZE

Während pathogenetische Zusammenhänge zwischen der Autoimmunhyperthyreose und der Menge des verfügbaren Jods bisher nicht belegt sind, gibt es bei einer weiteren Autoimmunerkrankung der Schilddrüse, der *lymphozytären Thyreoiditis Hashimoto*, Hinweise auf eine Jodabhängigkeit. Die Inzidenz der Erkrankung ist im Laufe der letzten Jahre angestiegen [2, 19]. So konnte die Mayo-Klinik im eigenen Operationsgut zwischen 1930 und 1959 eine Zunahme der jährlichen Fälle einer histologisch gesicherten Hashimoto-Thyreoiditis mit lymphozytärer Infiltration von 0,1 % auf 13 % verzeichnen [19]. Bei amerikanischen Frauen in höherem Lebensalter (die USA sind ein Gebiet mit ausreichender Jodversorgung) wurde eine fokale lymphozytäre Infiltration und ein Nachweis von Schilddrüsenantikörpern in 16–23 % beschrieben [9, 31]. Auch in einer anderen Untersuchung aus Michigan wurde eine ähnliche Beobachtung mitgeteilt [28]. Interessant ist, daß im genannten Untersuchungsgebiet [28] 1924 die Jodprophylaxe eingeführt wurde. Vor diesem Zeitpunkt wurde eine lymphozytäre Infiltration praktisch nicht beobachtet. Diese und andere [5] Untersuchungen sprechen dafür, daß der beobachtete Anstieg der Inzidenz der Hashimoto-Thyreoiditis zumindest teilweise mit der gesteigerten Jodaufnahme in dem betreffenden Untersuchungsgebiet in Zusammenhang steht. Hierfür spricht auch, daß in Gebieten mit ausgeprägtem Jodmangel eine thyreoidale lymphozytäre Infiltration nur selten beschrieben wurde [24]. In einer Untersuchung aus Griechenland wurde berichtet, daß bei 58 Personen aus einem Jodmangelgebiet vor Verabreichung jodierten Öls Schilddrüsenantikörper (Antithyreoglobulinantikörper und antimikrosomale Antikörper) nicht meßbar waren, während 3–6 Monate nach Zufuhr des jodierten Öls 42,8 % der untersuchten Patienten Schilddrüsenantikörper entwickelt hatten [5]. Beobachtungen aus anderen Jodmangelgebieten konnten diese Befunde jedoch nicht bestätigen [12, 15].

Interessante tierexperimentelle Untersuchungen zeigten schließlich bei einem bestimmten Rattenstamm, der zur Spontanentwicklung eines insulinabhängigen Diabetes mellitus fähig ist (BB/W-Ratte), daß die Zufuhr von Jod im Trinkwasser eine Zunahme der Inzidenz der lymphozytären Thyreoiditis auf bis zu 75 % bewirkte [1]. Die Jodzufuhr ging jedoch bei Rattenstämmen, die keine spontane *Thyreoiditis* entwickelten, ohne histologische Veränderungen der Schilddrüse einher. Auch bei bestimmten genetisch prädisponierten Beagle-Hunden wurde gleiches beobachtet: exzessive Jodgaben führten zur Ausbildung einer spontanen Thyreoiditis [11].

Insgesamt gibt es somit eine größere Zahl von Hinweisen, die einen Zusammenhang zwischen der Höhe der Jodzufuhr und der Inzidenz von lymphozytären Thyreoiditiden wahrscheinlich machen.

Für weitere Formen der Thyreoiditis – die *akute bakteriell induzierte Thyreoiditis,* die *subakute, virale Thyreoiditis de Quervain* oder die *fibrosierende Riedel-Thyreoiditis* – finden sich dagegen keine Anhaltspunkte für einen pathogenetischen Zusammenhang der Erkrankungsinzidenz mit der Menge des alimentär verfügbaren Jods.

Literatur zu Kapitel 8

1. Allen EM, Appel MC, Braverman LE (1986) The effect of iodide ingestion on the development of spontaneous lymphocytic thyroiditis in the diabetes-prone BB/W rat. Endocrinology 118:1977–1981
2. Beierwaltes WH (1969) Iodine and lymphocytic thyroiditis. Bull All India Inst Med Sci 3:145–149
3. Benker G, Windeck R, Reinwein D, Seeber S (1987) Differenzierte Karzinome der Thyreozyten: Medikamentöse Therapie (Chemotherapie). In: Börner W, Reiners C (Hrsg) Schilddrüsenmalignome – Diagnostik, Therapie, Nachsorge. Schattauer, Stuttgart New York, S 144
4. Börner W, Becker W, Reiners C, Müller HA (1987) Diagnostik der differenzierten Carcinome der Thyreozyten. In: Börner W, Reiners C (Hrsg) Schilddrüsenmalignome – Diagnostik, Therapie und Nachsorge. Schattauer, Stuttgart New York, S 71–88
5. Boukis MA, Koutras DA, Souvatzoglou A, Evangelopoulou A, Vrontakis M, Moulopoulos SD (1983) Thyroid hormone and immunological studies in endemic goiter. J Clin Endocrinol Metab 57:859–862
6. Bubenhöfer R, Hedinger C (1977) Schilddrüsenmalignome vor und nach Einführung der Jodsalzprophylaxe. Schweiz Med Wochenschr 107:733–741
7. Cole WH, Majarakis JD, Slaughter DP (1949) Incidence of carcinoma of the thyroid in nodular goiter. J Clin Endocrinol 9:1007–1011
8. De Groot LJ, Larsen PR, Refetoff S, Stanbury JB (1984) The thyroid and its diseases, 5th edn. Wiley & Sons, New York, p 741
9. Denham MJ, Wills EJ (1980) A clinicopathological survey of thyroid glands in old age. Gerontology 26:160–166
10. Doniach I (1971) Aetiological considerations of thyroid cancer. Br J Radiol 44:819
11. Evans TC, Beierwaltes WH, Nishiyama RH (1969) Experimental canine Hashimoto thyroiditis. Endocrinology 84:641–646
12. Gaitan E, Cooksey RC, Legan J et al. (1985) Iodine supplementation and lymphocytic autoimmune thyroiditis (AT). (66th Ann Meet Endocr Soc, Baltimore/MD, vol of abstracts, p 180, abstract)
13. Harach HR, Escalante DA, Onativia A, Lederer Outes J, Day ES, Williams ED (1985) Thyroid carcinoma and thyroiditis in an endemic goitre region before and after iodine prophylaxis. Acta Endocrinology 108:55–60
14. Ingbar SH (1985) The thyroid gland. In: Wilson JD, Foster DW (eds) Textbook of endocrinology. Saunders, Philadelphia, p 787
15. Knobel M, Medeiros-Neto G (1986) Iodized oil treatment for endemic goiter does not induce the surge of positive serum concentrations of anti-thyroglobulin or antimicrosomal autoantibodies. J Endocrinol Invest 9:321–324
16. Lang W, Borrusch H, Bauer L (1988) Occult carcinomas of the thyroid. Evaluation of 1020 sequential autopsies. Am J Clin Pathol 90:72–76
17. Löhrs U (1976) Die pathologische Anatomie der Struma maligna. Chirurg 47:413–421
18. Matovinovic J (1986) Thyroid carcinoma. In: Ingbar SH, Braverman LE (eds) The thyroid. Lippinscott, Philadelphia, p 771

19. McConahey WM, Keating FR Jr, Beahrs OH, Woolner LB (1962) On the increasing occurrence of Hashimoto's thyroiditis. J Clin Endocrinol Metab 22:542–544
20. Pedersen E, Hougen A (1969) Thyroid cancer in Norway. In: Hedinger C (eds) Thyroid cancer. Springer, Berlin Heidelberg New York (UICC Monograph Series, vol 12, pp 71–74)
21. Pendergrast WJ, Milmore BK, Marcus SC (1961) Thyroid cancer and thyrotoxicosis in the United States: their relation to endemic goiter. J Chronic Dis 13:22–38
22. Ramalingaswami V, Subramanian TAV, Deo MG (1961) The aetiology of Himalayan endemic goiter. Lancet I:791–794
23. Reinwein D, Benker G, König MP, Pinchera A, Schatz H, Krüskemper HL (1986) Hyperthyroidism in Europe: clinical and laboratory data of a prospective multicentre study. J Endocrinol Invest [Suppl 2] 9:1–36
24. Roy S, Deo MG, Ramalingaswami V (1964) Pathological features of Himalayan endemic goitre. Am J Pathol 44:839–851
25. Sampson RJ, Key CR, Buncher CR, Iijima S (1969) Thyroid carcinoma in Hiroshima and Nagasaki. I. Prevalence of thyroid carcinoma at autopsy. JAMA 209:65–70
26. Schicha H, Facorro U, Schürnbrand P, Schreivogel I, Emrich D (1980) Frequency of iodine contamination in a thyroid clinic. J Mol Med 4:177–181
27. Thalmann A (1954) Die Häufigkeit der Struma maligna am Berner Pathologischen Institut von 1910 bis 1950 und ihre Beziehung zur Jodprophylaxe des endemischen Kropfes. Schweiz Med Wochenschr 84:473–478
28. Weaver DK, Batsakis JG, Nishiyama RH (1969) Relationship of iodine to lymphocytic goiters. Arch Surg 98:183–186
29. Williams ED (1985) Dietary iodine and thyroid cancer. In: Hall R, Köbberling J (eds) Thyroid disorders associated with iodine deficiency and excess. Raven, New York, pp 201–207
30. Williams ED, Doniach I, Bjarnason O, Michie W (1977) Thyroid cancer in an iodine rich area. Cancer 39:215–222
31. Wyse EP, McConahey WM, Woolner LB, Scholz DA, Kearns TP (1968) Opthalmopathy without hyperthyroidism in persons with histological Hashimoto's thyroiditis. J Clin Endocrinol Metab 28:1623–1629

9 Autonomie

Vorbemerkungen: J. KÖBBERLING

Neben der Struma als organisch sichtbare Folge des Jodmangels stellt die in der Schilddrüse auftretende Autonomie als funktionelle Störung ein weiteres ernsthaftes medizinisches Problem infolge des Jodmangels dar. Bezüglich der Pathophysiologie dieser Störung wurden in den letzten Jahren wesentliche Erkenntnisse zusammengetragen, die Auswirkungen auf das diagnostische Vorgehen und die Therapieentscheidungen haben.

Die Diagnostik der funktionellen Anatomie stellt eine Domäne der nuklearmedizinischen Untersuchungsverfahren dar. Nur mit diesen Techniken läßt sich das Vorhandensein noch kompensierter Autonomien der Schilddrüse einwandfrei nachweisen. Nicht selten sind hierzu auch Funktionsuntersuchungen erforderlich, wobei die Suppressionsszintigraphie mit quantitativer Messung der Nuklidaufnahme durch moderne Gerätetechniken einen wesentlichen Aufschwung erfahren hat. Sehr schwer zu beantworten ist die Frage nach einer optimalen Indikationsstellung für derartige Untersuchungen. Obgleich die Funktionsszintigraphie obligatorisch zur Diagnostik der Schilddrüsenautonomie gehört, läßt sich nicht fordern, bei jeder Struma in der Primärdiagnostik eine Szintigraphie durchzuführen. Die Indikationsstellung muß aus der Prävalenz der Schilddrüsenautonomie abgeleitet werden, wobei insbesondere der Sonographiebefund und das Lebensalter der Patienten bei der Beurteilung zu berücksichtigen sind.

Ähnlich schwer zu beantworten ist die Frage nach dem Risiko bezüglich jodinduzierter Hyperthyreosen auf dem Boden funktioneller Autonomien der Schilddrüse. Nicht in jedem Fall kann vor einer geplanten Jodexposition eine vollständige Abklärung der Funktionslage der Schilddrüse erfolgen. Auch bezüglich dieser Frage ist eine Nutzen-Risiko-Abschätzung unter Beachtung möglicher Prävalenz sowie des individuellen Risikos und der Dringlichkeit einer Jodexposition vorzunehmen.

Da eine medikamentöse Therapie einer Struma mit nachgewiesener Autonomie praktisch nicht möglich ist, ergibt sich, sofern eine Behandlung erforderlich ist, die Differentialindikation zwischen operativer Therapie und Radiojodtherapie. Für beide Verfahren werden das technische Vorgehen, die Risiken und die speziellen Vor- und Nachteile genannt. Ist auf dem Boden einer Autonomie bereits eine jodinduzierte Hyperthyreose aufgetreten, dann liegt ein bedrohliches Krankheitsbild vor, bei dem die thyreostatische Therapie häufig gar nicht oder nur mit langer

Latenz wirksam wird. Trotz der hyperthyreoten Stoffwechsellage muß dann in bestimmten Fällen frühzeitig eine operativ-ablative Intervention erfolgen. Dieses Verfahren, bei dem häufig eine schwierige Risikoabwägung zu erfolgen hat, hat sich bei verschiedenen Zentren durchgesetzt und zu guten Erfolgen geführt.

Bei der nuklearmedizinischen Therapie wird ausführlich auf eventuelle Strahlenrisiken hingewiesen, die aber, ähnlich wie bei der Behandlung des Morbus Basedow, als sehr niedrig einzustufen sind. Die früher übliche Altersgrenze von 40 Jahren konnte deshalb fortfallen. Im Gegensatz zur Radiojodtherapie des Morbus Basedow ist bei der Behandlung der Autonomie kaum mit dem Risiko von Späthypothyreosen zu rechnen. Für die elektive Therapie der Autonomie ist die Radiojodtherapie daher als Methode der Wahl anzusehen.

9.1 Pathophysiologie

C. R. Pickardt

Die klinischen und morphologischen Kriterien der funktionellen Autonomie hat
Henry Plummer 1913 [56] bei Patienten mit Hyperthyreose von denen bei M.
Basedow abgegrenzt. Er beschrieb als wichtigste Besonderheit dieser später nach
ihm benannten Erkrankung die Struma nodosa mit einzelnen oder mehreren
Knoten, stets fehlende Augensymptome und die deutlich geringere Rezidivnei-
gung der Hyperthyreose nach operativer Behandlung im Vergleich zum M. Basedow.

Epidemiologische Untersuchungen zeigen, daß multifokale und unifokale
Autonomien der Schilddrüse in endemischen Jodmangelgebieten bei Patienten
mit einer Struma häufiger gefunden werden als in Nichtendemiegebieten. Sie ist in
Strumagebieten bei 25 bis knapp 70 % von Patienten mit einer Hyperthyreose
deren Ursache (Tabelle 9.1). Ausgehend von den Beobachtungen, daß auch in
nicht vergrößerten menschlichen Schilddrüsen TSH-unabhängig funktionierende
Thyreozyten vorhanden sind, die ebenso wie die TSH-abhängigen Thyreozyten
eine unterschiedliche Wachstumspotenz aufweisen, wurde die Entstehung der
funktionellen Autonomie bei Menschen, die mit einem chronischen alimentären
Jodmangel leben, als Folge der bevorzugten Proliferation solcher autonom funktionierenden Schilddrüsenzellen während der Entstehung einer *Jodmangelstruma*

Tabelle 9.1. Häufigkeit thyreoidaler Autonomien in verschiedenen Regionen der Welt

Region	Lit.-Nr.	[%]
USA	[24]	0,9
Kanada[a]	[72]	8,0
Brasilien	[24]	2,4
Niederlande	[24]	9,0
Großbritannien[a]	[72]	25,0
Sizilien	[7]	
– ausreichend Jod		2,7
– Jodmangel		4,4
Schweiz	[24]	33,0
Österreich[a]	[57]	46,0
Deutschland		
Marburg[a]	[37]	68,0
München	[55]	54,0

[a] Autonomie als Ursache einer Hyperthyreose

interpretiert [49, 54, 67, 68]. In dem ursprünglich diffusen Jodmangelkropf entstehen im Laufe der Zeit Knoten [46, 67]. Wenn ein solcher Knoten aus überwiegend autonom funktionierenden Zellen besteht, haben wir das Bild einer unifokalen funktionellen Autonomie (früher: autonomes Adenom) vor uns.

Frühere Untersuchungen von Miller et al. [47] haben anhand von Operationspräparaten gezeigt, daß neben diesen typisch singulären heißen Knoten in 76% der Fälle mikroskopisch kleine und größere autonom funktionierende Bezirke nachweisbar sind. Dieser Befund läßt vermuten, daß zwischen der klassischen *unifokalen* funktionellen Autonomie und der *multifokalen Autonomie* fließende Übergänge bestehen. In *hyperthyreoten Knotenstrumen* [47], die wir jetzt mit dem Begriff der multifokalen Autonomie beschreiben, finden sich mehrere, in ihrer Größe sehr variable umschriebene funktionelle Autonomien, die zu dem nuklearmedizinischen Bild einer inhomogen fleckigen Radionuklidaufnahme oder dem Bild „multipler autonomer Adenome" führen.

Sind die autonomen Bezirke in der Schilddrüse nicht grobknotig und fokal verteilt, sondern bestehen sie aus mikronodulären Veränderungen, die dicht nebeneinander liegen, ist das Auflösungsvermögen der Szintigraphie unterschritten, die Radionuklidanreicherung erscheint diffus, dazwischen liegendes supprimiertes Gewebe ist nicht mehr erkennbar. Dieses Bild der sog. *disseminierten* funktionellen *Autonomie* ist nur mit Schwierigkeiten und stets verbleibenden Unsicherheiten von der immunogenen Hyperthyreose ohne Augensymptome zu trennen.

Nach diesem pathophysiologischen Konzept sind die unifokale, die multifokale und die disseminierte Autonomie also nur verschiedene morphologische Konsequenzen des Schilddrüsenwachstums, wie es durch chronisch alimentären Jodmangel bedingt sein kann.

Die funktionelle Autonomie der Schilddrüsenzellen ist als die Fähigkeit definiert, Jod unabhängig von TSH oder anderen stimulierenden Substanzen, wie schilddrüsenstimulierenden Antikörpern, zu akkumulieren und zu konzentrieren, Thyreoglobulin und Schilddrüsenhormon zu synthetisieren und Schilddrüsenhormone zu sezernieren. Die Schilddrüsenhormonfreisetzung des autonomen Gewebes orientiert sich nicht mehr am Bedarf des Körpers. Überschreitet sie den Bedarf, so wird die endogene TSH-Sekretion supprimiert, bei einem weiteren Anstieg der Schilddrüsenhormonfreisetzung resultiert eine Schilddrüsenüberfunktion. Ob und wann eine Hyperthyreose manifest wird, scheint von der Menge und der Aktivität des autonom funktionierenden Schilddrüsengewebes einerseits und von der exogenen Jodzufuhr andererseits abzuhängen.

Die oben besprochene formale Pathogenese der funktionellen Autonomie erklärt nicht die biochemischen Mechanismen, durch die die Zelle zur autonomen Hormonproduktion befähigt wird. Diskutiert wird die Möglichkeit [63], daß diesen Zellen ein „Abschaltmechanismus" fehlt. Die Pathogenese der Autonomie der Schilddrüse kann somit keineswegs als endgültig geklärt angesehen werden.

9.2 Diagnostik

W. BECKER

Nachdem in den letzten Jahren immer wieder über Autonomie des Wachstum der Schilddrüse [67] diskutiert wird, soll in diesem Kapitel ausschließlich die *funktionelle Autonomie* abgehandelt werden. Dieser Begriff gilt für knotige und nichtknotige Areale in der Schilddrüse, die sich durch eine von der thyreotropen Regulation unabhängige Schilddrüsenhormonsynthese und -freisetzung auszeichnen [30]. Der Begriff beinhaltet aber nicht, daß diese Bezirke gegen die stimulierende Wirkung von thyreotropem Hormon refraktär sind. Die bisher übliche Bezeichnung des autonomen „Adenoms" sollte entfallen, da die uni- bzw. multifokale funktionelle Autonomie im pathologisch-anatomischen Sinne keiner monoklonalen abgekapselten Neubildung der Schilddrüse entspricht [67].

Szintigraphische Diagnostik

Szintigraphie

Der stoffwechselautonome Charakter der Schilddrüsenautonomie läßt sich nur szintigraphisch belegen. Da etwa 75 % [6] der Patienten mit einer Schilddrüsenautonomie eine hyperthyreote Stoffwechsellage oder eine endogen supprimierte TSH-Sekretion aufweisen, läßt sich bei all diesen Patienten durch ein Schilddrüsenszintigramm mit ^{123}J-Jodid oder ^{99m}Tc-Pertechnetat mit quantifizierter Auswertung die Diagnose der Schilddrüsenautonomie stellen.

Die qualitative Auswertung genügt bei diesen Patienten in der Regel, um eine Autonomie zu diagnostizieren, da bei der uni- oder multiregionalen Schilddrüsenautonomie im Falle einer endogenen TSH-Suppression die autonomen Follikelverbände als szintigraphisch „heiße" Knoten zur Darstellung kommen. Das regulierbare umgebende Schilddrüsengewebe ist supprimiert. Die quantifizierte Auswertung läßt die funktionelle Masse der Autonomie in etwa abschätzen.

Die früher gebräuchliche Einteilung der Schilddrüsenautonomie in szintigraphisch „kompensierte" und „dekompensierte" autonome Adenome war eine deskriptive Einteilung anhand des szintigraphischen Befundes. Die Einteilung beruht auf der Vorstellung, daß das szintigraphische Bild die endogene TSH-Sekretion widerspiegelt: Liegt die Schilddrüsenhormonfreisetzung aus der Autonomie unter dem Gesamtbedarf des Körpers, liegt eine normale TSH-Sekretion vor. Aufgrund dessen nimmt das paranoduläre Gewebe ^{123}J oder ^{99m}Tc-Pertechnetat auf. Mit

zunehmender Hormonproduktion nimmt die TSH-Freisetzung ab und der Radio-
nukliduptake sinkt. Dies ist jedoch bei weitem nicht immer so, zumal auch ein
geringerer diffuser paranodulärer Nukliduptake einer disseminierten Autonomie
in diesem Areal entsprechen kann. Da diese Nomenklatur in keinem Zusammenhang mit der eigentlichen Funktionslage der Schilddrüse steht, sollte sie heute
nicht mehr verwendet werden. An ihre Stelle tritt heute die Einteilung der *uni-,
multifokalen bzw. disseminierten Autonomie* Abb. 9.1). Bereits früher versuchten
Miller et al. [47], eine Graduierung der Autonomie vorzunehmen. Deren Einteilung entsprach in etwa der heute üblichen. Sie sprachen von einer Autonomie
Grad I beim Überwiegen eines heißen Knotens, Grad II bei 2 oder mehreren
Knoten, Grad III bei unterschiedlich intensiv nuklidspeichernden Knoten und von
Grad IV bei einer diffus fleckigen Nuklidspeicherung. Auch dies ist eine rein
deskriptive Einteilung des szintigraphischen Befundes. Dabei handelt es sich
weder um abgrenzbare Krankheitsbilder, noch besteht eine enge Korrelation zur
Schilddrüsenfunktionslage. Diese Begriffe beschreiben jedoch in Hinblick auf die
einzuschlagende Therapie besser das Ausmaß der zugrundeliegenden Autonomie.

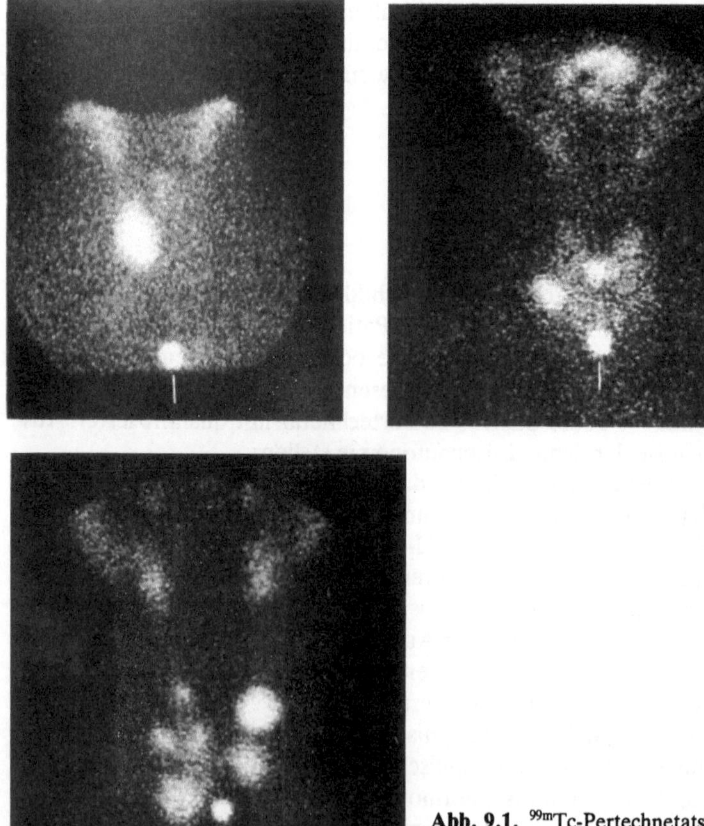

Abb. 9.1. ^{99m}Tc-Pertechnetatszintigramm bei
uni-, bi- und multiregionaler Schilddrüsenautonomie

Berücksichtigt man die Pathophysiologie der Schilddrüsenautonomie (s. S. 147), so sind unifokale, multifokale und disseminierte Autonomien nur verschiedene Erscheinungsformen ein und derselben Erkrankung. Eine unifokale Schilddrüsenautonomie kommt häufiger in kleineren Strumen und bei jüngeren Patienten, eine multifokale eher bei größeren Strumen und älteren Patienten zur Beobachtung [6]. Anhand der Pathophysiologie wird man jedoch davon ausgehen müssen, daß auch die rein unifokal imponierenden Formen kleine zusätzliche autonome Follikelverbände, die sich noch der szintigraphischen Diagnostik entziehen, enthalten. Die disseminierte Autonomie ist durch eine Vielzahl dicht beeinanderliegender Follikelverbände gekennzeichnet, die szintigraphisch nicht mehr voneinander zu trennen sind, so daß ein homogenes Speichermuster wie bei der Immunhyperthyreose imponiert. Die Diagnose dieser Sonderform gestaltet sich schwierig, zumal sie durch eine Ausschlußdiagnostik ermittelt werden muß. Allein das Fehlen mikrosomaler, Thyreoglobulin- und TSH-Rezeptor stimulierender Antikörper und das Fehlen von Begleitimmunopathien wie einer Orbitopathie weisen auf eine autonome Genese einer Hyperthyreose hin. Naturgemäß können diese Parameter jedoch bei Immunhyperthyreosen geringer Aktivität auch fehlen.

Stoffwechsellage

Die Ursache für die Entwicklung einer Hyperthyreose ist multifaktoriell und wird im wesentlichen von der Menge des autonomen Gewebes einerseits und von der Jodzufuhr andererseits bestimmt. Betrachtet man Angaben zur Hyperthyreoseinzidenz bei der Schilddrüsenautonomie, so liegt diese in etwa bei 40 % (Tabelle 9.2). Genauere Analysen der Autonomien zeigen, daß insbesondere multifokale und disseminierte Autonomien mit einer Hyperthyreose einhergehen. So fanden Joseph et al. [39] bei den umschriebenen solitären Autonomien nur 22 %, bei den multifokalen und disseminierten Autonomien in 50 % der Fälle hyperthyreote Stoffwechsellagen. Vergleichbare Resultate fanden Miller et al. [47]. Dies ist alleine durch die größere Menge autonomen Gewebes bei diesen Patienten zu erklären.

Die Größe einer Autonomie festzulegen, bei der mit hoher Prävalenz eine Hyperthyreose zu erwarten ist, macht Probleme, da dies einerseits von der Jodversorgung abhängt, andererseits autonome Bezirke, die szintigraphisch lokalisierbar

Tabelle 9.2. Angaben zur Hyperthyreosehäufigkeit bei der Schilddrüsenautonomie

Autoren	Jahr	Hyperthyreoserate [%]
Joseph u. Mahlstedt [39]	1979	22 (solitär)
		50 (disseminiert)
Ashkar [1]	1981	27
Belfiore et al. [7]	1983	34,5
Goretzki et al. [20]	1985	43,3
Becker et al. [6]	1986	44
Engel et al. [14]	1987	49,7

sind, unterschiedlich stark regressive Veränderungen mit Narben und Zysten aufweisen und somit nichts zum autonomen Potential beitragen. Darüber hinaus ist die Menge autonomen Gewebes bei multifokalen Formen nur sehr schwer abzuschätzen. Geht man allein von den unifokalen Autonomien aus, so sind die Angaben über die „kritische" Menge autonomen Gewebes, szintigraphisch [1, 23, 38] oder sonographisch [6] ermittelt, etwa konform (Tabelle 9.3). Ab einem Durchmesser der Schilddrüsenautonomie von mehr als 2 cm ist mit einer Hyperthyreose zu rechnen.

Tabelle 9.3. Volumen autonomen Gewebes bei hyperthyreoter Stoffwechsellage

Autoren	Jahr	Autonomiedurchmesser [cm]	
Joseph et al. [38]	1977	szintigraphisch	>2,5
Hamburger [23]	1980	szintigraphisch	>3
Ashkar [1]	1981	szintigraphisch	>3,5
Becker et al. [6]	1986	sonographisch	>1,9

Diese Daten zeigen deutlich, daß etwa 60 % der Patienten mit einer Schilddrüsenautonomie eine euthyreote Funktionslage haben, da
- die Gesamthormonfreisetzung aus den autonomen Bezirken den Hormonbedarf des Körpers u. U. nicht deckt, so daß das nicht autonomes Schilddrüsengewebe noch zur Schilddrüsenhormonversorgung unter Einfluß der thyreotropen Regulation beiträgt,
- die Schilddrüsenhormonfreisetzung aus den autonomen Bezirken den Bedarf des Organismus deckt, die thyreotrope Sekretion jedoch bereits supprimiert ist.

Dies aber bedeutet, daß In-vitro-Test-Parameter allein nicht zum Screening der Autonomie geeignet sind. Der TRH-Test und damit auch der sensitiv gemessene TSH-Basalspiegel sind in etwa 25 % der Patienten mit Autonomie positiv [6]. Es ist zu betonen, daß die Empfindlichkeit des TRH-Tests zur Diagnose der Autonomie mit der Jodversorgung des Patienten zunimmt und damit im Jodmangelgebiet, wo die Prävalenz der Autonomie besonders hoch zu veranschlagen ist, besonders niedrig ist [6].

Suppressionsszintigraphie

In all diesen Fällen wird zum Nachweis einer Schilddrüsenautonomie ein Suppressionsszintigramm erforderlich sein, das eine vorher szintigraphisch nicht nachweisbare Autonomie oder einen szintigraphisch warmen Knoten demaskiert und seine autonome Funktionslage beweist (Abb. 9.2).
Vor der Anfertigung eines Suppressionsszintigramms sollte durch eine Bestimmung eines Parameters für das freie Tetrajodthyronin (bei T_4-Gabe) oder des freien Trijodthyronins (bei T_3-Gabe) die Einnahme des Pharmakons überprüft

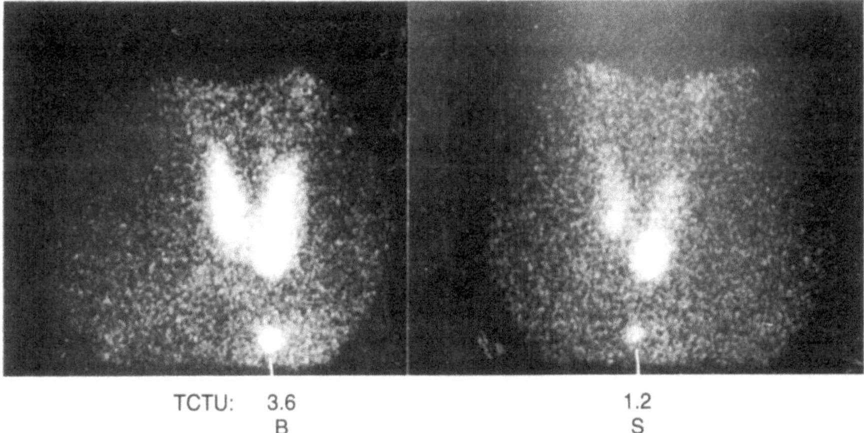

Abb. 9.2. ^{99m}Tc-Pertechnetatszintigramm bei Verdacht auf Schilddrüsenautonomie ohne und unter Schilddrüsenhormonsuppression

werden und durch die Bestimmung des TSH-Basisspiegels die Suppression dokumentiert werden.

Ein so durchgeführtes Autonomiescreening [2] zeigt uns, daß wir im Strumaendemiegebiet mit einer Prävalenz der Autonomie von 40% zu rechnen haben, wobei Patienten mit größeren Strumen eindeutig häufiger an einer Autonomie erkrankt sind [2, 6]. In der genannten Studie fanden sich *unifokale* Autonomien bei etwa 25% der Patienten, *multifokale* Autonomien bei etwa 49% und eine *disseminierte* Autonomie bei 26% (Abb. 9.1).

Die Diagnose der unifokalen Autonomie und der multifokalen Autonomie ist durch die qualitative Szintigrammauswertung möglich. Die gleichzeitige quantitative Auswertung ermöglicht es, die funktionelle Masse der Autonomie, – und damit eventuelle therapeutische Konsequenzen – besser abzuschätzen; sie dient auch als Ausgangsbefund vor einer geplanten Radiojodtherapie, um später den Erfolg der Therapie besser abschätzen zu können [39].

Die Diagnose der disseminierten Autonomie gelingt nur mittels eines quantitativ ausgewerteten Szintigramms, da qualitativ im basalen und supprimierten Szintigramm eine diffuse Speicherung erkennbar ist. Allein der unverändert hohe und durch die Suppression nicht beeinflußbare Technetium-Uptake (TCTU) oder [123]J-Uptake belegt die Diagnose der disseminierten Autonomie, da bei homogenem Nukliduptake qualitativ nicht zwischen einer Struma unter Suppression oder einer disseminierten Autonomie, die sich allein durch die nicht supprimierbare Trappingfunktion auszeichnet, differenziert werden kann.

Die darüber hinausgehende Bedeutung des TCTU besteht in der Abschätzung der funktionellen autonomen Masse einer Struma. Diese kann durch morphologisch orientierte Verfahren wie die Sonographie nicht geschehen, da hier ebenfalls nichtautonomes Gewebe wie regressive Veränderungen und Zysten zum Volu-

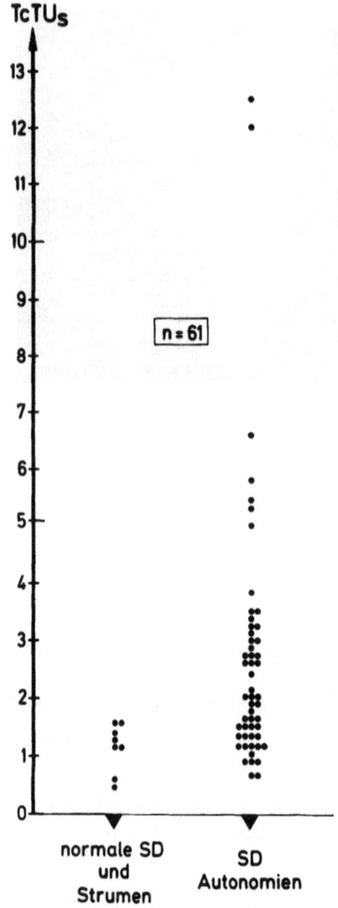

Abb. 9.3. SDH-Suppression > 4 Wochen

men, nicht aber zur autonomen Masse beitragen. Weil der TCTU aber u. a. auch von der Jodversorgung des Patienten abhängt, sind genaue Grenzwerte zwischen Strumen ohne Autonomie, mit unifokaler oder hyperthyreoter Autonomie nicht festzulegen (Abb. 9.3). Es wird immer zu Überschneidungen beider Bereiche kommen. Die Methode der TCTU-Bestimmung mit der Gammakamera und angeschlossenem Rechnersystem läßt natürlich auch regionale TCTU-Bestimmungen zu [69], so daß auch kleinste autonome Bezirke diagnostiziert werden können.

Differentialdiagnose des szintigraphisch heißen Knotens

Neben einer Schilddrüsenautonomie kann ein szintigraphisch heißer Knoten im Szintigramm auch durch andere Erkrankungen bedingt sein.

Eine *einseitig* angelegte Schilddrüse ist eine sehr seltene Variante, bei der in erster Linie der linke Schilddrüsenlappen häufiger fehlt als der rechte. Im Kameraszintigramm kommt dann lediglich der eine Schilddrüsenlappen wie ein heißer Knoten zur Darstellung.

Durch Destruktion eines Schilddrüsenlappens, beispielsweise durch eine Radiojodtherapie, eine Entzündung oder eine Schilddrüsenoperation und nicht zuletzt auch durch ein Schilddrüsenmalignom kann es ebenfalls zur Speicherung in nur einem einzigen Schilddrüsenlappen kommen.

Reine Asymmetrien beider Schilddrüsenlappen, sog. Dickeneffekte, haben ebenfalls die Verwechslungsgefahr mit einer Schilddrüsenautonomie zur Folge.

Die Differenzierung ist auf zwei Arten möglich:
1. durch ein Suppressionsszintigramm mit Bestimmung des TCTU und
2. durch die Zuhilfenahme der Sonographie.

Im Suppressionsszintigramm findet man eindeutig eine Suppression des speichernden, nichtautonomen Schilddrüsenrestlappens. Die Sonographie erlaubt rein qualitativ den Nachweis von Schilddrüsengewebe im szintigraphisch kalten Bezirk oder das Fehlen von Schilddrüsengewebe. Eine Quantifizierung ist durch die Berechnung des Impuls-Dicke-Quotienten (IDQ) möglich. Dieses von Igl et al. [36] erstmals beschriebene Verfahren versucht, über den sonographisch ermittelten Tiefendurchmesser der Schilddrüsenlappen einen Parameter für die Speicherintensität pro Volumeneinheit Schilddrüsengewebe zu ermitteln. Ein Quotient für die flächenbezogene Impulsrate beider Schilddrüsenlappen von mehr als 2 spricht mit großer Wahrscheinlichkeit für den Nachweis eines autonomen Adenoms.

Trotz der Einfachheit dieser Methode kann die Berechnung des IDQ nicht in jedem Falle ein Suppressionsszintigramm ersetzen. So ist die sonographische Bestimmung der Dicke eines Schilddrüsenlappens bei retrosternal reichenden Befunden nicht möglich, da hier sonographisch nur Schrägdurchmesser erfaßbar sind.

Bei der multireginalen Schilddrüsenautonomie bereitet das Auffinden eines Referenzareals zur Impulsmessung Probleme wegen der schwierigen Lokalisation nichtautonomen Schilddrüsengewebes im Szintigramm oder wegen der Schwierigkeiten in der sonographischen Abgrenzung der einzelnen Speicherherde. Zusätzlich erschweren regressive Veränderungen die sonographische Dickenbestimmung des funktionell aktiven Schilddrüsengewebes, da die Speichermessung in regressiven Geweben erniedrigte Werte liefert. Ähnlich verhält es sich bei zentral zystischen Erweichungen (Abb. 9.4), die immerhin bei 21 % [6] von Schilddrüsenautonomien beobachtet werden. Durch diese Veränderungen wird die Speicheraktivität des Schilddrüsengewebes pro Volumeneinheit funktionsfähigen Gewebes unterschätzt und der IDQ zu niedrig. Der IDQ läßt nach den Ergebnissen der Literatur [36, 58] dekompensierte autonome Adenome von Dickeneffekten bei einer asymmetrischen Schilddrüsenanlage sicher unterscheiden. Besonders wichtig ist hier der Ausschluß einer einseitig angelegten Schilddrüse, die auch über ein übersteuertes Szintigramm diagnostiziert werden kann. Durch beide Verfahren ist der TSH-Stimulationstest obsolet und absolut verzichtbar geworden. Beim Verdacht auf ein kompensiertes autonomes Adenom wird man jedoch in der Regel nicht auf das Suppressionszintigramm verzichten können.

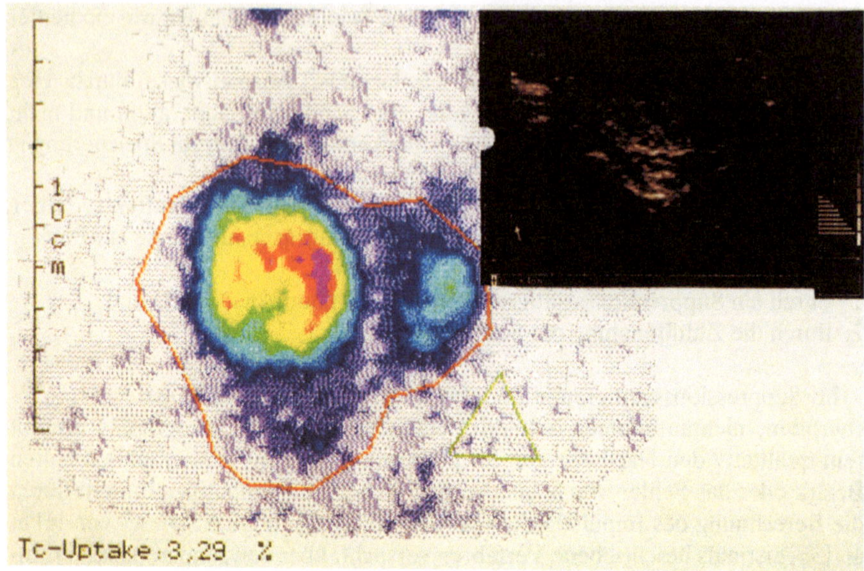

Abb. 9.4. Bilokuläre Schilddrüsenautonomie mit zentral zystischer Erweichung im autonomen Areal rechts mit zentral vermindertem Nukliduptake

Sonographie

Der spezifische Nachweis einer funktionellen Autonomie der Schilddrüse kann nur funktionsszintigraphisch bzw. suppressionsszintigraphisch geführt werden. Obwohl sog. monoklonale Adenome eine große Seltenheit darstellen, imponieren szintigraphisch autonome Bezirke sonomorphologisch oft als gut abgrenzbare knotige Strukturen, da im Rahmen des Strumawachstums Pseudoknoten mit einem Netz bindegewebiger Stränge entstehen. Es wird daher in diesem Abschnitt der Wert der Sonographie im Rahmen der Autonomiediagnostik als Zusatzuntersuchung zur Szintigraphie herauszuarbeiten sein.

Nachweis der Schilddrüsenautonomie

Nach den Ergebnissen einer retrospektiven Studie kann bei 5,6% der Patienten unter dem 30. Lebensjahr eine Schilddrüsenautonomie nachgewiesen werden [6]. Diese Patienten lassen in der Regel alle ein sonographisches Korrelat im szintigraphisch heißen Bezirk erkennen. Bei etwa 6% der über 30jährigen Patienten fehlte ein sonographisches Korrelat im Bereich des szintigraphisch heißen Knotens. Aus diesen Daten läßt sich für die Sonographie eine Sensitivität zum Nachweis eines pathologischen Herdbefundes im Bereich der Schilddrüsenautonomie errechnen. Die Sensitivität dürfte jedoch eindeutig schlechter ausfallen, wenn prospektive

Daten aus suppressionsszintigraphischen Studien zur Verfügung stünden, in denen szintigraphisch kleine Autonomiebezirke abgrenzbar sind.

Echomuster der Schilddrüsenautonomie

Das Echomuster eines Herdbefundes im Sonogramm spiegelt in erster Linie histologische Veränderungen in der Schilddrüse wider. Echoreiche Herdbefunde resultieren aus großen Follikellumina mit viel Bindegewebe [4], echoarme Läsionen aus kleinen Follikellumina [52] bei meist mikrofollikulären Adenomen. Wegen des häufig mikrofollikulären Aufbaus autonomer Bezirke findet man im Bereich des szintigraphisch „heißen" Bezirks in der Mehrzahl der Fälle eine echoarme Binnenstruktur (75%). Diese echoarmen Herde entsprechen meist kleinen Adenomen (Abb. 9.5a, b).

Genausowenig wie ein Strumaknoten entspricht das autonome „Adenom" einer echten monoklonalen Neubildung der Schilddrüse. Es entspricht vielmehr einer heterogenen Follikelpopulation in einem bindegewebigen Netz. Diese Narbenzüge und regressiven Veränderungen erklären die Echonormalität mit zentral zystischen Veränderungen oder den Echoreichtum bei 25% der Patienten. Dies ist hauptsächlich in größeren Herdbefunden, die eine längere Existenz der Befunde vermuten läßt, nachzuweisen. Die Echoarmut eines Herdbefundes in der Schilddrüse ist mit 75% ein nicht ausreichend sensitiver Parameter für die Diagnose der Schilddrüsenautonomie. Sonographisch kann man allenfalls Rückschlüsse auf die histologischen Veränderungen ziehen, nicht jedoch auf die funktionelle „autonome" Aktivität.

In diesem Zusammenhang muß auch darauf hingewiesen werden, daß nach erfolgreicher Radiojodtherapie prätherapeutisch nicht echoarme autonome Bezirke ein echoarmes Reflexmuster aufweisen können [74].

Disseminierte Schilddrüsenautonomie

Sowohl bei der disseminierten Autonomie als auch bei der Immunhyperthyreose liegt eine funktionelle Aktivierung der Follikelepithelzellen mit kubischen oder hochprismatischen Epithelien und kleinen Lumina vor, so daß das resultierende Echomuster prinzipiell gleich sein müßte. Überträgt man das Modell des autonomen Adenoms, bei dem es mit zunehmendem Regressionsgrad zu einer Zunahme der Echointensität kommt, auch auf die disseminierte Autonomie, so dürfte hierbei ein zunehmender Regressionsgrad auch im Falle einer Hyperthyreose einen Echowandel von echoarm nach echonormal oder echoreich bedingen. Entsprechend findet man bei Patienten mit großer Struma und hyperthyreoter Stoffwechsellage häufiger einen Echoreichtum als bei normal großer Schilddrüse [4]. Eine verläßliche sonographische Differenzierung zwischen nichtimmunogener und immunogener Hyperthyreose ist demnach nicht möglich.

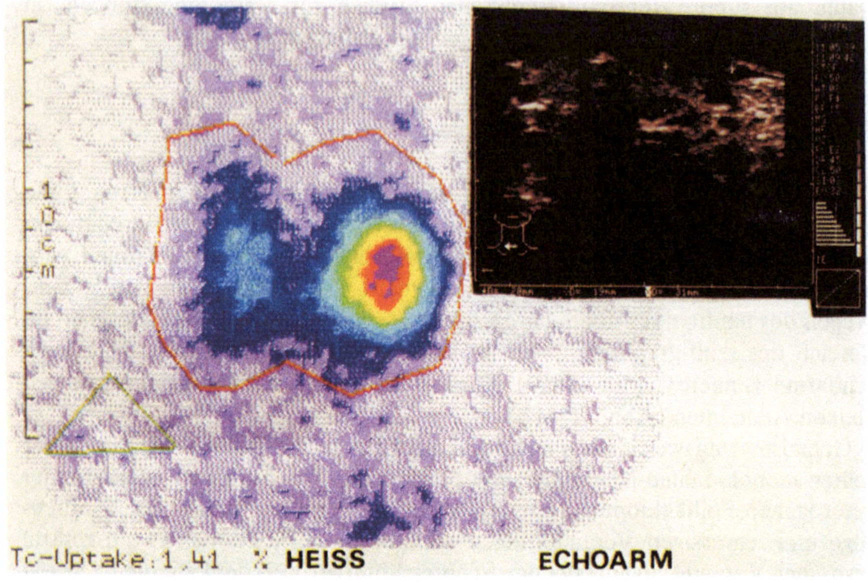

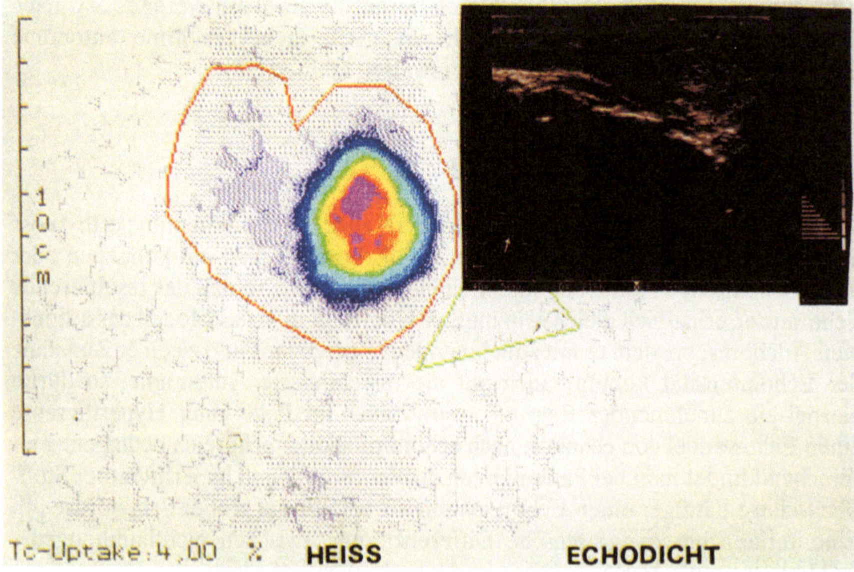

Abb. 9.5a. Schilddrüsenautonomie mit szintigraphisch heißen Knoten und sonographisch echoarmem bzw. echoreichem Herdbefund

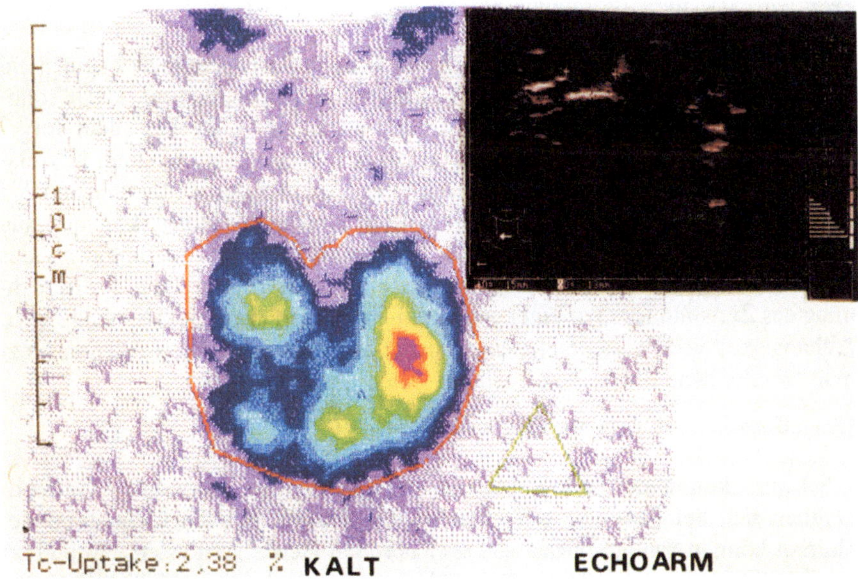

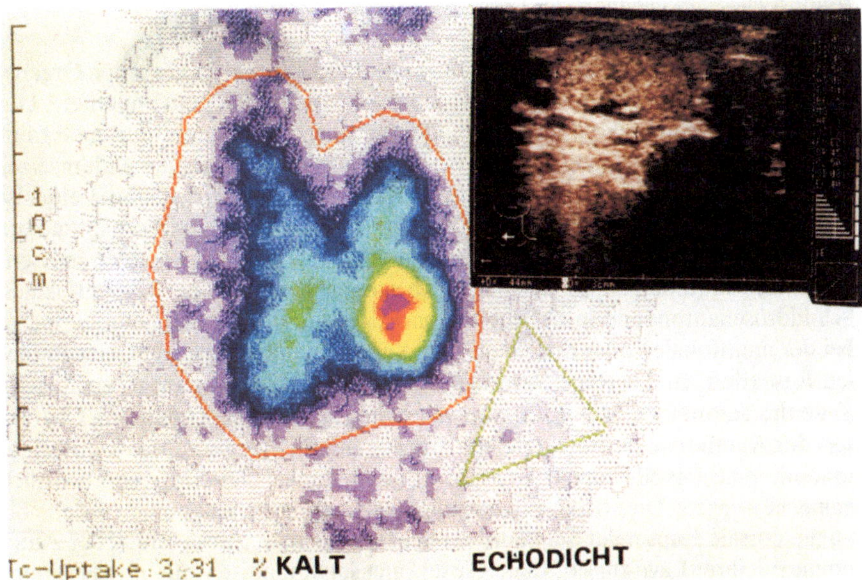

Abb. 9.5b. Regressive Schilddrüsenknoten mit szintigraphisch kaltem Bezirk und sonographisch echoarmem bzw. echoreichem Herdbefund

Volumetrie der Schilddrüsenautonomie vor geplanter Therapie

Mit zunehmender Größe von autonomen Schilddrüsenadenomen nehmen im Sonogramm die Hinweise auf regressive Veränderungen deutlich zu, so daß sonographisch keine verläßliche Volumetrie des autonomen Gewebes allein vorgenommen werden kann [6]. Entsprechend lassen sich keine signifikanten Korrelationen zwischen dem sonographisch ermittelten Volumen der Autonomie und den wichtigsten Schilddrüsen-in-vitro-Parametern errechnen. Hinzu kommen die bekannten meßtechnischen Fehler [9]. Trotzdem ist die Sonographie als das genaueste Verfahren, eventuell in Kombination mit der Szintigraphie, zur Berechnung des Zielvolumens vor einer geplanten Radiojodtherapie anzusehen [27]. In Abhängigkeit von der geometrischen Form des zu therapierenden Adenoms legt man verschiedene Formeln zu Grunde.

(Kugelform: $\dfrac{4}{3}\ \tau^3 \cdot \pi$; Ellipsoid: a $\cdot$ b $\cdot$ c $\cdot$ 0,479).

Schwierigkeiten der sonographischen Volumetrie des autonomen Gewebes ergeben sich bei Patienten mit einer multiregionalen Schilddrüsenautonomie. Hierbei können sonographisch alle speichernden Herde vermessen und addiert werden. Dies bereitet jedoch häufig Schwierigkeiten. In diesen Fällen kann die gesamte Schilddrüse als Zielvolumen angegeben werden, wobei die Herddosis dann reduziert wird. In diesen Fällen ist jedoch mit einer höheren Resthyperthyreoserate zu rechnen.

Präoperative Lokalisation der Schilddrüsenautonomie

Die Autonomie der Schilddrüse ist immer eine Erkrankung des gesamten Organs, auch wenn primär klinisch zunächst nur ein autonomes Adenom imponiert. Um alle diese autonomen Follikel der Schilddrüse zu erreichen, steht nur die Radiojodtherapie zur Verfügung. Sie alleine ist wegen des autonomen Jodumsatzes einzelner Follikelepithelzellen in der Lage, diese selektiv auszuschalten. Leider ist die Radiojodtherapie nicht bei jedem Patienten mit einer Schilddrüsenautonomie einzusetzen, so daß einige einer operativen Therapie zugeführt werden müssen. Um Rezidivautonomien zu vermeiden, besteht diese heute bei der unifokalen Schilddrüsenautonomie in der subtotalen Resektion des betreffenden Lappens, bei der multifokalen oder disseminierten Autonomie in der beidseitigen subtotalen Resektion. In der Regel wird dadurch eine Euthyreose erreicht, auch wenn Teile des autonomen Schilddrüsengewebes aufgrund des disseminierten Charakters der Autonomie in situ verbleiben. Meist kann für eine postoperative Restautonomie eine unvollständige Exzision des autonomen Gewebes verantwortlich gemacht werden. Dies tritt besonders dann auf, wenn das autonome Gewebe bis an die dorsale Kapsel der Schilddrüse reicht. Die genaue Ausdehnung der Autonomie mit ihrer Lage zur dorsalen Kapsel kann sonographisch sehr gut abgegrenzt und dem Operateur mitgeteilt werden. Bei der disseminierten Autonomie werden postoperativ Restautonomieraten bis zu etwa 13% angegeben, wobei hier präoperativ durch die Sonographie kein Beitrag zur Verringerung der Restautonomierate geleistet werden kann.

Indikation zur Szintigraphie im Rahmen des Autonomieausschlusses

Aus dem Gesagten muß gefolgert werden, daß zur Diagnostik der Schilddrüsenautonomie obligatorisch die Funktionsszintigraphie durch die morphologisch orientierte Sonographie ergänzt werden muß. Umgekehrt kann jedoch nicht geschlossen werden, daß bei jeder Struma in der Primärdiagnostik eine Szintigraphie durchgeführt werden muß. Eine Indikationsstellung zur Schilddrüsenszintigraphie kann aus der Prävalenz der Schilddrüsenautonomie hergeleitet werden. So besteht Einigkeit darüber, daß die Autonomie der Schilddrüse vor dem 30. Lebensjahr selten ist und nur insgesamt bei 5,6% der Patienten im nichtsupprimierten Schilddrüsenszintigramm entdeckt werden kann [6], im Suppressionsszintigramm dagegen bei in 33% bzw. bei in 14% der unter 25jährigen.

Bei den Patienten unter 30 Jahren kann eine Autonomie praktisch immer sonographisch als Herdbefund oder tastbarer Knoten erkannt werden [6]. Die Autonomie ist bei großen Strumen wesentlich häufiger als in leicht vergrößerten Schilddrüsen. Aus diesen Angaben läßt sich eine erhöhte Prävalenz für die Schilddrüsenautonomie ableiten, bei der dann ein szintigraphischer Autonomieausschluß erforderlich ist:

Lebensalter:	> 30 Jahre,
Struma:	> 30 ml,
Knoten:	tastbar oder sonographisch nachweisbar,
basales TSH:	supprimiert,
TRH-Test:	negativ.

9.3 Risikobeurteilung bezüglich jodinduzierter Hyperthyreose

C. R. Pickardt

Bei Patienten mit einer funktionellen Autonomie, die zum Zeitpunkt der Diagnosestellung eine euthyreote Funktion haben, entwickelt sich im Verlauf von Jahren bei 20–30% eine Schilddrüsenüberfunktion (Tabelle 9.4). Diese wird bei älteren Patienten häufiger beobachtet [6, 8, 24, 40] und betrifft möglicherweise bevorzugt Patienten mit einer multifokalen Autonomie [37, 40].

Tabelle 9.4. Entwicklung einer Hyperthyreose bei zuvor Euthyreoten mit thyreoidaler Autonomie (*k. A.* keine Angaben)

Autoren	Lit.-Nr.	n	Zeitraum (Jahre)	Hyperthyreose manifest [%]	[%]
Hamburger	[24]	167	bis 15	10,6	8,2
Blum et al.	[8]	35	bis 12	1,0	k. A.
Silverstein et al.	[66]	9	2–7	0,0	0,0
Belfiore et al.					
– ausreich. Jod	[7]	58	bis 9	19,0	k. A.
– Jodmangel		14	bis 4	29,0	k. A.
Joseph	[37]	k. A.	2–20	21,0	k. A.
Reinwein et al.	[59]	76	bis 10	8,0	k. A.

Obwohl die *jodinduzierte Hyperthyreose* bei funktioneller Autonomie wohl bekannt und gefürchtet ist, gibt es nur wenig experimentelle und klinische Daten über die Häufigkeit der jodinduzierten Hyperthyreose, über die kritische Menge an exogenem Jod und über den natürlichen Verlauf der jodinduzierten Hyperthyreose bei funktioneller Autonomie. Die Zufuhr von 400–500 µg Jodid pro Tag kann in kurzer Zeit zur Suppression der TSH-Sekretion und zum Anstieg der Schilddrüsenhormonspiegel in der Peripherie führen [15, 44], während die klinischen Zeichen der Überfunktion erst später folgen. Die tägliche Substitution von 100 µg Jodid bei euthyreoten Patienten mit uni- oder multifokaler Autonomie führt nicht zu einer manifesten Hyperthyreose, jedoch bei den meisten Patienten zu einer Suppression der TSH-Sekretion [40].

Einen Überblick über die Häufigkeit einer durch die Gesamtjodbestimmung im Serum nachweisbare Jodkontamination gibt Tabelle 9.5 [55]. Sie zeigt, daß in

Tabelle 9.5. Jodkontamination bei funktioneller Autonomie (n = 193; nach [55])

Schilddrüsenfunktion	Jodkontamination		
	nachgewiesen [%]	möglich [%]	ausgeschlossen [%]
Hyperthyreose (n = 128)	20	43	37
Grenzhyperthyreose (n = 52]	44	37	19
partielle TSH-Suppression (n = 13]	39	39	22

diesem Krankengut nur 37% der Patienten mit Hyperthyreose und Autonomie und sogar nur 19% der Patienten mit Grenzhyperthyreose keinen Anhalt für eine exogene Jodkontamination boten.

Der Versuch einer Risikioabschätzung mit Hilfe der quantifizierten Technetiumaufnahme in das autonome Gebwebe durch verschiedene Autoren [2, 37] läßt vermuten, daß Patienten mit einem autonombedingten Tc-Uptake – d. h. bei spontaner oder durch exogene Schilddrüsenhormongabe ausgelöster Suppression der TSH-Sekretion – von weniger als 3% kein oder ein geringes Hyperthyreoserisiko haben. Diese Aussage gilt jedoch nur für Patienten ohne vorherige exogene Jodkontamination [2].

Da nach einer exogenen Jodkontamination der Tc-Uptake für einen schlecht definierbaren Zeitenraum abnimmt und da eine vorausgegangene Jodkontamination individuell nicht auszuschließen ist, bietet der Grenzwert von 3% für den klinischen Alltag keine Sicherheit bei der Beurteilung des Hyperthyreoserisikos. Daher sollte eine Nutzen-Risiko-Abschätzung bei Patienten mit vergrößerter Schilddrüse oder anamnestisch erkennbarem Risiko vor der Jodexposition erfolgen [29], wobei das Alter und Vorhandensein bzw. Fehlen kardiovaskulärer Erkrankungen und die Dringlichkeit sowie die zu erwartende therapeutische Konsequenz der Jodexposition berücksichtigt werden. Keinesfalls ist es berechtigt, eine vorübergehende antithyreoidale Therapie zur vermeintlichen Verminderung des Risikos einer angiographischen Untersuchung routinemäßig anzuwenden.

9.4 Grundzüge der chirurgischen Therapie

H. Dralle

Ebenso wie die benigne euthyreote, nichtautonome Struma ein breites Spektrum operativ behandlungswürdiger Schilddrüsenveränderungen mit der gemeinsamen Eigenschaft „Euthyreose" aufweist, gilt dies auch für die Struma mit Autonomie, die sich im Prinzip von ersterer Form häufig nur durch die Entwicklung und Manifestation funktions- (nicht wachstums-)autonomer Schilddrüsenfollikel unterscheidet. Die Darstellung der Grundzüge der chirurgischen Therapie der Schilddrüsenautonomie soll daher v. a. auf diejenigen autonomierelevanten operativen Maßnahmen abzielen, die sich von denen euthyreoter, nichtautonomer Strumen unterscheiden.

Klinisch und durch eine differenzierte operative Verfahrenswahl und Technik gekennzeichnet, lassen sich 4 Formen der Schilddrüsenautonomie voneinander abgrenzen:
- der autonome Solitärknoten (unifokale Autonomie),
- die multifokale Autonomie,
- die disseminierte Autonomie,
- die jodinduzierte Hyperthyreose auf dem Boden einer Schilddrüsenautonomie.

Die Abgrenzung der ersten 3 Autonomieformen erfolgt vorwiegend szintigraphisch [2]. Pathophysiologisch sind sie als unterschiedliche Muster der Autonomieentstehung auf follikulärer bzw. thyreozytärer Ebene zu verstehen [18]; klinisch sind sie häufig nicht manifest, aber histoautoradiographisch nachweisbar und Bestandteil vieler, wenn nicht der meisten Knotenstrumen zumindest in späteren Stadien. Bedeutung für die operative Therapie hat dies v. a. bei klinisch und szintigraphisch unifokalen Autonomien, bei denen die (wahrscheinliche) Existenz weiterer autonomer Follikel(gruppen) im übrigen Schilddrüsengewebe in das Resektionsausmaß einzubeziehen ist [53, 70, 71]. Bedeutung hat es aber auch v. a. für die Therapie und den bisweilen medikamentös nicht beeinflußbaren Spontanverlauf jodinduzierter Hyperthyreosen.

Bei Entwicklung einer hyperthyreoten Stoffwechsellage ist präoperativ eine *medikamentöse antithyreoidale Vorbehandlung* mit dem Ziel des Erreichens einer Euthyreose einzuleiten. Gemeinsam ist allen publizierten Vorbehandlungsschemata der Hyperthyreose die Empfehlung einer ausreichend lang und adäquat dosierten Thyreostatikatherapie als sicherster Strategie [3, 21]. Die alleinige hochdosierte Jodgabe oder Anwendung von β-Rezeptorenblockern bleibt aufgrund der möglichen Nebenwirkungen bzw. nicht sicherer Vermeidung einer postoperativen thyreotoxischen Krise besonderen Indikationen vorbehalten (z. B. Nebenwirkungen der Thyreostase). Ausnahmen von dem angestrebten Ziel einer präoperativ euthyreoten Stoffwechsellage stellen die jodinduzierte Hyperthyreose (s. unten) und seltene Formen der nichtjodkontaminierten thyreotoxischen Krise (z. B. bei schweren Nebenwirkungen der Thyreostase und dringlichem Behandlungsbedarf) dar.

Autonomer Solitärknoten (unifokaler Autonomie)

Für die Operation eines autonomen Solitärknotens bestehen praktisch keine Kontraindikationen, da es sich in der Regel um einen relativ kleinen, wenig beeinträchtigenden, morbiditätsarmen Eingriff handelt. Andererseits sollte, wenn nicht ohnehin eine ebenso effektive Alternativtherapie wie die Radiojodbehandlung [28] vorgezogen wird, die Operationsindikation auch hier kritisch gestellt werden. Dies gilt insbesondere für sehr kleine autonome Knoten, die selten Hyperthyreosen entwickeln [23] und somit durchaus beobachtet werden können, wenn nicht eine unvermeidbare Jodkontamination bevorsteht. Eine Operationsindikation ist v. a. bei jungen Patienten zu befürworten oder, altersunabhängig, bei Patienten mit großen autonomen Adenomen (über 3 cm Durchmesser) oder mit beobachteter Größenzunahme eines Knotens, da hier häufiger mit einer Hyperthyreoseentwicklung zu rechnen ist [23]. Operatives Verfahren der Wahl stellt hier die Enukleation oder besser die Enukleationsresektion (d. h. Knotenresektion mit umgebendem Saum extranodulären Schilddrüsengewebes) dar. Neuere klinische und autoradiographische Untersuchungen haben gezeigt, daß autonome Schilddrüsenfollikel im extranodulären, szintigraphisch bzw. sonographisch primär normalem Schilddrüsengewebe nach mehrjähriger Latenz Hyperthyreoserezidive hervorrufen können [53]. Es empfiehlt sich daher, auch beim autonomen Solitärknoten eine nicht zu knappe Enukleationsresektion bzw. subtotale Lobektomie durchzuführen, um keine perinodulären autonomen Schilddrüsenfollikel in der Restschilddrüse zu belassen.

Multifokale Autonomie

Die Hauptoperationsindikation bei Knotenstrumen mit multifokaler Autonomie betrifft v. a. Patienten mit zunehmendem Alter (biologisch und auf die Schilddrüsenerkrankung bezogen) mit dem Zusammentreffen von latenten oder manifesten Hyperthyreosesymptomen, lokalen Verdrängungserscheinungen und malignitätsverdächtigen Knoten.

Das anzustrebende Operationsverfahren der multinodulären autonomen Knotenstruma wird als funktionskritische Resektion bezeichnet [17, 26]. Es setzt eine sehr subtile präoperative Diagnostik (quantitative Szintigraphie, Schilddrüsensonographie) und intraoperative Exploration voraus. Das Operationsverfahren hat zum Ziel, nur das erkrankte noduläre und im Szintigramm als autonom beschriebene Gewebe selektiv zu entfernen, die szintigraphisch und makromorphologisch gesunden Anteile hingegen zu belassen. Dies erfordert im Unterschied zu der früher befundunabhängig durchgeführten subtotal beidseitigen Standardresektion eine Rekurrens- und Nebenschilddrüsendarstellung, da individuelle, befundorientierte Resektionen durchzuführen sind, die meist in die Hilusregion der Schilddrüse hineinreichen.

Bei gleichzeitigem Malignitätsverdacht ist eine rein funktionskritische Resektion oft nicht möglich, sondern es werden oft ausgedehntere Resektionen erforderlich (z. B. Hemithyreoidektomie auf der Seite des malignitätsverdächtigen Knotens, kombiniert mit einer subtotalen, selektiven Resektion kontralateral). Die rein funktionskritischen Operationen haben jedoch im Vergleich zu früheren Standardeingriffen zu deutlich besseren Langzeitergebnissen geführt [17].

Disseminierte Autonomie

Disseminierte Autonomien ohne gleichzeitige, eine Operationsindikation begründende diffuse oder noduläre Struma sind selten, die Abgrenzung zur Immunthyreopathie ist bei Fehlen einer endokrinen Orbitopathie schwierig. Die Gefahr dieser Form der Schilddrüsenautonomie besteht in der Auslösung einer schweren jodinduzierten Hyperthyreose nach Jodkontamination, da Symptome einer Schilddrüsenerkrankung fehlen und eine Schilddrüsendiagnostik vor Jodkontamination meist unterbleibt. Häufiger werden disseminierte Autonomien in fortgeschrittenen Knotenkröpfen gesehen; die Operationsindikation wird dann v. a. durch die Symptome der multinodulären autonomen Knotenstruma bestimmt.

Bei einer disseminierten Schilddrüsenautonomie empfiehlt sich die Durchführung einer ausgedehnten subtotalen Schilddrüsenresektion, da von einer fortbestehenden Autonomie im Schilddrüsenrest auszugehen und die Langzeitentwicklung der disseminierten Autonomie nicht absehbar ist.

Jodinduzierte Hyperthyreosen

Jodinduzierte Hyperthyreosen stellen eine besondere Verlaufsform der Hyperthyreose dar, bei der eine Schilddrüsenautonomie als morphologisch-funktionelles Substrat zugrunde liegt. Nur führen Jodkontaminationen selten zu einer klinisch schweren Hyperthyreose, die jedoch dann ein bedrohliches Krankheitsbild darstellt, da eine thyreostatische Therapie kaum effektiv ist [11, 42].

Das klinisch-praktische Vorgehen bei Verdacht auf eine jodinduzierte Hyperthyreose besteht nach bzw. während der klinischen und biochemischen Sicherung der Hyperthyreose zunächst im Nachweis der Jodkontamination, welcher in der Akutphase der Erkrankung meist nur anamnestisch (Dokumentation von Zeitpunkt, Art und Menge der medikamentösen oder kontrastmittelbedingten Jodkontamination) zu sichern ist, da serum- und/oder urinanalytische Verfahren der Jodbestimmung nicht überall und sofort verfügbar sind. Der Zeitpunkt der Jodkontamination kann bis zu einem halben Jahr zurückliegen. Ihr frühzeitiger und rasch durchführbarer Nachweis ist darüber hinaus mit Hilfe einer zervikalen

Computertomographie möglich, die nach erfolgter Jodbelastung eine signifikant höhere Dichte der jodkontaminierten Schilddrüse gegenüber derjenigen normaler Schilddrüsen aufweist [41].

Bei einer klinisch schweren Hyperthyreose infolge vorangegangener Jodkontamination sind unter ausschließlich medikamentöser Behandlung schwere protrahierte Krankheitsverläufe mit letalem Ausgang beobachtet worden. Trotz der hyperthyreoten Stoffwechsellage sollte daher nach einem nur kurzen medikamentös-konservativen Therapieversuch eine frühzeitige operativ-ablative Intervention erfolgen. Die in verschiedenen Zentren mit diesem Behandlungskonzept gewonnenen Erfahrungen sind insgesamt überzeugend [11, 21, 42].

Das Ausmaß der Schilddrüsenresektion wird von der Art und Ausdehnung der zugrundeliegenden Schilddrüsenerkrankung bestimmt (subtotale oder totale Lobektomie bei unifokaler Autonomie, subtotale Thyreoidektomie mit kleinem Schilddrüsenrest von ca. 4 g bei multifokaler oder disseminierter Autonomie und bei Immunthyreopathie); im Zweifelsfall sollte eher eine ausgedehnte Schilddrüsenresektion durchgeführt werden, als den Behandlungserfolg mit einer zu sparsamen Resektion zu gefährden.

9.5 Grundzüge der Radiojodtherapie

W. Becker

Die Autonomie der Schilddrüse ist immer eine Erkrankung des gesamten Organs, auch wenn primär klinisch zunächst nur ein autonomer Bezirk imponiert. Um alle autonomen Follikel therapeutisch zu erreichen, steht eigentlich nur eine Behandlungsmöglichkeit zur Verfügung, nämlich die Radiojodtherapie. Sie allein ist in der Lage, gerade wegen des autonomen Jodumsatzes oft einzelner Follikelzellen, diese selektiv auszuschalten. Dagegen kann eine medikamentöse Therapie der Hyperthyreose im Rahmen der Schilddrüsenautonomie nur symptomatisch wirksam sein.

Durchführung

Die Grundzüge für die Therapieplanung und Durchführung bei der ^{131}J-Therapie sind vergleichbar der Radiojodtherapie der euthyreoten Struma (s. dort). Besonderheiten ergeben sich v. a. bei der Dosimetrie und der Volumetrie, auf die in diesem Kapitel nochmals besonders eingegangen werden soll.

Die bei allen Formen der Hyperthyreose geführte Diskussion um hohe Rezidivquoten, sowohl nach der operativen als auch nach der nuklearmedizinischen Therapie der immunogenen und nicht immunogenen Hyperthyreose, fokussiert chirurgischerseits auf das Volumen des Restschilddrüsengewebes in situ, in der Nuklearmedizin auf die Frage, durch welches Dosiskonzept (Tabelle 9.6) das eigentliche Therapieziel bei der Schilddrüsenautonomie – nämlich die Beseitigung der Hyperthyreose und Elimination der Autonomie – zu erreichen ist. Diese Frage ist besonders bei der multifokalen Schilddrüsenautonomie von Interesse, bei der ein exaktes Volumen der autonomen Masse in der Regel nicht angegeben werden kann, da eine multinoduläre Struma vorliegt, die nicht nur mühsam zu volu-

Tabelle 9.6. Dosiskonzept

Erscheinungsform der Autonomie	Zielvolumen	Volumenbestimmung	Dosis [Gy]
– unifokal	Adenom	sonographisch	400
– bi- und multifokal	alle Adenome	wenn sonographisch abgrenzbar	400
– multifokal und disseminiert	Gesamtschilddrüse	sonographisch	150

metrieren wäre, sondern bei der in der Regel die autonomen Areale sonographisch vom umgebenden Gewebe nicht differenzierbar sind.

Es besteht weitgehende Einigkeit darüber, für die unifokale Autonomie die zu applizierende Radioaktivität für eine Dosis von 400 Gy zu berechnen. Gelingt es sonographisch bei einer bi- oder multifokalen Autonomie, das Volumen der autonomen Areale genau anzugeben, so wird man auch hierbei die Aktivität für 400 Gy berechnen. Bei multifokalen oder disseminierten Autonomien ohne sicher zu volumetrierendes Autonomievolumen wird vorgeschlagen, das gesamte Schilddrüsenvolumen als Zielvolumen einzusetzen, die zu applizierende Aktivität aber nur auf eine Dosis von 150 Gy zu berechnen [51]. Unter diesen Voraussetzungen ist die Erfolgsquote bei der multifokalen Autonomie etwas niedriger und beträgt nach den Angaben von Moser et al. [51] 88 % statt 95 % bei einer Herddosis von 400 Gy bei genau volumetrierbarem Adenomgewebe.

Indikationen

Nicht alle Patienten mit einer Autonomie müssen einer ablativen Therapie zugeführt werden. Dies ist erst dann notwendig, wenn die Autonomie Symptome auslöst, d.h. in der Regel: wenn eine Hyperthyreose oder andere klinische Symptome z.B. Herzrhythmusstörungen eintreten.

Sollte eine Autonomie auch schon im euthyreoten Zustand therapiert werden müssen oder liegt unter laufender Thyreostase der TSH-Basalspiegel im Normbereich, so sollte durch eine Schilddrüsenhormonsuppressiontherapie oder durch Absetzen der laufenden Thyreostase der ^{131}J-Uptake in das gesunde Schilddrüsengewebe unterdrückt und eine Strahlenexposition dieses Gewebes vermieden werden. Diese Suppression sollte wie zur Diagnostik im Rahmen der Suppressionsszintigraphie etwa 4 Wochen mit einem L-Thyroxinpräparat durchgeführt werden. Liegt eine besonders große Struma zusätzlich vor, so sollte bei euthyreoten Strumen keine TSH-Suppression herbeigeführt werden, um eine zusätzliche Strumaverkleinerung zu erreichen.

Vergleicht man die Ergebnisse der Operation und der Radiojodtherapie bei der Schilddrüsenautonomie, so führen beide Verfahren funktionell zu vergleichbaren Ergebnissen. Einer Operation ist v.a. dann der Vorzug zu geben, wenn eine Schwangerschaft besteht oder ein Karzinomverdacht gegeben ist und wenn ausgeprägte mechanische Symptome vorliegen, die zum einen eine schnelle Entlastung erforderlich machen und bei denen andererseits durch eine ödematöse Vergrößerung der Schilddrüse während der Radiojodtherapie eine Verschlechterung der Symptomatik (im Sinne einer Strahlenthyreoiditis, aber insbesondere im Sinne einer Dyspnoe) nicht auszuschließen ist.

Bei allen anderen Formen der Autonomie ist der Radiojodtherapie der Vorrang einzuräumen, insbesondere wenn die Patienten sich in einem schlechten Allgemeinzustand befinden, wenn die Autonomie sonographisch bis an die dorsale Schilddrüsenkapsel reicht oder wenn eine ausgeprägt multifokale Form vorliegt, da dies bei etwa 20 % der Patienten zu einer inkompletten Resektion des autonomen Gewebes führt und damit eine Restautonomie nach der Operation resultiert

[5]. Da der Wirkungseintritt einer Radiojodtherapie erst nach etwa 5–6 Monaten voll erreicht ist, wird immer dann, wenn eine baldige Beseitigung der Autonomie aus klinischer Sicht im Vordergrund steht (dringende Kontrastmittelapplikation, Amiodaronemedikation etc.) der Operation der Vorzug zu geben sein.

Ergebnisse

Geht man von der Pathophysiologie der Schilddrüsenautonomie aus, so wäre mit Ausnahme der Gravidität und bei Kindern und Jugendlichen die Radiojodtherapie die Therapie der Wahl bei dieser Erkrankung, da alle autonomen Follikelverbände therapiert würden, ohne daß Nebenwirkungen bei dieser Dosierung bekannt sind. Die Bettenkapazität in der Bundesrepublik Deutschland zur Durchführung einer Radiojodtherapie ist jedoch um ein Vielfaches zu gering, so daß bereits bei einer Patientenvorauswahl immer noch monatelange Verzögerungen in Kauf genommen werden müssen. Eine Indikation zur ablativen Therapie besteht nach der Meinung der meisten Autoren dann, wenn die Autonomie im Sinne der Hyperthyreose Symptome hervorruft.

Das erste Ziel der Therapie besteht damit in der definitiven Beseitigung der Hyperthyreose, was zu einem hohen Prozentsatz gelingt. Emrich u. Reinhardt [13] zeigen, daß dies jedoch im wesentlichen von der Menge des autonomen Gewebes abhängt. So waren Radiojodtherapie und Operation bei der Hyperthyreosebeseitigung und der Autonomiebeseitigung gleichwertig, sofern der TCTU kleiner als 3,2 % war; wenn er höher war, so war bei einer errechneten Dosis von 200 Gy die Operation jeweils der Radiojodtherapie überlegen, sofern von einer einmaligen Applikation ausgegangen wurde. Da die Radiojodtherapie im Vergleich zur Operation nebenwirkungsfrei ist, kann sie jedoch beliebig wiederholt werden, so daß es Therapieversager durch zu niedrige Dosierung eigentlich nicht gibt.

Die Beseitigung der Schilddrüsenautonomie konnte durch eine erste Therapie beinahe von allen Arbeitsgruppen in 85–95 % der Fälle erreicht werden, ohne daß es zur Entwicklung von Restautonomien kam, wie diese für die Schilddrüsenoperation immer wieder beschrieben worden ist [10]. Problematisch ist die Elimination von autonomen Schilddrüsengewebe besonders bei sehr großer Masse dieses Gewebes. Die genaue Abschätzung der autonomen Masse ist jedoch äußerst problematisch. Bei der unifokalen Autonomie ist nicht alles sonographisch faßbare Gewebe autonom, sondern mit regressivem Schilddrüsengewebe durchsetzt, was eher zu einer Überschätzung des Volumens der Autonomie führt. Zwischen dieser unifokalen Autonomie und der diffusen Autonomie kommen de facto alle Übergänge vor, so daß in der Regel eine genaue Abschätzung des autonomen Gewebes anhand der Sonographie nur sehr schwer möglich ist. Es wird daher vorgeschlagen [13], zur Therapieplanung bei der multifokalen Autonomie und der diffusen Autonomie auf eine Volumetrie zu verzichten und unter Suppression der regelbaren Anteile den TCTU zu bestimmen. Erfahrungen mit dieser Methode liegen derzeit jedoch noch nicht in ausreichender Form vor.

Dies erklärt die Möglichkeit einer Überdosierung mit dem Effekt der konsekutiven manifesten Hypothyreose, die allerdings von den meisten Autoren mit nur

Tabelle 9.7. Ergebnisse der einmaligen Radiojodtherapie

Autoren	Autonomie-form	Berechnete Dosis [Gy]	Autonomie-ausschaltung [%]	Hypothyreose-rate (manifest) [%]	Nach-beobach-tungszeit
Heinze u. Bohn [28]	– unifokal	300–400	98	3	0,3–8 Jahre
Glanzmann u. Horst [19]	– unifokal	300–400	85	–	–
Heinze u. Bohn [28]	– unifokal/ multifokal	400	98	0,5	< 7 Jahre
Moser et al. [51]	– unifokal/ multifokal	400 400/150	95 95/88	20 4/3	68 Monate 3–65 Monate
Emrich u. Reinhardt [13]	– uni/ multifokal	200	85–90	3	2–6 Jahre
Müller-Gärtner et al. [53]	– uni-/multi-fokal	200	93	1,7	2–15 Jahre

3–4 % angegeben wird (Tabelle 9.7). Weiterhin ist mit einer Hypothyreose umso eher zu rechnen, je größer das autonome Adenom und je kleiner das paranoduläre Gewebe ist. Dies gilt jedoch in gleicher Weise für die effektive chirurgische Therapie der Autonomie. Gorman u. Robertson [22] zeigen, daß die Strahlenbelastung des paranodulären supprimierten Gewebes einerseits mit der Größe des autonomen Gewebes zunimmt und sich andererseits mit dem Abstand vom Adenom drastisch verringert. Dies erklärt, warum auch bei optimaler Suppression des paranodulären Gewebes bei den erwähnten Ausgangsbedingungen Hypothyreosen unvermeidbar sind. Dies dürfte im Vergleich zu den obengenannten Gründen jedoch eher selten sein. Die von allen Autoren beobachteten Hypothyreosen traten zumeist innerhalb des ersten Jahres nach der Therapie auf und müssen daher als Frühhypothyreosen eingestuft werden. Späthypothyreosen wie dies gerade für die Immunhyperthyreose berichtet wird, kommen jedoch kaum vor [53]. Eine posttherapeutische Hypothyreose ist mit der oben angegebenen Frequenz akzeptabel, da sie leicht durch eine adäquate Substitutionstherapie ausgeglichen werden kann.

Besonders hervorzuheben ist, daß die Radiojodtherapie sich unabhängig vom Ort ihrer Durchführung durch das Fehlen jeglicher Komplikationen hervorhebt. Lokale Nebenwirkungen sind transient und reversibel. Ein Nachteil der Radiojodtherapie liegt im verzögerten Wirkungseintritt, so daß bei Funktionsstörungen des Organs eine thyreostatische Medikation zunächst weiter fortgeführt werden muß. Die fiktive Altersgrenze von 40 Jahren wird nicht mehr als bindend angesehen, zumal es keine Hinweise für strahleninduzierte Malignome der Schilddrüse oder des Knochenmarks gibt. Strikte Kriterien einer Differentialindikation zwischen Operation oder Radiojodtherapie gibt es daher mit Ausnahme einer Gravidität oder einer absoluten Operationskontraindikation nicht.

Aufgrund der in Tabelle 9.7 gezeigten Energiedosen scheint ein Widerspruch vorzuliegen, da vergleichbare Wirkungen mit unterschiedlichen Dosen erzielt werden (200 Gy vs. 300–400 Gy). Eine echte Vergleichbarkeit der Kollektive ist jedoch nicht gegeben, da unterschiedliche Parameter der Patientenauswahl eingesetzt wurden. Emrich u. Reinhardt [13] klassifizieren ihr Patientenkollektiv bereits nach dem TCTU in niedrige Schweregrade und höhere Schweregrade, andere Gruppen geben keine genauen Hinweise zur autonomen Schilddrüsenmasse, so daß allein der Unterschied durch eine andersartige Zusammensetzung des Patientenkollektivs erklärbar wäre. Die Berechnung der zu verabreichenden Aktivität für eine Dosis von 300–400 Gy gilt jedoch als die am meisten verbreitete.

Nachsorge

Auch nach einer Radiojodtherapie der Schilddrüsenautonomie ist eine regelmäßige Nachsorge des Patienten erforderlich, um die Schilddrüsenfunktion zu kontrollieren und um den Erfolg der Therapie im Sinne der Ausschaltung der Autonomie zu dokumentieren. Nach den Ergebnissen von Heinze u. Bohn [28] waren 13,5 % aller autonomen Adenome nach 3 Monaten und 88 % der Autonomien nach 6 Monaten (Abb. 9.6) und 98 % innerhalb von 12 Monaten ausgeschaltet. Im Mittel betrug die Zeit 5,1 Monate. Aus diesem Grunde wird eine erste Kontrolle der Laborparameter 1 Monat nach Entlassung aus der Therapiestation, eine szintigraphische Kontrolle nach 6 Monaten und ggf., sofern keine vollständige Elimination gegeben ist nochmals nach 12 Monaten empfohlen. Erst dann ist die Indikationsstellung für eine erneute Radiojodtherapie sinnvoll. Da nach diesem Zeitraum etwa 70 % aller posttherapeutischen Hypothyreosen eingetreten sind, reichen dann Untersuchungen in jährlichen Abständen aus.

Eine Schilddrüsenhormontherapie ist im Sinne einer Substitution bei einer Hypothyreose notwendig. Bei euthyreoter Stoffwechsellage und gesichertem Aus-

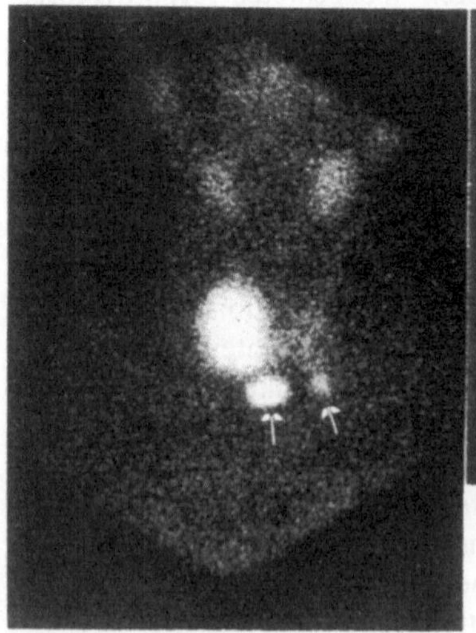
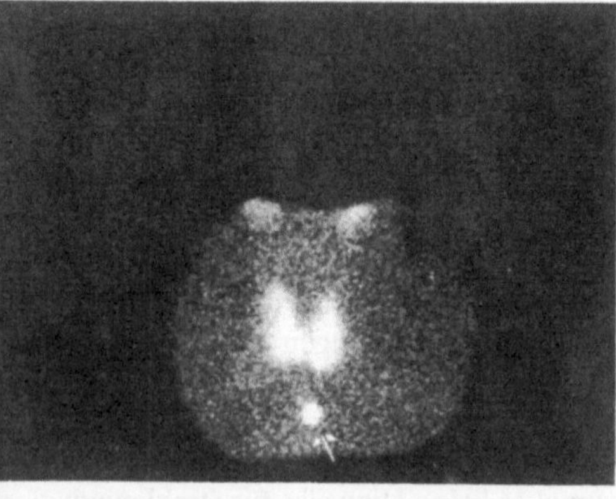

Abb. 9.6. ^{99m}Tc-Pertechnetatszintigramm einer unifokalen rechtsseitigen Schilddrüsenautonomie vor (links) und 6 Monate nach Radiojodtherapie mit 555 MBq ^{131}J (→ Jugulummarkierung)

schluß der Autonomie sollte eine Jodprophylaxe empfohlen werden. Eine Schilddrüsenhormontherapie in suppressiver Dosis ist auch bei einer weiter bestehenden Struma nicht aussichtsreich, da eine weitere Strumaverkleinerung nicht eintreten wird.

Strahlenexposition

Die durch die Radiojodtherapie resultierende Strahlenexposition des Patienten ist vergleichbar mit der Strahlenexposition bei der Therapie der Struma (s. S. 118 ff.).

Grundsätzlich ist im Zusammenhang mit einer Radiojodtherapie die Möglichkeit strahleninduzierter onkogener und vererbbarer Wirkungen zu erwägen.

Für das Risiko einer strahlenbedingten Induktion von Schilddrüsenkarzinomen wurden zwar aus Beobachtungen nach externer Exposition der Schilddrüse [12] Risikokoeffizienten hergeleitet, sie sind jedoch zumindestens für den Dosisbereich der Radiojodtherapie (50–250 Gy) nicht anwendbar [45], da hier die Effekte der Zellabtötung dominieren. Dies hat einige Autoren zu der Empfehlung veranlaßt, eine so hohe Dosierung der Aktivität zu wählen, daß eine vollständige Ablation der Schilddrüse bei der Therapie der Immunhyperthyreose gewählt wird. Die Auswertung dreier großer Studien [10, 32, 33] ergab bisher für die Therapie bei der Immunhyperthyreose keine statistisch signifikante Erhöhung der Schilddrüsenkarzinominzidenz bei den mit Radiojod therapierten Hyperthyreosen. Wegen der allerdings noch vergleichsweise kurzen Beobachtungzeit bestehen gewisse Einschränkungen. Alle diese Studien beziehen sich auf die Therapie der Immunhyperthyreose. Da die applizierte Dosis und die effektive Halbwertszeit bei diesen Patienten jedoch vergleichbar mit der der Therapie der Schilddrüsenautonomie und der Struma sind, dürften die Ergebnisse auch auf andere benigne Schilddrüsenerkrankungen übertragbar sein.

Bezüglich der strahlenbedingten Induktion eines Mammakarzinoms durch die Radiojodtherapie der Hyperthyreose läßt sich ein rechnerisches Risiko 4. Ordnung (1–9 pro 10000) herleiten. In einer neueren Studie [31] an 1005 Patienten, die eine Hyperthyreosetherapie mit ^{131}J erhalten hatten, wurde gegenüber der chirurgisch behandelten Kontrollgruppe bei einer mittleren Beobachtungzeit von 15 bzw. 21 Jahren keine erhöhte Brustkrebsinzidenz beobachtet. Diese Häufigkeiten sind miteinander verträglich, da das mittlere Alter bei der Radiojodtherapie bei 57 Jahren lag und man rechnerisch in dieser Gruppe 0,1 zusätzliche Fälle erwarten würde.

Das rechnerische Risiko einer Leukämieinduktion bei der Radiojodtherapie der Hyperthyreose ist ebenfalls 4. Ordnung (1–9/10000). Umfangreiche Untersuchungen im Rahmen der amerikanischen „Cooperative thyrotoxicosis therapy follow-up study" [61] über im Mittel 6,5 Jahre und an einer Teilgruppe [31] über 15 Jahre erbrachten keinen Hinweis auf eine erhöhte Leukämieinzidenz durch eine Radiojodtherapie, im Vergleich zur Operation sogar ein um 40 % geringeres Risiko [28].

Strahleninduzierte vererbbare Wirkungen konnten am Menschen bisher nicht mit statistischer Signifikanz nachgewiesen werden, auch nicht bei Kindern der

Überlebenden von Hiroshima und Nagasaki. Dies gilt ebenso für Nachbeobachtungen an mit Radiojod behandelten Patienten und deren Nachkommen.

Dabei handelte es sich zum Teil um Studien an Patienten, die wegen eines Schilddrüsenkarzinoms erheblich höhere [131]-J Aktivitäten erhielten als bei der Hyperthyreosetherapie. Auf der Grundlage tierexperimenteller Daten läßt sich rechnerisch für die Induktion vererbbarer Wirkungen durch die Radiojodtherapie der Hyperthyreose ein Risiko 5. Ordnung (1–9 pro 100000) herleiten.

Einigkeit besteht darüber, daß die Schwangerschaft eine Kontraindikation der Radiojodtherapie darstellt. Das beruht für die ersten Wochen der Gravidität auf grundsätzlichen Erwägungen zur Vermeidung unnötiger Strahlenexpositionen (wobei die Uterusdosis mit etwa 20 mGy unterhalb des Schwellenwertes für teratogene Wirkungen liegt), für die Zeit aber der 12. Woche auf der Erkenntnis, daß die Größenordnung der fetalen und maternalen Schilddrüsendosis etwa gleich und damit für die fetale Schilddrüse intolerabel hoch ist.

Literatur zu Kapitel 9

1. Ashkar FS (1981) Thyroid imaging and function studies. Clin Nucl Med 6:77–86
2. Bähre M, Hilgers R, Lindemann C, Emrich D (1988) Thyroid autonomy: sensitive detection in vivo and estimation of its functional relevance using quantified high-resolution scintigraphy. Acta Endocrinol (Copenh) 117:145–153
3. Bay V (1980) Operationsindikation, präoperative Vorbereitung, Operation und Nachbehandlung des M. Basedow und der anderen Hyperthyreoseformen. Chirurg 51:619–624
4. Becker W, Reiners C, Wiedemann W, Schäffer R, Börner W (1984) Sonographie bei diffuser Hyperthyreose: sind immunogene Formen differenzierbar? Klinikarzt 13:920–932
5. Becker W, Reiners C, Börner W (1985) Präoperative sonographische Lokalisationsdiagnostik autonomer Adenome. Ihre Bedeutung zur Verringerung der Rest- oder Rezidivautonomien. Nuklearmediziner 38:265–271
6. Becker W, Börner W, Gruber G (1986) Szintigraphie und Sonographie bei der Diagnostik der Schilddrüsenautonomie. Dtsch Med Wochenschr 111:1630–1635
7. Belfiore A, Sava L, Runello F, Tomaselli L, Vigneri R (1983) Solitary autonomously functioning thyroid nodules and iodine deficiency. J Clin Endocrinol Metab 56:283–288
8. Blum M, Shenkman L, Hollander CS (1975) The autonomous nodule of the thyroid: correlation of patients age, nodule size and functional status. Am J Med Sci 269:43–50
9. Brunn J, Block U, Ruf G, Bos I, Kunze WP, Scriba PC (1981) Volumetrie der Schilddrüsenlappen mittels Real-Time-Sonographie. Dtsch Med Wochenschr 106:1338–1340
10. Dobyns BM, Sheline GE, Workman JB, Tompkins EA, McCoahey WM, Becker DV (1974) Malignant and benign neoplasms of the thyroid in patients treated for hyperthyroidism. A report of the cooperative thyrotoxicosis therapy follow-up study. J Clin Endocrinol 38:976–998
11. Dralle H, Lang W, Pretschner DP, Pichlmayr R, Hesch RD (1985) Operationsindikation und chirurgisches Vorgehen bei jodinduzierter Hyperthyreose. Langenbecks Arch Chir 365:79–89
12. Editorial (1985) Radiation induced thyroid cancer. Lancet II:2–3
13. Emrich D, Reinhardt M (1989) Ergebnisse der definitiven Behandlung der Autonomie bei Jodmangelstruma. Nuklearmedizin 28:11–16
14. Engel U, Bay V, Laack D (1987) Ergebnisse nach ausgedehnter Resektion immunogener und nicht immunogener Hyperthyreosen. (140. Tagung der Vereinigung Nordwestdeutscher Chirurgen, Hamburg 3.–5. Dez. 1987)

15. Ermans AM, Camus M (1972) Modifications of thyroid function induced by chronic administration of iodide in the presence of "autonomous" thyroid tissue. Acta Endocrinol (Copenh) 70:463–475
16. Freitas JE, Swanson DP, Gross MD, Sission JC (1979) Iodine-131: optimal therapy for hyperthyroidism in children and adolescents? J Nucl Med 20:847–850
17. Gemsenjäger E (1983) Autonomie, chirurgische Verfahrenswahl und funktionelle Resultate bei multinodöser Struma. In: Röher HD, Wahl RA (Hrsg) Chirurgische Endokrinologie. Thieme, Stuttgart New York, S 47–57
18. Gerber H, Peter HJ, Ramelli F et al. (1983) Autonomie und Heterogenität der Follikel in der euthyreoten und hyperthyreoten menschlichen Knotenstruma: die Lösung alter Rätsel? Schweiz Med Wochenschr 113:1178–1187
19. Glanzmann C, Horst W (1977) Die Therapie benigner Schilddrüsenerkrankungen: Hyperthyreose – autonomes Adenom – eythyreote Struma. Therapiewoche 27:8119–8138
20. Goretzki PE, Wahl RA, Branscheid D, Joseph K, Tsuchiya A, Röher HD (1985) Indication for operation of patients with autonomously functioning thyroid tissue in endemic goiter areas. World J Surg 9:149–155
21. Goretzki PE, Frilling A, Grussendorf M, Röher HD (1989) Chirurgische Therapie der Hyperthyreose. Aktuell Chir 24:47–52
22. Gormann CA, Robertson JS (1978) Radiation dose in the selection of J-131 or surgical treatment for toxic thyroid adenoma. Ann Intern Med 89:85–89
23. Hamburger JI (1980) Evolution of toxicity in solitary nontoxic autonomously functioning thyroid nodules. J Clin Endocrinol Metab 50:1089–1093
24. Hamburger JI (1981) Should all autonomously functioning thyroid nodules be ablated to prevent the subsequent development of thyrotoxicosis. In: Hamburger JI, Miller JN (eds) Controversies in clinical thyroidology. Springer, Berlin Heidelberg New York, p 69
25. Hayek A, Chapman EM, Crowford JD (1970) Long-term results of treatment of thyrotoxicosis in children and adolescents with radioaktive iodine. N Engl J Med 283:949–953
26. Heim W (1961) Die „funktionskritische Operation" bei Schilddrüsenerkrankungen. Zentralbl Chir 86:755–764
27. Heinze HG (1984) Postoperative und Radiojodtherapie. In: Becker HD, Heinze HG (Hrsg). Maligne Schilddrüsentumoren. Springer, Berlin Heidelberg New York Tokyo
28. Heinze HG, Bohn U (1987) J-131-Therapie des autonomen Adenoms der Schilddrüse. Dtsch Med Wochenschr 112:1073–1079
29. Heinze HG, Wöhler J, Ingrisch H, Pfeifer KJ, Souvatzoglu I, Horn K, Scriba PC (1974) TSH-Stimulation mit niedrigen Dosen zur Diagnostik des autonomen Adenoms. Dtsch Med Wochenschr 99:1236–1239
30. Heinze HG, Pickardt CR, Scriba PC (1975) Das autonome Adenom der Schilddrüse. Dtsch Med Wochenschr 100:2223–2225
31. Hoffman DA (1984) Late effects of J-131 therapy in the United States. In: Boice JD, Fraumeni JF (eds) Radiation carcinogenesis. Epidemiology and biological significance. Raven, New York, pp 273–280
32. Hoffman DA, McConahey WM (1983) Breast cancer following iodine-131 therapy for hyperthyroidism. J Natl Cancer Inst 70:63–67
33. Holm EE (1984) Malignant disease following J-131 therapy in Sweden. In: Boyce JD, Fraumeni JF (eds) Radiation carcinogenesis. Epidemiology and biological significance. Raven, New York, pp 263–271
34. Holm LE, Lundell G, Israelsson A, Dahlquist J (1982) Incidence of hypothyroidism occuring long after iodine-131 therapy for hyperthyroidism. J Nucl Med 23:103–107
35. Hurley JR, Becker DV (1981) Thyroid suppression and stimulating testing: The place of scanning in the evaluation of nodular thyroid disease. Semin Nucl Med 11:149–160
36. Igl W, Fink U, Leisner B (1979) Die Kombination von Szintigramm und Sonogramm in der Diagnostik des autonomen Schilddrüsenadenoms. Nuccompact 10:184–188
37. Joseph K (1986) Thyreoidale Autonomie, Diagnostik, Therapie und Nachsorge. Therapiewoche 36:1711–1723
38. Joseph K, Mahlstedt J, Pries HH, Schmidt U, Welcke U (1977) Früherkennung und Abschätzung des Hyperthyreoserisikos autonomen Schilddrüsengewebes. Nuccompact 8:134–141

39. Joseph K, Mahlstedt J, Gonnermann R, Herbert K, Welcke U (1979) Verlaufsuntersuchungen bei Patienten mit autonomen Schilddrüsengewebe (AFTT). Nuccompact 10:206–213
40. Joseph K, Mahlstedt J, Welcke U (1979) Thyroidale Autonomie – Altersverteilung und Verhalten unter Jodprophylaxebedingungen. Nuccompact 10:100–104
41. Joseph K, Berg-Schlosser F, Herbert K (1986) Computertomographische Bestimmung der intrathyreoidalen Jodkonzentration im Strumaendemiegebiet. RÖFO 144:417–421
42. Köbberling J, Hintze G, Becker HD (1985) Iodine-induced thyrotoxicosis – a case for subtotal thyroidectomy in severely ill patients. Klin Wochenschr 63:1–7
43. Krüskemper HL, Joseph K, Köbberling J, Reinwein D, Schatz H, Seif FJ (1985) Klassifikation der Schilddrüsenkrankheiten. Intern Welt 8:47–49
44. Livadas DP, Koutras DA, Souvatzoglou A, Beckers C (1977) The toxic effects of small iodine supplements in patients with autonomous thyroid nodules. Clin Endocrinol 7:121–127
45. Maxon HR, Thomas SR, Saenger EL, Buncher CR, Kereiakes JG (1977) Ionizing irradiation and the induction of clinically significant disease in the human thyroid gland. Am J Med 63:967–978
46. Meng W, Meng S, Hampel R, Ventz M, Zeisler A (1982) Ergebnisse der Schilddrüsenhormontherapie bei blander Struma. Z Ges Inn Med 37:540–542
47. Miller MJ (1978) Hyperthyroidism from the thyroid follicle with autonomous function. Clin Endocrinol Metab 7:177–197
48. Miller JM, Horn RC, Block MA (1967) Autonomous functioning thyroid nodule in the evaluation of nodular goiter. J Clin Endocrinol 27:1264–1274
49. Miloni E, Studer H (1980) Functional and morphology particularities of the autonomous follicles in human goiters. J Mol Med 4:7–20
50. Mornex R, Orgiazzi JJ (1980) Hyperthyroidism. In: De Visscher M (ed) The thyroid gland. Raven, New York, pp 279–376
51. Moser E, Pickardt CR, Mann K et al. (1988) Ergebnisse der Radiojodbehandlung von Patienten mit immunogener und nicht-immunogener Hyperthyreose bei Anwendung unterschiedlicher Herddosen. Nuklearmedizin 27:98–104
52. Müller HW, Schröder S, Schneider C, Seifert G (1985) Sonographic tissue characterisation in thyroid gland diagnosis. Klin Wochenschr 63:706–711
53. Müller-Gärtner HW, Schneider C, Riechert B, Kayser D, Kremer B (1989) Langzeitergebnisse nach Operation oder Radiojodbehandlung des solitären autonomen Adenoms der Schilddrüse. Chirurg 60:33–38
54. Peter HJ, Gerber H, Studer H, Smeds S (1985) Pathogenesis of heterogeneity in human multinodular goiter. J Clin Invest 76: 1992–2002
55. Pickardt CR, Witte A, Busch G, Habermann J (1985) Die Bedeutung exogener Jodkontamination für die Manifestation von Hyperthyreosen. In: Pickardt CR, Schleusener H, Weinheimer B (Hrsg) Schilddrüse 1983. Thieme, Stuttgart New York, S 303
56. Plummer HS (1913) The clinical and pathological relationship of simple and exophthalmic goiter. Trans Assoc Am Physicians 28:790–795
57. Pohl G, Galvan G, Steiner H, Salis-Samaden R (1973) Das autonome Adenom der Schilddrüse im Struma-Endemiegebiet. Dtsch Med Wochenschr 98:189–193
58. Reiners C, Wiedemann W (1983) Kombination von Sonographie und Szintigraphie: Bestimmung des Impuls-Dicke-Quotienten. Akt Endokr Stoffw 4:130–135
59. Reinwein D, Gieshoff B, Ufacorro U, Interthal I, Strötges W, Emrich D (1978) The natural course of the autonomous thyroid adenoma. Ann Endocrinol (Paris) 39:110
60. Rösler H, Wimpfheimer C, Ruchti C, Kinser J, Teuscher J (1984) Hyperthyreose bei maligner Struma-Retrospektive Erhebung mit 53 Fällen.Nuklearmedizin 23:293–300
61. Saenger EL, Thoma GE, Tompkins EA (1965) Incidence of leukemia following treatment of hyperthyroidism. JAMA 205:855
62. Safa AM, Schumacher OP, Rodriguez-Antunez A (1975) Long-term follow-up results in children and adolescents treated with radioactive iodine (J-131) for hyperthyroidism. N Engl J Med 292:167–171
63. Sande J van, Lamy F, Lecocq R et al. (1988) Pathogenesis of autonomous thyroid nodules: in vitro study of iodine and adenosine 3′, 5′-monophosphate metabolism. J Clin Endocrinol Metab 66:570–579

64. Sarkar SD, Beierwaltes WH, Gill SP, Cowley BJ (1986) Subsequent fertility and birth histories of children and adolescent treated with J-131 for thyroid cancer. J Nucl Med 17:460–464
65. Scriba PC, Börner W, Emrich D et al. (1985) Schilddrüsenfunktionsdiagnostik und die Diagnose von Schilddrüsenkrankheiten. Intern Welt 8:78–86
66. Silverstein GE, Burke G, Kogan R (1967) The natural history of the autonomous hyperfunctioning thyroid nodule. Ann Intern Med 67:539–548
67. Studer H, Ramelli F (1982) Simple goiter and its variants: euthyroid and hyperthyroid multinodular goiters. Endocr Rev 3:40–61
68. Studer H, Hunziker HR, Ruchti C (1978) Morphologic and functional substrate of thyrotoxicosis caused by nodular goiters. Am J Med 65:227–234
69. Weppler M, Becker W, Börner W (1988) Überlegenheit des regionalen TcTU im Vergleich zum globalen TcTu und zum Impulsdickequotienten in der Diagnostik der Schilddrüsenautonomie. Nuklearmedizin 27:43
70. Wiener JD (1983) Is partial thyroidectomy definitive treatment for Plummer's disease (autonomous goiter)? Clin Nucl Med 8:78–82
71. Wiener JD (1985) Long-term follow-up after iodine-131 treatment for Plummer's disease (autonomous goiter). Clin Nucl Med 10:256–259
72. Williams J, Ankrett VO, Lazarus JH, Volpé R (1983) Aetiology of hyperthyroidism in Canada und Wales. J Epidemiol Commun Health 37:245–248
73. Winship TR, Rosvoll V (1970) Thyroid carcinoma in childhood. Final report on a 20 year study. Clin Proc Child Hosp 26:337–348
74. Zur Nieden J, Schuler M, Becker-Gaab C, Moser E, Büll U (1985) Sonographischer Befund des autonomen Schilddrüsenadenoms vor und nach Radiojodtherapie (Schilddrüsendiagnostik 1984). In: Judmaier G, Frommhold H, Kratochvil A (Hrsg) Ultraschalldiagnostik. Thieme Verlag Stuttgart New York, 257–258

10 Jod und Ernährung

Vorbemerkungen: C. R. PICKARDT

Jod ist ein essentieller Baustein für die Schilddrüsenhormonsynthese, der mit der Nahrung aufgenommen werden muß. Die Besonderheiten des geochemischen Jodkreislaufs sind verantwortlich für den Jodmangel in der Nahrungskette im Inneren der Kontinente – bevorzugt in höheren Regionen.

Trotz erheblicher methodischer Probleme bei der Bestimmung des Jodgehalts in Nahrungsmitteln ist gesichert, daß der Jodgehalt in den üblichen Bestandteilen einer gemischten Kost mitteleuropäischen Ursprungs zwar variabel, aber zu gering ist. Lediglich der bei uns viel zu selten gegessene Seefisch könnte eine bedeutsame Jodquelle sein.

Jod kann mit jodiertem Speisesalz in der Nahrung angereichert werden, geht aber bei der Zubereitung zu einem nicht geringen Anteil wieder verloren. Der Jodbedarf konnte bisher durch die Nahrung auch bei einer sog. bewußten Ernährung nicht gedeckt werden, selbst wenn im Haushalt jodiertes Speisesalz verwendet wurde. Diese Tatsache wurde durch Untersuchungen verschiedener Bevölkerungsgruppen vom Säuglings- bis zum Erwachsenenalter seit 1975 in mehreren Studien direkt und indirekt belegt.

Die Steigerung des Konsums von Seefisch und ein halber Liter Milch sowie 2 Scheiben Käse täglich könnten die Jodzufuhr der Erwachsenen über die Ernährung zwar verbessern, aber nicht optimieren; dazu ist eine Jodidsubstitution in Form von Tabletten oder Jodlösungen oder besser der weitgehende Ersatz von einfachem Kochsalz durch jodiertes Speisesalz auch in industriell vorgefertigten Nahrungsmitteln erforderlich. Bei der Ernährung von Säuglingen und Kleinkindern ist ein Jodzusatz zu den Milch- und Breimahlzeiten notwendig. Aber nur Säuglingsmilchnahrungen dürfen zur Zeit einen standardisierten Jodzusatz enthalten.

10.1 Jod und Ernährung

F. MANZ

Einleitung

Jod ist ein essentielles Spurenelement. Als Baustoff wird es nur für die Synthese der Schilddrüsenhormone benötigt. Der Jodstoffwechsel ist eng verknüpft mit dem Schilddrüsenhormonstoffwechsel. Jod kommt in der Natur in sehr unterschiedlichen Mengen vor. Im Verlauf der Evolution mußten die Lebewesen deshalb effektive Anpassungsmechanismen an ein jodarmes bzw. jodreiches Nahrungsangebot entwickeln. Einzigartig im Vergleich mit anderen Nährstoffdepots des Körpers ist die Speicherung von jodhaltigem Kolloid im Schilddrüsenfollikel. Das Schilddrüsenepithel sezerniert ein jodhaltiges Speicherprotein in einen separaten Raum, um es bei Bedarf wieder aufzunehmen, abzubauen und die dabei als Bruchstücke entstehenden Schilddrüsenhormone an das Blut abzugeben.

Jodkreislauf

Geochemischer Kreislauf des Jods

Jod, Jodid und Jodat sind gut wasserlöslich. Anorganisches Jod wird wie Kochsalz bei der Verwitterung von Urgestein in Wasser gelöst und in die Weltmeere transportiert. Das Meer ist der große Jodspeicher der Erde mit einer mittleren Jodkonzentration von etwa 50 µg Jod/l. Elementares Jod ist schon bei normaler Temperatur flüchtig. Die Atmosphäre über den Weltmeeren nimmt deshalb permanent Jod auf. Aufgrund der guten Wasserlöslichkeit konzentriert es sich rasch in Nebeltröpfchen und Schneekristallen und kommt so mit den Niederschlägen zur Erde zurück. Der Jodgehalt der Luft und der Niederschläge ist im Sommer höher als im Winter und nimmt mit der Entfernung von der Meeresküste ab. Der Jodgehalt der Niederschläge und des Grundgesteins bestimmt letztlich den Jodgehalt des Grundwassers. Die Böden, insbesondere der Humus, vermögen Jod anzureichern. Die höchsten Jodgehalte im Boden weisen Inseln in den Tropen auf, die niedrigsten finden sich dort, wo auf jodarmem Sedimentgestein in der Eiszeit Gletscher lagen. Ungewöhnlich jodreiches Quellwasser, sog. Jodwasser, wird vor allem dort beobachtet, wo organogene Substanzen als Derivate mariner Lebewesen (bituminöse Schiefer, Erdöl, Erdgas) vorhanden sind. Aber auch Solen aus Zechsteinsalz können reichlich Jod enthalten [3].

Jodkreislauf in der Biosphäre

Im Meer wird Jod besonders von Meeresalgen gespeichert. Mit den Algen kommt es in die Nahrungskette der Meerestiere, die deshalb einen besonders hohen Jodgehalt aufweisen. Der Jodgehalt von Pflanzen korreliert mit dem Jodgehalt des Bodens bzw. mit dem des Grundwassers. Der Jodgehalt von tierischen Produkten spiegelt den Jodgehalt der Futterpflanzen wider.

Jodzufuhr

Jod in Lebensmitteln des allgemeinen Verzehrs

Der Jodgehalt von pflanzlichen und tierischen Lebensmitteln schwankt außerordentlich und ist zudem in den meisten Lebensmitteln sehr gering (Tabelle 10.1).

Bei der Berechnung der Jodzufuhr mit Hilfe von Nährwerttabellen ergeben sich drei grundlegende Schwierigkeiten:

1. Die in den Nährwerttabellen aufgeführten Mittelwerte der Jodgehalte sind für den Anwender der Tabelle 10.1 im konkreten Fall oft wenig hilfreich, da der Jodgehalt der meisten Lebensmittel sehr schwankt.
2. Die angegebenen Daten sind häufig nicht richtig. Die quantitative Bestimmung von Jod in Lebensmitteln ist sehr schwierig. Da der Jodgehalt vieler Lebensmittel nur wenig über der Nachweisgrenze liegt, können unkontrollierte Matrixeffekte die Ergebnisse verfälschen.
3. Die Jodgehalte der Lebensmittel umgrenzter Regionen weichen nicht selten einheitlich in einer Richtung von den tabellierten Daten ab.

So ist z. B. zu erklären, weshalb der Jodgehalt des Trinkwassers der Gemeinden im Bezirk Karl-Marx-Stadt als Marker für den Jodgehalt der heimischen Lebensmittel mit der Strumahäufigkeit korreliert, obwohl der Beitrag des Trinkwassers selbst zur Jodversorgung der Bevölkerung vernachlässigbar gering ist [1]. Die Angaben zur Jodzufuhr der Bevölkerung im Ernährungsbericht 1984 der Deutschen Gesellschaft für Ernährung [8] sind ein lehrreiches Beispiel für die Probleme bei der Ermittlung der Jodzufuhr mit den Methoden der Ernährungserhebung. So soll der durchschnittliche Jodverbrauch einer männlichen Person nach dieser Quelle 192 µg/Tag betragen; dabei sollen allein 119 µg/Tag aus alkoholischen Getränken und Erfrischungsgetränken stammen. Der hohe Anteil der Getränke an der Jodversorgung beruht letztlich auf der unkritischen Verwendung von fehlerhaften Gehaltsangaben aus Lebensmitteltabellen (Bier 50 µg/l, Wein 500 µg/l, Erfrischungsgetränk 20 µg/l; neuere Analysedaten s. Tabelle 10.1) [25].

Trinkwasser enthält in der Bundesrepublik Deutschland durchschnittlich 5 µg Jod/l. Die Werte schwanken zwischen 0,2 und 21 µg/l. Auch die meisten Mineral- und Tafelwässer weisen sehr niedrige Jodkonzentrationen auf. Nur wenige haben einen Jodgehalt von über 100 µg/l, wie z.B. die Kaiser-Friedrich-Quelle, die Radenska-Königsquelle, die Frische Brise und Minaqua. Einzelne Thermalquellen, wie das Thermalwasser aus Stein (98 mg Jod/kg) oder Bad Wiessee und

Tabelle 10.1. Jodgehalt (µg/kg bzw. µg/l) ausgewählter Nahrungsmittel

	Hauschild et al. [16]	Chilean Iodine Educational Bureau [5]	Weitere Literatur
Milch, Milchprodukte:			
Milch	19	35	30–60[a]
Butter		56	
Käse		51	
Fleisch, Fleischprodukte:	17–26		
Schweinefleisch	26	45	
Fisch, Fischprodukte:			
Hering		520	646[b]
Seelachs		341	1390[b]
Kabeljau		1463	3305[b]
Makrele		371	1080[b]
Forelle		31	167[b]
Eier:			
Hühnerei	85	93	
Getreideprodukte:	20–430		
Roggenmehl	390	72	
Weizenmehl	260	37	
Gemüse, Kartoffeln:	9–143		
Weißkohl	68	52	
Tomate	10	17	
Kartoffeln	67	45	
Obst:	6–280		
Äpfel	280	16	48[b]
Birnen	8	10	
Erdbeeren	6		
Getränke:			
Trinkwasser			0,6–7,5[c]
Bier			13[d]
Wein			8[d]

[a] Wiechen u. Kock [29]
[b] Montag u. Grote [23]
[c] Bauch et al. [1]
[d] Pietrzik [25]

einzelne Heilwässer (z. B. Adelheid-Jodquelle, 21,7 mg Jod/kg) sind noch jodreicher [3]. Nach der Mineral- und Tafelwasserverordnung ist ein Hinweis auf den Jodgehalt bei Mineral- und Tafelwässern nicht gestattet. Bei Heilwässern darf jedoch auf einen besonderen Jodgehalt hingewiesen werden.

Nur wenige Nahrungsmittel bzw. Nahrungsmittelgruppen nehmen aufgrund ihres relativ hohen Jodgehalts eine Sonderstellung bei der Jodversorgung ein: Milch und Milchprodukte, Seefische, jodiertes Speisesalz, Meeresalgen- und Seetangpräparate.

Nach dem Ernährungsbericht 1988 der Deutschen Gesellschaft für Ernährung [10] verzehrt der Bundesbürger täglich im Durchschnitt 277 g *Milch und Milchprodukte* sowie 43 g Quark und Käse. Diese Produkte enthalten etwa 14 µg Jod.

Hierbei ist zu berücksichtigen, daß der Jodgehalt von Kuhmilch in Deutschland große Unterschiede von Hof zu Hof, von Region zu Region und von Sommer zu Winter aufweist. In der Nähe des Kernforschungszentrums Karlsruhe wurde der Jodgehalt der Milch einer Kuhherde über 1 Jahr in regelmäßigen Abständen gemessen [16]. Die niedrigsten Werte um 5 µg/l wurden im Juni und Oktober, die höchsten im Januar mit einem Maximum von 68 µg/l beobachtet. Im Frühjahr, Sommer und Herbst entsprach der Jodgehalt der Milch dem Jodgehalt des Weidegrases. Im Winter wurde importiertes Kraftfutter mit deutlich höherem Jodgehalt zugefüttert. In Baden-Württemberg und Bayern liegen die Jahresmittelwerte mit 50–60 µg Jod/l deutlich über den Werten der anderen Bundesländer mit 30–40 µg/l [29]. In diesen beiden Bundesländern leben die Tiere auch im Sommer häufig im Stall und werden dort vielfach zusätzlich mit importiertem Kraftfutter gefüttert. Die Milch von der Westküste von Schleswig-Holstein zeigt einen charakteristischen Gipfel der Jodkonzentration im Hochsommer [29]. Die starke Erwärmung des Meerwassers im Wattgebiet führt zu einer vermehrten Verdunstung von Jod, einem erhöhten Jodgehalt der Niederschläge und schließlich einem erhöhten Jodgehalt des Futters. Im Gegensatz zu den Verhältnissen in den USA hat die Verwendung von jodhaltigen Zitzentauchmitteln bei uns bisher keinen nennenswerten Einfluß auf den Jodgehalt der Sammelmilch [29]. Bei der Verarbeitung der Vollmilch bleibt das Jod hauptsächlich in den wasserreichen Milchbestandteilen. Butter, Quark und Käse sind relativ jodarm.

Meeresprodukte sind die reichste Jodquelle unserer Nahrung. Süßwasserfische enthalten nur wenig Jod. 1988 wurden in der Bundesrepublik Deutschland 12,6 kg *Fisch und Fischwaren* (Fanggewicht) pro Kopf der Bevölkerung verbraucht. 11,6 kg entfielen auf den Verbrauch von Seefischen [11]. Kabeljau, Seelachs, Schellfisch und Makrele sind besonders jodreich. Neben der Art des Seefisches hat auch das Fanggebiet infolge der unterschiedlichen Zusammensetzung des Planktons einen Einfluß auf den Jodgehalt der Seefische. Eine Übersicht über die Marktanteile der wichtigsten Seefischarten in der Bundesrepublik Deutschland und die Verteilung des Pro-Kopf-Verbrauchs auf die verschiedenen Produktbereiche der Fischwirtschaft geben Abb. 10.1 und 10.2 [11].

Meeresalgen vermögen Jod sehr stark anzureichern. Jod wurde 1811 von Courtois bei der Destillation von Kelp, einer Asche von Meeresalgen, erstmals beschrieben. In einigen Ländern, insbesondere in Japan, sind Würzzutaten aus Meeresalgen wie „kombu“, „hijiki“ oder „wakame“ eine wichtige Jodquelle [20]. Meeresalgen sind in der deutschen Küche weitgehend unbekannt.

Seit der Änderung der Diätverordnung, der Zusatzstoffzulassungsverordnung und der Zusatzstoffverkehrsordnung in den Jahren 1988 und 1989 ist *jodiertes Speisesalz* mit einem Jodgehalt von 15–25 µg Jod/g Salz in Form eines Zusatzes von Natrium- oder Kaliumjodat ein Lebensmittel des allgemeinen Verzehrs. Es darf damit nicht nur im Haushalt, wie dies von 1963–1989 galt, sondern auch in Gaststätten, Einrichtungen der Gemeinschaftsverpflegung und Betrieben zur Herstellung von Lebensmitteln verwendet werden. Lebensmittel, die mit jodiertem Speisesalz oder jodiertem Kochsalzersatz hergestellt werden, sind mit der Aufschrift „mit jodiertem Speisesalz“ oder „mit jodiertem Kochsalzersatz“ zu versehen. Jodierter Kochsalzersatz enthält Kaliumjodat. Während 1981 der

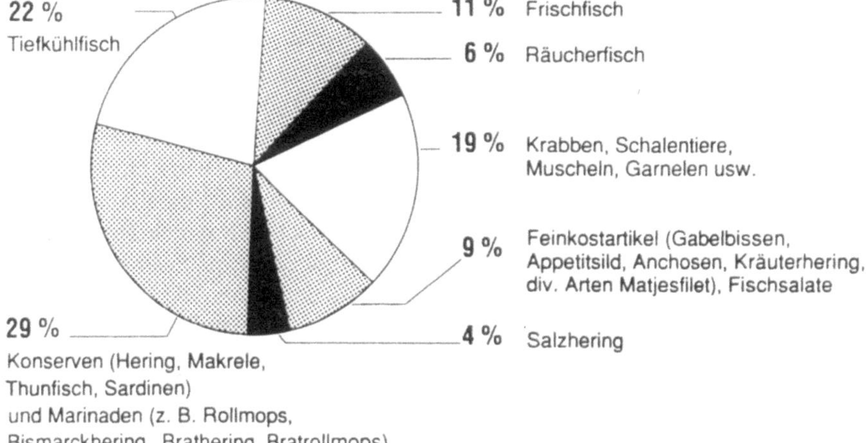

Abb. 10.1. Verteilung des Pro-Kopf-Verbrauchs von 12,6 kg Fisch (Fanggewicht) auf Produktbereiche (1988)

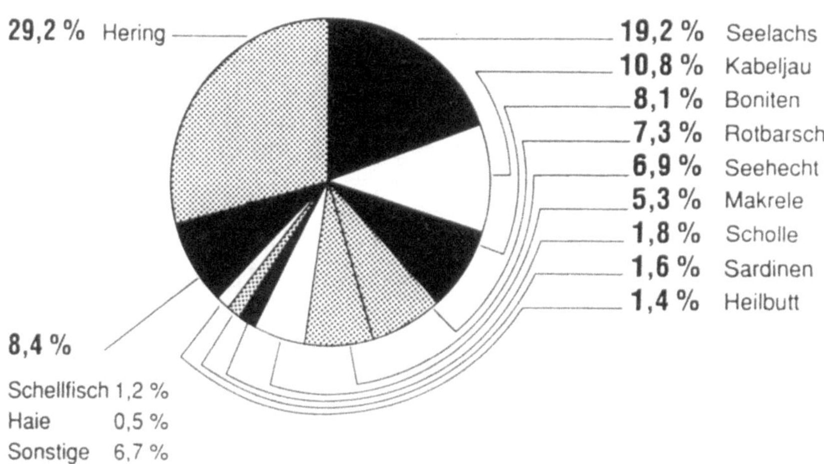

Abb. 10.2. Marktanteile der wichtigsten Seefischarten in der Bundesrepublik Deutschland (1988)

Anteil des jodierten Speisesalzes am Gesamtumsatz des Paketsalzes bei wenigen Prozent lag, beträgt der Anteil heute etwa ein Drittel. Die rasche Veränderung des Verbraucherverhaltens und die gute Akzeptanz des jodierten Speisesalzes lassen hoffen, daß auch die neuen mit Jodsalz hergestellten Lebensmittel eine Chance auf dem Lebensmittelmarkt haben werden.

Jod in diätetischen Lebensmitteln

Bis 1988 konnten die Hersteller von diätetischen Lebensmitteln den Jodgehalt ihrer Produkte nur dadurch erhöhen, daß sie entweder besonders jodreiche Lebensmittel als Rohstoffe aussuchten oder jodiertes Speisesalz bei der Herstellung zusetzten. Im letzteren Fall mußte das diätetische Lebensmittel mit der Angabe „mit jodiertem Speisesalz" gekennzeichnet werden. Von 2 Ausnahmen abgesehen gilt diese Situation auch heute noch. Nach den neuen gesetzlichen Bestimmungen müssen *bilanzierte Diäten und ergänzende bilanzierte Diäten* in einer Tagesverzehrsmenge mindestens 150 µg Jod enthalten. Die Höchstmenge beträgt 300 µg Jod. Mit der neuen Regelung werden endlich alle Patienten, die eine bilanzierte bzw. eine ergänzende bilanzierte Diät benötigen, ausreichend mit Jod versorgt.

Seit 1988 ist erstmals auch der Zusatz von Kalium- und Natriumjodid zu *Säuglingsmilchnahrung* und zu *Lebensmitteln für Säuglinge und Kleinkinder auf Getreidegrundlage* gestattet. Jodierte Säuglingsmilchnahrungen sollen in naher Zukunft auf den Markt kommen. Der Zeitpunkt der Einführung von jodierten Breimahlzeiten für Säuglinge und Kleinkinder ist derzeit noch nicht absehbar.

Jod in Lebensmittelzusatzstoffen

Einige Lebensmittelzusatzstoffe, wie z. B. der Farbstoff *Erythrosin* (E 127), enthalten organisch gebundenes Jod. Sie erhöhen den Jodgehalt der Lebensmittel und die Gesamtjodzufuhr, ohne jedoch aufgrund der sehr schlechten Bioverfügbarkeit die Jodversorgung zu verbessern [20].

Dickungsmittel, die aus Algen hergestellt werden, wie z. B. Alginsäure (E 400) und deren Salze (E 401–405), Agar-Agar (E 406) oder Carrageen (E 407), können z. T. ernährungsphysiologisch bedeutsame Spuren von Jod enthalten [2].

Jodverluste bei der Herstellung bzw. Zubereitung von Lebensmitteln

Bei der Herstellung von marinierten Heringen wird der größte Teil des Jods durch die Lake aus dem Fisch herausgelöst. Kochen von Seefisch führt zu Jodverlusten von ca. 60 % [15]. Braten und Grillen reduziert den Jodgehalt um etwa 20 % [15].

Gewöhnlich wird nur weniger als die Hälfte der insgesamt im Haushalt verbrauchten Menge von *jodiertem Speisesalz* verzehrt. In Dortmund wurden z. B. 61 % des jodierten Speisesalzes zum Würzen des Kochwassers und nur 39 % zum direkten Salzen der Speisen verwendet [27]. Das Jod des Kochwassers geht zum größten Teil verloren. Reis und Nudeln, die beim Garen stark quellen, nehmen etwas Jod aus dem mit Jodsalz gewürzten Kochwasser auf. Nichtquellende Lebensmittel, wie z. B. Kartoffeln, zeigen praktisch keine Jodaufnahme. Tatsächlich dürfte nur etwa die Hälfte des Jods, das im Haushalt mit dem Jodsalz verbraucht wird, zur Verbesserung der Jodversorgung beitragen.

Jodhaltige Medikamente und Kosmetika

Zahlreiche Medikamente der roten Liste enthalten Jod in z. T. sehr großen Mengen. Jodpräparate werden angewendet bei Erkrankungen der Schilddrüse, der Lunge, der Augen und des Herzens. Viele Röntgenkontrastmittel enthalten Jod. Jodhaltige Desinfektionsmittel sind weit verbreitet. Auch Kosmetika können einen hohen Jodgehalt aufweisen. Bei 20 gesunden Erwachsenen erhöhte sich nach 14tägiger regelmäßiger Zahnpflege mit der Zahnpasta „stark Jod Kaliklora" (0,75 % Jod) die Jodausscheidung von 37 µg Jod/g Kreatinin auf 172 µg Jod/g Kreatinin [14]. Bei einigen Probanden wurden an einzelnen Tagen extrem hohe Jodkonzentrationen im Urin beobachtet. Diese wurden bei der Berechnung des obigen Mittelwertes nicht berücksichtigt.

Bioverfügbarkeit von Jod aus Lebensmitteln und oral verabreichten Medikamenten

Jod liegt in den meisten *Lebensmitteln und vielen Medikamenten in Form von Jodid oder Jodat vor*. Jodid wird rasch und nahezu quantitativ aus dem Darm resorbiert. Jodat wird im Darm zu Jodid reduziert und dann in dieser Form resorbiert. Auch Jod aus Jodophoren wird gut aus dem Darm aufgenommen. Organisch gebundenes Jod wird teilweise sehr schlecht resorbiert. So soll der Lebensmittelfarbstoff Erythrosin unverändert mit dem Stuhl ausgeschieden werden.

Die *Jodausscheidung im Stuhl* ist in aller Regel sehr niedrig. Der größte Teil des ausgeschiedenen Jods soll organisch gebundenes Jod sein. Ein Teil dürfte aus der Nahrung stammen, ein anderer Teil aus Schilddrüsenhormonmetaboliten bestehen, die mit der Galle ausgeschieden und im Darm nicht wieder vollständig resorbiert wurden.

Bioverfügbarkeit parenteral verabreichter Medikamente

Viele *parenteral verabreichte organische Jodverbindungen* werden rasch über Nieren und/oder Galle ausgeschieden. Es gibt jedoch auch einige, die lange Zeit im Organismus gespeichert wurden (z. B. Lipiodol). Mit Hilfe körpereigener Dejodasen wird anorganisches Jod abgespalten. Der Abbau kann sich über Jahre hinziehen. Eine Methode der Jodmangelprophylaxe in Entwicklungsländern ist die Injektion von jodiertem Öl. Durch eine Injektion kann der Jodbedarf eines Erwachsenen für mehr als 2 Jahre gedeckt werden.

Jodaufnahme über Atemwege, Haut und Schleimhäute

Die orale Jodzufuhr durch Nahrung, Getränke und Medikamente und die parenterale Jodzufuhr sind die wichtigsten, aber nicht die einzigen Wege der Jodzufuhr. Jod kann auch über die Atemwege, die Haut und die Schleimhäute aufgenommen werden. Nach einer Reaktorkatastrophe mit dem Austritt großer Mengen leicht flüchtiger radioaktiver Jodisotope in die Atmosphäre sollen Wohnungen und Arbeitsräume nicht gelüftet werden, um die Aufnahme von radioaktivem Jod über die Atemwege gering zu halten. Eine Desinfektion der Geburtswege unter der Geburt mit 10 g Polyvinyl-Pyrrolidon-(Povidon-)Jod steigert die Urinjodausscheidung von 0,07 mg/Tag auf durchschnittlich 6,5 mg/Tag [13]. Dabei können die Jodspiegel im Serum der Mutter und des Feten so sehr ansteigen, daß es zu einer Blockade der Jodaufnahme der Schilddrüse des Feten im Sinne einer Jodintoxikation und zu einer passageren Hypothyreose des Neugeborenen kommt. Die Vaginaldesinfektion mit Povidon-Jod wird deshalb heute in der Schwangerschaft nicht mehr empfohlen.

Strumigene Stoffe in Trinkwasser und Nahrung

Mehrere Medikamente, aber auch natürliche Inhaltsstoffe des Trinkwassers und einzelner Lebensmittel beeinflussen den Jodstoffwechsel (s. Kap. 7). So ist Jodmangel zwar die wichtigste, aber nicht die einzige Ursache für eine hohe Strumaprävalenz.

Im Cauca-Tal in Kolumbien wurde 1954 eine generelle Jodsalzprophylaxe eingeführt [12]. 20 Jahre später wurde bei Schulkindern trotz ausreichender Jodversorgung eine von Ortschaft zu Ortschaft stark wechselnde Strumaprävalenz zwischen 1 % und 42 % beobachtet. Epidemiologische Studien deckten einen Zusammenhang zwischen der Qualität des *Trinkwassers* und der Strumahäufigkeit auf. Ortschaften, deren Trinkwasser einen hohen Gehalt an bestimmten organischen Stoffen (z.B. aliphatische Disulfide, Phthalatester) aus maritimem Segmentgestein aufwiesen, zeigten eine besonders hohe Strumaprävalenz.

Seit vielen Jahrzehnten ist bekannt, daß die *chronische Zufuhr sehr hoher Joddosen* die Kropfentstehung begünstigt („Jodkropf"). Die hohen Jodspiegel im Blut und in der Schilddrüse führen zu einer Blockade der Jodaufnahme der Schilddrüse und einer Hemmung der intrathyreoidalen Jodination (Wolff-Chaikoff-Effekt). Bei manchen Personen, besonders Patienten mit Schilddrüsenstörungen, bleibt die Hemmung der Jodination ungewöhnlich lange bestehen. Sie entwickeln eine Schilddrüsenunterfunktion und eine Struma. In der Umgebung von Ölquellen ist der Jodgehalt des Grundwassers gelegentlich sehr hoch. In einzelnen dieser Gebiete tritt der „Jodkropf" auch endemisch auf [24].

Mehrere natürliche *Lebensmittel* enthalten *strumigene Substanzen*. Sie greifen bevorzugt an 3 Stellen in den Jod- bzw. Schilddrüsenhormonstoffwechsel ein: Sie stören den enterohepatischen Kreislauf der Schilddrüsenhormonmetabolite, sie blockieren die Jodaufnahme der Schilddrüse und sie hemmen die Jodination in der Schilddrüse.

Sojaprodukte können bei verschiedenen Tierarten die Wirkung eines alimentären Jodmangels verstärken. Ratten, die mit Sojaprodukten gefüttert wurden, schieden vermehrt Jod im Stuhl aus. Durch die Ernährung mit Sojabohnen wurde der enterohepatische Kreislauf des Thyroxins gestört. Beim Erwachsenen spielt der enterohepatische Kreislauf von Schilddrüsenhormonmetaboliten keine wesentliche Rolle. Dementsprechend sind auch keine klinischen Störungen zu erwarten.

Verschiedene *Kohlarten, Maniok, Bohnen und Erdnüsse* enthalten cyanogene Glykoside. Beim Abbau dieser Glykoside entsteht Thiocyanat. Thiocyanat hemmt die Jodidaufnahme der Schilddrüse. Bei ausreichender Jodversorgung hat der Verzehr von Lebensmitteln, die reich an cyanogenen Glykosiden sind, keine klinische Bedeutung. Bei marginaler Jodversorgung können erhöhte Thiocyanat-spiegel im Blut die Entwicklung einer Jodmangelerkrankung jedoch wesentlich beschleunigen. Am stärksten betroffen von der Kombination Jodmangel und hohe Thiocyanatzufuhr sind Neugeborene. In Ubangi im Nordwesten von Zaire, einer Region, in der Maniok als Grundnahrungsmittel verzehrt wird, ist die Hypothy-reose bei Neugeborenen 10mal häufiger als bei Erwachsenen [6]. Auch beim Rauchen entsteht Thiocyanat. In Brüssel, einer Stadt mit mäßig ausgeprägtem Jodmangel, wiesen Neugeborene von Raucherinnen bei einem Thiocyanatspiegel im Nabelschnurblut von über 0,5 mg/dl ein größeres Schilddrüsenvolumen und höhere Thyreoglobulinspiegel im Serum auf als Neugeborene von Nichtraucherin-nen [4]. In Jodmangelgebieten begünstigt das Rauchen in der Schwangerschaft demnach die Entwicklung einer Neugeborenenstruma.

Eine weitere Gruppe von strumigenen Substanzen, die *Thioglykoside*, hemmt die Jodierung von präformiertem Thyreoglobulin. Diese Substanzen sind struktu-rell dem Thioharnstoff ähnlich. Nur durch die Verabreichung von Schilddrüsen-hormonen und nicht durch die Gabe von Jod kann ihre stumigene Wirkung aufgehoben werden. In Deutschland enthalten z.B. einige *Kohl- und Rapsarten* Thioglykoside. Das sprunghafte Ansteigen der Kropfhäufigkeit bei Jugendlichen in einigen Gegenden von Deutschland nach dem Krieg wird heute auch auf den hohen Kohlkonsum von damals zurückgeführt.

Ernährung und pharmakologische Joddosen

Die akute Toxizität von Kaliumjodid (LD 50) nach oraler Applikation bei Ratten beträgt etwa 2,8 g Jod/kg KG. Teratogene oder mutagene Effekte von Jod sind nicht bekannt. Bei pharmakologischen Joddosen über 10 mg wurden folgende Nebenwirkungen beobachtet: Jodinduzierte Struma, jodinduzierte Hypothy-reose, Jodakne und Jodüberempfindlichkeit. Bei Feten ist besonders die jodindu-zierte Struma und bei Neugeborenen die jodinduzierte Hypothyreose zu fürchten. In Jodmangelgebieten weist die Schilddrüse älterer Patienten nicht selten auto-nome Bezirke auf. Erhalten diese Patienten pharmakologische Joddosen, so kann sich eine lebensbedrohliche thyreotoxische Krise entwickeln (s. Kap. 9).

Der zunehmende Einfluß von Pharmazie und Chemie auf unsere Ernährung und Lebensweise hat für den einzelnen zu einer nur schwer überschau- und kontrollierbaren Zahl von Belastungen mit pharmakologischen Joddosen geführt. Die Häufung derartiger Spitzenbelastungen und das besondere Risiko einzelner Bevölkerungs- oder Patientengruppen wie Neugeborene und Säuglinge oder Patienten mit autonomen Schilddrüsenadenomen erfordert, daß bei der Betrach-tung der Jodversorgung einer Bevölkerung nicht nur auf die durchschnittliche

Jodzufuhr, sondern auch auf die Umstände, die zu Spitzenbelastungen mit Jod führen, geachtet wird.

Jodbedarf und Jodversorgung

Jodbedarf

Die Deutsche Gesellschaft für Ernährung hat alters- und geschlechtsspezifische Empfehlungen für die wünschenswerte tägliche Jodzufuhr erarbeitet (Tabelle 10.2) [9]. Die Weltgesundheitsorganisation empfiehlt für Erwachsene eine Jodzufuhr von 150–300 µg/Tag. Der physiologische Jodbedarf verschiedener Altersgruppen ist schwer zu ermitteln. Die folgenden Befunde geben einen Hinweis auf den Jodbedarf von Erwachsenen [6]. Der Jodverlust durch den peripheren Abbau von Schilddrüsenhormonen und die Nichtwiederverwertung des dabei freiwerdenden Jods durch die Schilddrüse beträgt etwa 40–100 µg/Tag. Für die Entstehung einer Jodmangelstruma wird ein Plasmajodspiegel von unter 1 µg/l als kritisch betrachtet. Nach theoretischen Berechnungen ist eine Jodzufuhr von mindestens 120 µg/Tag erforderlich, um den Plasmajodspiegel sicher über diesem Niveau zu halten. Epidemiologische Studien in Mittelamerika zeigen eine extrem hohe Strumaprävalenz, wenn die Jodzufuhr unter 40 µg/Tag liegt. Eine Jodzufuhr von über 100 µg/Tag führt zu keiner weiteren Senkung der Strumaprävalenz. Der Gehalt der Schilddrüse an Schilddrüsenhormonen und Schilddrüsenhormonvorstufen erreicht ein normales Niveau oberhalb einer Jodzufuhr von etwa 100 µg/Tag. Die

Tabelle 10.2. Empfohlene Jodzufuhr pro Tag. (Aus [9])

| | µg/Tag | | µg/MJ (Nährstoffdichte) | |
	m.	w.	m.	w.
Säuglinge:				
0– 2 Monate	50		23	
3– 5 Monate	70		23	
6–11 Monate	80		22	
Kinder:				
1– 3 Jahre	100		22	
4– 6 Jahre	120		18	
7– 9 Jahre	140		17	
10–12 Jahre	180	19		20
13–14 Jahre	200	17		19
Jugendliche und Erwachsene:				
15–18 Jahre	200	16		20
19–35 Jahre	200	18		22
36–50 Jahre	180	18		21
51–65 Jahre	180	20		24
über 65 Jahre	180	23		26
Schwangere	+ 30			25
Stillende	+ 60			23

prozentuale Aufnahme einer einmaligen Dosis von [131]Jod durch die Schilddrüse nimmt unterhalb einer täglichen Jodausscheidung von 150 µg/Tag mit zunehmendem Jodmangel rasch zu.

Jodversorgung der Bevölkerung der Bundesrepublik Deutschland

Ernährungserhebungen erbrachten folgende Daten für die durchschnittliche tägliche Jodzufuhr verschiedener Bevölkerungsgruppen in der Bundesrepublik Deutschland: Säuglinge im 5. Monat ca. 20 µg [21], Säuglinge im 10–12 Monat ca. 32 µg [21], 2jährige Kinder ca. 28 µg [22], 9jährige Kinder ca. 52 µg [22], Erwachsene 50–60 µg [19].

Die *Jodausscheidung im Urin* ist ein gutes Maß für die Jodversorgung. In einer multizentrischen europäischen Studie lag die Jodkonzentration im Urin von Neugeborenen zwischen 1,2 µg/dl in Freiburg und 2,9 µg/dl in Hamburg [7]. In Ländern mit ausreichender Jodversorgung lag sie bei 10 µg/dl. Bei Schulkindern in Dortmund betrug die tägliche Jodurie im Jahre 1986 30–40 µg/Tag, in Göttingen 40–60 µg/g Kreatinin [18, 28]. 1975 lag die mittlere Jodausscheidung bei 13–15 Jahre alten Schulkindern in 24 Orten der Bundesrepublik Deutschland bei 25 µg Jod/g Kreatinin [26]. In Hamburg und Schleswig-Holstein war die Jodausscheidung um etwa 15 µg/g Kreatinin höher als in Bayern und Baden-Württemberg [26]. Bei Erwachsenen betrug die Jodausscheidung etwa 40–80 µg/Tag [19, 27].

Einen indirekten Hinweis auf die Jodversorgung einer Bevölkerung gibt die durchschnittliche *24-h-Radiojodspeicherungsrate* der Schilddrüse. Patienten aus Jodmangelgebieten speichern einen höheren Anteil der verabreichten Menge an radioaktivem Jod als Patienten aus Gegenden mit guter Jodversorgung. 1975 wurde aus den Ergebnissen der Radiojodspeicherungsraten von 19 Zentren aus der Bundesrepublik Deutschland eine mittlere Jodaufnahme von 50–60 µg/Tag berechnet [26].

Der Vergleich der beobachteten Meßwerte von Jodzufuhr und Jodausscheidung mit den Empfehlungen zur Jodzufuhr der Deutschen Gesellschaft für Ernährung zeigt für alle Altersgruppen ein erhebliches Joddefizit. Die Werte entsprechen einem Jodmangel Grad I (50–100 µg Jod/g Kreatinin) bis Grad II (25–50 µg Jod/g Kreatinin) nach der Klassifikation der Weltgesundheitsorganisation. Die epidemiologischen Daten zur Häufigkeit der Struma und die sonographischen Befunde des mittleren Volumens der Schilddrüse stimmen mit den hier berichteten Daten der Jodversorgung der Bevölkerung der Bundesrepublik Deutschland überein.

Über die Jodversorgung von Risikogruppen (z. B. jungen Säuglingen, Schwangeren und Stillenden), Personengruppen mit besonderem Ernährungsverhalten (z. B. Vegetariern) und Patienten mit einer speziellen Diät liegen aus der Bundesrepublik Deutschland nur sehr wenige Daten vor. Nach dem Ernährungsbericht 1988 der Deutschen Gesellschaft für Ernährung [10] nehmen Vegetarier etwa ein Drittel weniger Jod auf als Nichtvegetarier. Viele Patienten mit Nahrungsmittelallergien, atopischer Dermatitis oder hyperkinetischem Syndrom ernähren sich auf der Basis eines hypoallergenen Diätplans, in dem die besonders jodreichen Nahrungsmittel Milch, Milchprodukte und Fisch meist fehlen. Da bei der Ausarbeitung der Diätpläne häufig nicht an eine ausreichende Jodversorgung gedacht wird, überrascht es nicht, daß kürzlich von klinischer Seite über Kleinkinder mit manifester Hypothyreose auf dem Boden einer „hypoallergenen Diät" berichtet wurde [17].

Möglichkeiten der Verbesserung der Jodversorgung durch Ernährung

Die Jodmangelprophylaxe kann auf den Einzelnen, besondere Personengruppen oder auf die Gesamtbevölkerung ausgerichtet sein.

In der Bundesrepublik Deutschland sind alle *Formen der Jodmangelprophylaxe, die sich auf die Gesamtbevölkerung beziehen,* nicht gestattet. Die Bevölkerung Deutschlands verzichtet damit auf die wirksamsten und zuverlässigsten Formen der Jodmangelprophylaxe: generelle Jodsalzprophylaxe, d. h. bei der Herstellung und Zubereitung von Lebensmitteln wird nur jodiertes Speisesalz verwendet (Beispiele: Österreich, Schweiz); Jodierung eines Grundnahrungsmittels wie z. B. Brot (Beispiel: Holland); Trinkwasserjodierung (Beispiel: Troina in Sizilien). Diese auf den ersten Blick unverständliche gesetzliche Regelung wird u. a. durch unsere Verfassung bedingt. Für die Einführung jeder Form einer generellen Supplementierung reichen einfache Mehrheitsentscheidungen der politischen Organe, gestützt auf die Empfehlungen von Expertengremien, nicht aus.

Die *aktuellen Empfehlungen zur individuellen Jodmangelprophylaxe* umfassen 2 obligate Ratschläge (häufiger Verzehr jodreicher Lebensmittel, Verwendung von jodiertem Speisesalz im Haushalt) und einen fakultativen Ratschlag (Jodpräparate).

Die wichtigsten *jodreichen Lebensmittel* sind Milch- und Milchprodukte sowie Seefisch. Milch ist eines der wertvollsten Grundnahrungsmittel. Neben Jod liefert sie auch hochwertiges Eiweiß, Kalzium und Vitamin B_{12}. Die Deutsche Gesellschaft für Ernährung empfiehlt für Erwachsene täglich ¼ l Milch und 2 Scheiben Käse. Seefisch ist nicht nur eine bedeutende Quelle für Jod, sondern auch für hochwertiges Eiweiß und Omega-3-Fettsäuren. Die Deutsche Gesellschaflt für Ernährung empfiehlt mindestens 2mal wöchentlich eine Portion Seefisch, insbesondere Kabeljau, Seelachs und Rotbarsch.

Ernährungsbewußte Verbraucher gehen sparsam mit Speisesalz um. Niemand sollte den Speisesalzkonsum erhöhen, nur weil jodiertes Speisesalz zusätzlich Jod enthält. Aber auch sparsam verwendetes Jodsalz enthält Jod, das unter den Jodmangelbedingungen der Bundesrepublik Deutschland einen wichtigen Beitrag zur Jodversorgung leistet. Nach eigenen Untersuchungen beträgt der durchschnittliche Jodsalzverbrauch eines Erwachsenen im Haushalt etwa 2 g. Etwa 1 g hiervon dürfte verzehrt werden [27].

Die Deutsche Gesellschaft für Ernährung empfiehlt für Erwachsene eine Jodzufuhr von 200 µg/Tag oder 1400 µg/Woche. Lebt ein Erwachsener entsprechend den Empfehlungen der Deutschen Gesellschaft für Ernährung, so nimmt er täglich etwa 15 µg Jod durch Milch und Milchprodukte, 15 µg durch jodiertes Speisesalz und 30 µg durch alle anderen Lebensmittel mit Ausnahme von Seefisch zu sich.

Ohne Seefisch summiert sich die Jodzufuhr damit auf 420 µg/Woche, d. h. ca. 30 % der empfohlenen Jodzufuhr. Es bleibt ein Joddefizit von ca. 1000 µg/Woche. 1000 µg Jod sind in 300 g Kabeljau, 500 g Makerele, 700 g Seelachs, 2000 g Hering oder 2500 g Rotbarsch enthalten. Sieht der Speiseplan entsprechend den Empfehlungen der Deutschen Gesellschaft für Ernährung nur 2 Seefischmahlzeiten pro Woche vor, so ist das Joddefizit von 1000 µg Jod nur durch den Verzehr von gebratenem oder gegrilltem Kabeljau auszugleichen. Sollen auch andere Seefische verzehrt werden, so müssen sowohl die gesamte Seefischverzehrmenge als auch die Anzahl der Fischmahlzeiten wesentlich erhöht werden. Der Ernährungsbericht 1988 der Deutschen Gesellschaft für Ernährung geht von einem mittleren Fischverzehr (> 90 % Seefische) des Erwachsenen von 20 g/Tag aus und berechnet die Jodzufuhr auf 18 µg/Tag (126 µg/Woche). In Norwegen, einem Land mit guter Jodversorgung, beträgt die tägliche Verzehrsmenge etwa 120 g. Das Beispiel Norwegen zeigt, daß eine zufriedenstellende Jodversorgung durch den Verzehr von Seefisch grundsätzlich möglich ist. Die Bevölkerung der Bundesrepublik Deutschland müßte hierzu allerdings den Verzehr von Seefisch auf mehr als das 6fache steigern. Eine Veränderung des Ernährungsverhaltens in diesem Umfang ist nur sehr schwer und – wenn überhaupt – nur langfristig zu erreichen. In der Praxis bleibt deshalb ein mehr oder weniger großes Joddefizit bestehen.

Der Körper paßt sich mit Hilfe mehrerer Mechanismen an ein lange bestehendes Joddefizit an. Je ausgeprägter das Joddefizit ist, desto größer ist die individuell im voraus nicht bestimmbare Gefahr, daß pathophysiologische Mechanismen eine Jodmangelerkrankung, wie z. B. einen Kropf, auslösen.

Die Jodzufuhr, die gerade eben ausreicht, um die Entstehung einer Jodmangelerkrankung zu verhindern, liegt bei den meisten Menschen deutlich unterhalb der empfohlenen Jodzufuhr. Wie das endemische Auftreten der Struma in Deutschland zeigt, werden die physiologischen Anpassungsmechanismen beim derzeitigen Niveau der Jodzufuhr jedoch häufig überfordert. Bei all diesen Patienten und bei Personen aus Risikogruppen, wie Jugendlichen, Schwangeren und Stillenden, sollte deshalb in Ergänzung zu den diätetischen Ratschlägen die *Einnahme von Jodpräparaten* empfohlen werden. Die Höhe der Jodmedikation richtet sich nach dem geschätzten Joddefizit und liegt bei Erwachsenen zwischen 50 und 200 µg/Tag. Ob eine einmalige Einnahme einer höherdosierten Jodtablette pro Woche (z. B. „Tölzer Jodquell-Dragées, 1 Drg. ≙ 2,3 mg Natriumjodid; „Thyrojod-depot", 1 Tbl. ≙ 1,53 mg Jod) dieselbe prophylaktische Wirkung auf die Verhinderung von Jodmangelerkrankungen hat wie die gleiche Gesamtdosis bei täglicher Einnahme, scheint noch unklar.

Menschen, die die medikamentöse Behandlung mit „Tabletten" der pharmazeutischen Industrie ablehnen, kann die Einnahme von 1–2 Teelöffeln Heilwasser der Adelheid-Jodquelle Bad Tölz (1 kg enthält 21,7 mg Jod, 1 Teelöffel ca. 5 g ≙ 110 µg Jod) oder die Einnahme von Tabletten aus Meeresalgen ("pommler-Algentablette" 1 Tbl. ≙ 100 µg Jod; Parkelp-Meeresalgen, 1 Tbl. ≙ ca. 150 mg Jod) empfohlen werden. Die Jodzufuhr durch jodhaltige Zahnpasten, Kropfsalben oder jodhaltige Badezusätze sollte nur noch medizinhistorisches Interesse finden, da die Jodzufuhr unbestimmt ist und im Einzelfall die Gefahr der Jodintoxikation besteht. Hochdosierte Jodpräparate sind wegen der Gefahr der Jodintoxikation abzulehnen.

In Japan ist der Verzehr von Meeresalgengemüse und Meeresalgenwürzzutaten weit verbreitet. Angesichts des hohen Jodgehalts und der großen Differenzen von Produkt zu Produkt sollte diese Form der Jodmangelprophylaxe nicht besonders propagiert werden.

Durch die *Änderung der Diätverordnung, der Zusatzstoffzulassungsverordnung und der Zusatzstoffverkehrsordnung* von 1988 und 1989 ergeben sich *ganz neue Möglichkeiten der Jodmangelprophylaxe* (s. Kap. 11). Erstmals dürfen *Lebensmittel, bei deren Herstellung Jodsalz verwendet wurde, verkauft werden.* Der Bäcker darf Brot „mit jodiertem Speisesalz", der Metzger Wurst „mit jodiertem Speisesalz", die Molkereiindustrie Käse „mit jodiertem Speisesalz" anbieten. Im Augenblick sind dies jedoch erst Optionen. Es ist zu hoffen, daß Verbraucheraufklärung und Verbraucherinitiativen bald über eine gezielte Nachfrage zu einem breiten Angebot an mit Jodsalz hergestellten Lebensmitteln führen werden. Der Konsum dieser Produkte könnte zu einer wesentlichen Verringerung des Joddefizits in der Bevölkerung beitragen.

Auch die *Gastronomie* und die *Einrichtungen der Gemeinschaftsverpflegungen* dürfen nun zur Herstellung und Zubereitung von Speisen Jodsalz verwenden. Da viele Menschen an der Gemeinschaftsverpflegung teilnehmen, besteht hier eine besondere Chance, die Jodversorgung breiter Bevölkerungsschichten zu bessern. Mit den neuen Verordnungen wurden in der Bundesrepublik Deutschland die Voraussetzungen geschaffen, erstmals *einzelne Personengruppen gezielt besser mit Jod zu versorgen:* Patienten mit bilanzierten Diäten oder ergänzenden bilanzierten Diäten, Säuglinge und Kleinkinder und Menschen, die an einer Gemeinschaftsverpflegung teilnehmen. Nun gilt es, über konzertierte Aktionen Verbraucher und Hersteller von Lebensmitteln über den bei uns herrschenden Jodmangel und die neuen Möglichkeiten zu dessen Vermeidung aufzuklären. Ein breites Angebot an den mit Jodsalz hergestellten Lebensmitteln und Speisen wird sich nur über eine gezielte Steigerung der Nachfrage verwirklichen lassen.

Für die Zukunft bleibt zu wünschen, daß der Gesetzgeber bei einer späteren Novellierung die Möglichkeit, diätetische Lebensmittel direkt zu jodieren, nicht nur auf die bilanzierten Diäten, ergänzenden bilanzierten Diäten, Säuglingsmilchnahrung und Lebensmittel auf Getreidegrundlage für Säuglinge und Kleinkinder beschränkt, sondern diesen Zusatz auch zu anderen diätetischen Lebensmitteln für weitere Patientengruppen gestattet.

Literatur

1. Bauch K, Weiss O, Liensdorf I et al. (1981) Der Jodgehalt des Trinkwassers und seine Beziehung zur Strumahäufigkeit im Bezirk Karl-Marx-Stadt. Dtsch Gesundheitswes 36:1554–1558
2. Bervovici JP, Maudelonde T, Le Gall F, Chicault P (1982) Forme méconnue de surcharge iodée: les adjuvants alimentaires. Nouv Presse Med 11/42: 3134–3135

3. Carle W (1975) Die Mineral- und Thermalwässer von Mitteleuropa. Wissenschaftliche Verlagsgesellschaft, Stuttgart
4. Chanoine JP, Toppet V, Bourdoux P, Delange F (1988) Smoking during pregnancy: A significant cause of neonatal goiter. (American Thyroid Association, Sixty-Third Meeting, Montreal, September 27–30, T-35)
5. Chilean Iodine Educational Bureau (1952) Iodine content of foods. London
6. Delange F (1985) Physiopathology of iodine nutrition. In: Chandra RK (ed) Trace elements in nutrition of children. Raven, New York (Nestle nutrition workskop series, vol VIII, pp 291–299)
7. Delange F, Heidemann P, Bourdoux P et al. (1986) Regional variations of iodine nutrition and thyroid function during the neonatal period in Europa. Biol Neonate 49:322–330
8. Deutsche Gesellschaft für Ernährung (1984) Ernährungsbericht 1984. DGE, Frankfurt am Main
9. Deutsche Gesellschaft für Ernährung (1985) Empfehlungen für die Nährstoffzufuhr, 4. Aufl. Umschau, Frankfurt am Main
10. Deutsche Gesellschaft für Ernährung (1988) Ernährungsbericht 1988. DGE, Frankfurt am Main
11. Fischwirtschaftliches Marketing-Institut (FIMA) Fischwirtschaft – Daten und Fakten 1988. Bremerhaven (FIMA-Schriftenreihe, Bd 14)
12. Gaitan E (1983) Endemic goiter in Western Colombia. Ecol Dis 2:295–308
13. Glöbel B, Glöbel H, Andres C (1984) Resorption von Jod aus PVP-Jod-Präparaten nach Anwendung am Menschen. Dtsch Med Wochenschr 109:1401–1404
14. Grammenou C, Heissen E, Norohona RV (1988) Zusätzliche Jodzufuhr durch jodhaltige Zahnpasta. Dtsch Med Wochenschr 113:1617
15. Harrison MT, McFarlane S, Harden RM, Wayne E (1965) Nature and availability of iodine in fish. Am J Clin Nutr 17:73–77
16. Hauschild J, Robens-Palavinskas E, Aumann DC (1989) Zum Jodgehalt von Böden, Weidepflanzen, pflanzlichen und tierischen Nahrungsmitteln im Landkreis Karlsruhe. Vita Min Spur 4:29–33
17. Heidemann PH, Brämswig J, Grüters A, Niewerth HJ (1988) „Hypoallergische Diät" bei atopischer Dermatitis verursacht hypothyreote Jodmangelstrumen. Monatsschr Kinderheilkd 136:491
18. Hintze G, Emrich D, Richter K, Thal H, Thal H, Wasielewski T (1988) Effect of voluntary intake of iodinated salt on prevalence of goitre in children. Acta Endocrinol (Copenh) 117:333–338
19. Hötzel D, Pietrzik K, Thomas M (1976) Jodversorgung in der Bundesrepublik Deutschland. Ernährungs-Umschau 23:244–249
20. Katamine S, Mamiya Y, Sekimoto K et al. (1986) Iodine content of various meals currently consumed by urban Japanese. J Nutr Sci Vitaminol 32:487–495
21. Kersting M, Schöch G (1987) Beikostmahlzeiten als Bausteine einer ausgewogenen Energie- und Nährstoffzufuhr im Säuglingsalter, Teil II: Lebensmittelmengen sowie Energie- und Nährstoffgehalte in Beikostmahlzeiten nach dem Ernährungsplan des Forschungsinstituts für Kinderernährung Dortmund. Sozialpädiatrie 9:714–723
22. Manz F, Kersting M, Weber P (1986/87) Der Beitrag von jodiertem Speisesalz zur Jodversorgung von Kindern. Pädiatr Prax 34:213–218
23. Montag A, Grote B (1981) Untersuchungen zur Jod-Brom-Relation in Lebensmitteln. Z Lebensm Unters Forsch 172:123–128
24. Mu L, Derun L, Chengyi Q et al. (1987) Endemic goitre in central China caused by excessive iodine intake. Lancet II:257–259
25. Pietrzik K (1988) Die Ernährungssituation in der Bundesrepublik Deutschland am Beispiel ausgewählter Spurenelemente. In: Finke K, Linscheid J (Hrsg) Vorträge der 40. Hochschultagung der Landwirtschaftlichen Fakultät der Universität Bonn vom 24. Februar 1987. Landwirtschaftsverlag, Münster-Hiltrup, S 185–193
26. Scriba PC, Kracht J, Klein E (1975) Endemische Struma – Jodmangelprophylaxe. Dtsch Med Wochenschr 100:1350–1355

27. Weber P, Manz F, Kersting M, Schöch G (1986) Jodsalzverbrauch und Kochsalzumsatz. Dtsch Med Wochenschr 111:1916–1921
28. Weber P, Manz F, Klett M, Horster FA (1987) Die Bedeutung von jodiertem Speisesalz für die Jodversorgung von Erwachsenen und Kindern. Monatsschr Kinderheilkd 135:137–142
29. Wiechen A, Kock B (1985) Zum Jodgehalt von Molkereisammelmilch in der Bundesrepublik Deutschland. Milchwissenschaft 40:522–525

11 Möglichkeiten und Ergebnisse der Jodprophylaxe

Vorbemerkungen: C. R. PICKARDT

Eine wirksame Strumaprophylaxe ist aus ärztlichen und gesundheitspolitischen Gründen unabdingbar notwendig. Sie könnte infolge der großen Häufigkeit autonomer Veränderungen in lange bestehenden Knotenstrumen in unserem Land zu einem vorübergehenden Anstieg der Häufigkeit manifester Hyperthyreosen führen, eine Hürde, die im Interesse nachfolgender Generationen überwunden werden muß.

Für eine wirksame Jodprophylaxe bietet sich die optimale Ausschöpfung der neuen Möglichkeiten über die Verwendung von jodiertem Speisesalz an, die sich aus der Änderung der Vorschriften über die Verwendung von jodiertem Speisesalz seit Juni 1989 ergeben haben. Die Erfolge in anderen Ländern, besonders in der Schweiz, sprechen für diesen Weg.

Die Jodierung von Brot und Trinkwasser steht aus guten Gründen für unser Land nicht zur Diskussion. Auch die sehr grobe Jodsubstitution über die orale oder parenterale Zufuhr eines Joddepots in Form von Jodöl mit einer Wirkungsdauer von ca. 2 Jahren bleibt schwer zugänglichen Gebieten in Entwicklungsländern mit extremem Jodmangel und Kretinismusendemien vorbehalten.

Dagegen ist die Jodzufuhr über Jodtabletten oder Jodlösungen zwar zur allgemeinen Jodprophylaxe ungeeignet, sie ist aber im Prinzip eine Möglichkeit zur standardisierten Jodsubstitution – solange die Verbesserung der Prophylaxe mit jodiertem Speisesalz noch nicht in die Tat umgesetzt worden ist.

11.1 Möglichkeiten und Ergebnisse der Jodprophylaxe

R. GUTEKUNST

Gesundheitspolitische Aspekte

Die Bundesrepublik Deutschland ist Jodmangelgebiet mit endemischer Struma (siehe Kap. 3.10). Neben dem vermeidbaren Leiden vieler Patienten kosten Diagnostik und Therapie der Jodmangelstruma jährlich fast 1 Mrd. DM [30]. Seit 1975 wird von der Sektion Schilddrüse der Deutschen Gesellschaft für Endokrinologie und der Deutschen Gesellschaft für Ernährung eine Jodprophylaxe für die Bundesrepublik gefordert [25, 33]. Das "World Food Council" 1974, die Generalversammlung der Vereinten Nationen (UNO) 1978, zahlreiche internationale Organisationen und zuletzt die 39. Konferenz der Weltgesundheitsorganisation (WHO) 1986 haben zur Beseitigung des Jodmangels aufgerufen. Die Unterorganisationen der UNO – WHO, FAO, UNICEF, UNU und die Weltbank – unterstützen seit 1987 ein Zehnjahresprogramm zur Bekämpfung des Jodmangels [22].

Warum keine Bundesregierung bisher diesen Mißstand behoben hat, bleibt ein Rätsel.

Risiken der Kropfprophylaxe

Die Jodsupplementation birgt – wenn überhaupt – ein passageres Risiko:
1. Anstieg der Hyperthyreoseprävalenz;
2. eine Zunahme der Immunthyreopathie, wobei dieser Punkt kontrovers diskutiert wird.

In Tasmanien nahm nach der Jodierung des Brotes die Hyperthyreoserate von 0,03 % auf 0,13 % zu, fiel nach 3–4 Jahren wieder auf 0,05 %, also auf eine Rate, die der durch Autoantikörper ausgelösten Basedow-Erkrankung entspricht [1]. In einzelnen Bezirken der DDR stieg von 1986–1987 nach Einführung einer generellen Jodprophylaxe der Verbrauch von antithyreoidalen Medikamenten auf 160 % an, fiel jedoch 1988 wieder auf 130 % ab [2]. Zuverlässige Vergleichszahlen zur Entwicklung der Hyperthyreoseprävalenz liegen nicht vor. Ob dieser Mehrverbrauch überwiegend Folge der besseren, aber noch nicht ausreichenden Jodversorgung der Bevölkerung ist oder dem geweckten Problembewußtsein bei gleichzeitig verbesserter Schilddrüsendiagnostik anzulasten ist, läßt sich nicht beantworten. Die Entwicklung der Hyperthyreoseprävalenz der nächsten Jahre bleibt abzuwarten.

In Neuseeland wurde das autonome Adenom nach Einführung der Jodprophylaxe so gut wie nicht mehr beobachtet [32]. In Ländern mit ausreichender Jodversorgung ist die Hyperthyreose infolge von Autonomie fast unbekannt. Nur durch Beseitigung des Jodmangelkropfes lassen sich die hohen Autonomieraten senken und die jodinduzierte Hyperthyreose vermeiden [6].

Das gehäufte Vorkommen der Hashimoto-Thyreoiditis in Ländern mit hoher Jodzufuhr (USA, England, Japan; s. Kap. 8), ließ vermuten, daß Jod bei der Entstehung von Autoimmunprozessen eine permissive Rolle spiele [36]. Tierexperimentelle Untersuchungen haben diese Annahme noch verstärkt [3]. Dem steht entgegen, daß es keine zuverlässigen Vergleichsstudien zur Prävalenz der Hashimoto-Thyreoiditis in unterschiedlich jodversorgten Gebieten gibt. Die Hashimoto-Thyreoiditis ließ sich ausschließlich mit pharmakologischen Joddosen bei genetisch prädisponierten Tieren induzieren.

Zahlen zur Häufigkeit der Hashimoto-Thyreoiditis oder zum Auftreten von Schilddrüsenantikörpern nach Jodsupplementation in Jodmangelgebieten sind widersprüchlich [4, 5, 7, 16, 21, 26, 28, 31, 38]. Wahrscheinlich löst Jod allein keine Autoimmunreaktion aus. Es ist vorstellbar, daß latente Immunthyreopathien bei genetisch prädisponierten Menschen nach Erhöhung der Jodaufnahme klinisch manifest werden können.

Jodsupplementation

Seit über 50 Jahren gibt es weltweit Erfahrung mit der Kropfprophylaxe. Es besteht kein Zweifel, daß nach einer ausreichenden Jodversorgung der Bevölkerung – mindestens 150 µg Jod pro Tag – die Kropfhäufigkeit unter 3% sinkt (Übersichten bei [20, 22, 23, 35]). Da in unserer Nahrung höhere Jodkonzentrationen ausschließlich in Meeresprodukten vorkommen – 100 g Fisch enthalten 70–300 µg Jod [25] – wäre eine natürliche Kropfprophylaxe bestenfalls mit 3 wöchentlichen Fischmahlzeiten möglich. Mehrere Wege der Jodsupplementation wurden beschritten (Übersichten bei [20, 22, 23, 35]; s. auch Kap. 10).

Jodierung des Speisesalzes

Jodiertes Speisesalz wird seit Jahrzehnten weltweit eingesetzt und ist zumindest in den industrialisierten Ländern die weitverbreitetste und effektivste strumaprophylaktische Maßnahme [17, 23, 27] (Abb. 11.1).

Jodsalz hat gegenüber allen anderen Maßnahmen zwei Vorteile:
1. Der Salzkonsum aller Bevölkerungsgruppen variiert kaum und ist während des ganzen Jahres gleichmäßig.
2. Die Qualität des Jodsalzes ist leicht kontrollierbar, da es in der Regel zentral oder nur von wenigen Herstellern angeboten wird. Die Kosten belaufen sich auf weniger als 10 Pf pro Jahr und Person.

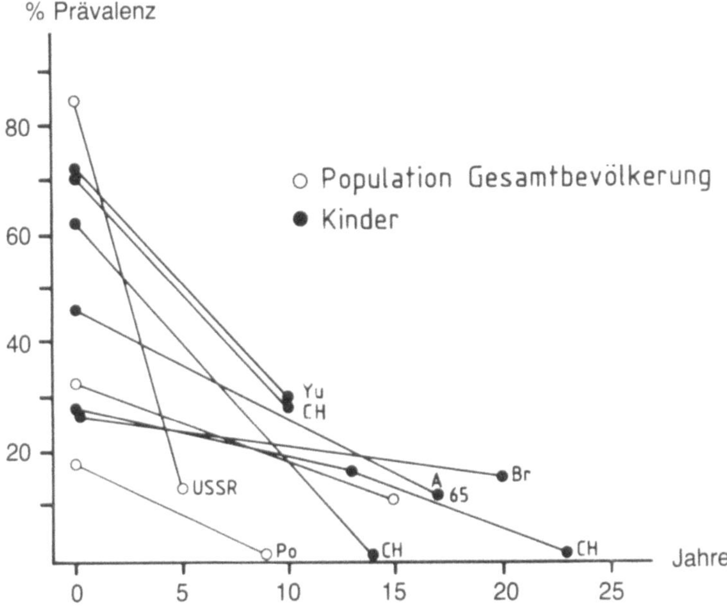

Abb. 11.1. Strumaprävalenz vor und nach Jodsalzprophylaxe. (Nach [27])

Der Erfolg hängt im wesentlichen von zwei Faktoren ab:
1. Die Jodierung des Kochsalzes sollte mit Jodat erfolgen, da Jodid – zur Jodierung des Kochsalzes weit verbreitet – bei längerer Lagerung, Feuchtigkeit und
   Wärme flüchtig ist [8].
2. Um eine gleichmäßige Versorgung aller Bevölkerungsgruppen sicherzustellen,
   muß jodiertes Salz im Haushalt, bei der Lebensmittelherstellung, in Gaststätten und Kantinen verwendet werden [9, 10].

In der Bundesrepublik Deutschland liegt der mittlere Kochsalzkonsum mit
fallender Tendenz – Einschränkung wegen des Bluthochdruckrisikos – bei 10 g pro
Tag [39]. Der Verbrauch von jodiertem Speisesalz steigt zwar an, liegt jedoch
immer noch bei nur 30 %. Das mittlere Defizit der täglichen Jodaufnahme beträgt
zur Zeit etwa 100 μg und mehr (s. Kap. 10). Diese 100 μg Jod sind in 5 g des
gegenwärtig angebotenen jodierten Kochsalzes enthalten. Da der Hauptanteil des
Kochsalzes durch vorgefertigte Lebensmittel aufgenommen wird und die tägliche
Zusalzmenge eher unter 2 g liegt, hat die bisher praktizierte Jodsalzprophylaxe
den erwünschten Effekt nicht erreichen können [39]. In keiner Untersuchung
konnte ein relevanter Unterschied hinsichtlich Jodurie und Schilddrüsengröße
zwischen Personen, die jodiertes, und solchen, die normales Speisesalz verwendet
hatten, festgestellt werden [14, 18, 19, 24]. Im Vergleich dazu ist die Schweizer
Bevölkerung jetzt ausreichend versorgt, da bei gleichem Jodierungsgrad dieses
jodierte Salz generell auch bei der gewerblichen Nahrungsmittelherstellung verwendet wird [34].

Nach der neuen Verordnung über jodiertes Speisesalz (Bundesgesetzblatt I, Nr. 28, 23.06.1989) darf jodiertes Speisesalz neuerdings auch zur Herstellung von Mahlzeiten in Gaststätten und in der Gemeinschaftsverpflegung sowie zur gewerblichen Nahrungsmittelherstellung verwendet werden. Sicherlich wird es darunter zu einer punktuellen Verbesserung der Jodversorgung kommen. Allerdings ist der Erfolg maßgeblich vom Bewußtsein und Engagement der Nahrungsmittelindustrie, des Gaststättengewerbes und der Betreiber von Gemeinschaftsverpflegungen abhängig.

Jodierung von Brot

In den USA, Holland, Australien und Tasmanien wurde/wird Brot jodiert. Auch diese Maßnahme hat zu einem drastischen Sinken der Strumaprävalenz geführt. Der Hauptnachteil besteht im sehr unterschiedlichen Brotverzehr [15].

Jodierung des Trinkwassers

Wie der Salzkonsum, ist der Wasserverbrauch ziemlich konstant. Seit 1923 wurde die Jodierung des Trinkwassers zur Strumaprophylaxe immer wieder mit gutem Erfolg durchgeführt [12]. Jod ist gleichzeitig ein gutes Mittel zur Desinfektion von Trinkwasser. Ein neuerer Bericht kommt aus Troina auf Sizilien. Die Strumaprävalenz ging von 55 % im Jahr 1978 auf 6,5 % 1983 zurück. Die Kosten beliefen sich auf unter 20 Pfennige pro Jahr und Person [15]. Der Nachteil der Trinkwasserjodierung liegt in der beschleunigten Korrosion der Wasserleitungen. Außerdem ist eine zentrale Wasserversorgung notwendig [22].

Medikamentöse Jodsubstitution

Tabletten und Jodlösungen

Die Einnahme von Jodtabletten oder Jodlösungen ist unkontrollierbar, die Verteilung und Herstellung vergleichsweise teuer. „Medikamente" erzeugen in weiten Teilen der Bevölkerung Vorbehalte und Ängste gegenüber vermeintlichen Nebenwirkungen [12, 15]. So war der Erfolg der kostenlosen Verteilung von Jodtabletten in Schulen und bei der Schwangerenbetreuung in Afrika, Asien und Europa auch sehr unterschiedlich. Oft blieben die Tabletten nach kurzfristiger Einnahme liegen oder wurden zweckentfremdet weiterverwendet [22, 23, 38]. In Ravensburg am Bodensee wurden bis vor wenigen Jahren den Kindern in der Grundschule Jodidtabletten vom Gesundheitsamt einmal wöchentlich verabreicht. Die Kropfhäufigkeit dieser Altersgruppe ist dort auch heute noch deutlich niedriger als im übrigen Bundesgebiet [18]. Wegen juristischer Unsicherheiten wurde diese Prophylaxe später untersagt. In der Bundesrepublik Deutschland bietet sich die tägliche Einnahme von 100–200 µg Jodid insbesondere für Kinder

Tabelle 11.1. Strumaprophylaxe

	Jod [µg]
Kinder	50–100
Erwachsene	100–200
Schwangere	230
Stillende	260
nach Strumaresektion	100

und junge Erwachsene aus Familien mit gehäuftem Kropfvorkommen an (Tabelle 11.1). Ob eine entsprechend höhere Dosis in 1- bis 4wöchentlichen Abständen ebenso effektiv ist, kann nicht eindeutig beantwortet werden.

Jodiertes Öl

Jodiertes Öl wurde als Lipidol – ein gebräuchliches Kontrastmittel zur Lymphangiographie –, als Soyabohnen- oder Walnußöl seit 1960 immer wieder mit gutem Erfolg oral verabreicht. Die Jahresdosis kostet weniger als 10 Pfennige [11, 13]. Jodiertes Öl wird direkt im Darm resorbiert. Ein Teil wird gleich – überwiegend in der Leber – dejodiert, in die Schilddrüse aufgenommen und im wesentlichen über die Nieren eliminiert. Der Rest wird im Fettgewebe und im retikuloendothelialen System gespeichert und über Monate langsam freigesetzt. Je nach verabreichter Jodmenge – 240–960 mg – wurde in den ersten Tagen ein massiver Anstieg der Jodurie, z. T. über 10 000 µg Jod/g Kreatinin, gemessen. Nach 6 Monaten sank die Jodurie je nach Dosis unter 300, nach einem Jahr unter 200 und im weiteren Verlauf langsam auf den Ausgangswert ab. Ernsthafte Nebenwirkungen sind trotz der hohen Anfangsdosis nicht beschrieben worden [11]. Dennoch wird jodiertes Öl von der WHO nur als „Notfallmaßnahme" dort empfohlen, wo andere Maßnahmen ineffektiv oder undurchführbar sind [22].

Parenterale Jodsubstitution

In Neu-Guinea, Ecuador, Zaire, Tansania, Indonesien, China, Indien und Sudan, wo keine der oben beschriebenen Maßnahmen möglich oder zuverlässig waren, hat sich die i.m. Injektion von jodiertem Öl bewährt. In den letzten 15 Jahren wurden über 12 Mio. Injektionen ohne nennenswerte Nebenwirkungen oder Komplikationen verabreicht [22, 37]. Zwei ml Lipidol enthalten 950 mg Jod und decken den Bedarf für 2–3 Jahre. Überlegungen sind im Gange, ob die Injektion von jodiertem Öl mit anderen Impfungen (Diphterie, Tetanus, Pertussis, Masern und Polio) gekoppelt werden könnte, um den erheblichen Aufwand zu senken [22].

Schlußfolgerungen

Unsere Reparaturmedizin ist kaum noch bezahlbar. Die Präventivmedizin muß aus ihrem Schattendasein heraustreten. Sie ist nicht nur vergleichsweise billig, sondern auch sehr effektiv.

Noch immer gilt die Feststellung von Marine aus dem Jahr 1917 [29]: „Der Kropf läßt sich im Vergleich zu allen bekannten Krankheiten am leichtesten verhüten. Er kann von der Liste der Krankheiten gestrichen werden, sobald sich die Menschheit entschließt, etwas dagegen zu unternehmen. Die Menschheit hat immer noch keine Maßnahmen ergriffen, obwohl nichts, was sie inzwischen über die endemische Struma gelernt hat, diese Behauptung in Zweifel zieht. Der öffentliche Gesundheitsdienst vieler Länder neigt dazu, die Bedeutung der endemischen Struma als Gefahr für das psychische, soziale und wirtschaftliche Wohlergehen zu unterschätzen. Er konnte von der Sicherheit und Wirksamkeit der Strumaprophylaxe bisher nicht überzeugt werden. Er wurde durch administrative und technische Schwierigkeiten abgeschreckt."

Literatur

1. Adams DD, Kennedy TH, Stewart JC, Utiger RD, Vidor GI (1975) Hyperthyroidism in Tasmania following iodine supplementation: measurements of thyroid stimulating autoantibodies and thyrotropin. J Clin Endocrinol Metab 41:221
2. Aktuelle interdisziplinäre Probleme des Jodmangels, der Jodprophylaxe, des Jodexzesses und antithyroidaler Substanzen (1989) Abstract, Bd. 2 (Karl-Marx-Stadt, 24.–26. 1. 1989)
3. Allen EM, Appel MC, Braverman LE (1986) The effect of iodine ingestion on the development of spontaneous lympocytic thyroiditis in the diabetes-prone BB/W rat. Endocrinology 118:1977
4. Autoimmune thyroid disease thyroid and antibodies (1988) Lancet I:1261
5. Bagchi N, Brown TR, Urdanivia E, Mitchell S, Piela D, Sundick R (1985) Induction of autoimmune thyroiditis by dietary iodide. Proc. Endocr Soc 715:179
6. Belfiore A, Sava L, Runello F, Tomaselli L, Vigneri R (1983) Solitary autonomously functioning thyroid nodules and iodine deficiency. J Clin Endocrinol Metab 56:283
7. Boukis MA, Koutras A, Souvatzoglou A, Evangelopoulou A, Vrontakis M, Moulopoulos SD (1983) Thyroid hormone and immunological studies in endemic goitre. J Clin Endocrinol Metab 57:858
8. Bürgi H, Ratishauser R (1986) Iodization of salt and its surveillance. In: Dunn JT, Pretell EA, Daza CH, Viteri FE (eds) Towards the eradication of endemic goiter, cretinism, and iodine deficiency. PAHO, Washington (Scientific publication, no 502, p 155)
9. Costa A, De Filippis V, Bocolla A, Valerio de Carli J (1986) Insufficiency of goiter prophylaxis by means of the iodinated salt actually available and under a voluntary basis. J Endocrinol Invest 9:529
10. Delange F, Bürgi H (1988) Iodine deficiency disorders in Europe. WHO, Geneva
11. Dunn TJ (1987) Iodized oil in the treatment and prophylaxis of IDD. In: Hetzel BS, Dunn JT, Standbury JB (eds) The prevention and control of iodine deficiency disorders. Elsevier, Amsterdam New York Oxford, p 127
12. Dunn JT (1987) Alternatives to salt and oil for iodine supplementation. In: Hetzel BS, Dunn JT, Stanbury JB (eds) The prevention and control of iodine deficiency disorders. Elsevier, Amsterdam New York Oxford, p 135
13. Eltom M, Karlson FA, Kamal AM, Boström H, Dahlberg PA (1985) The effectiveness of oral iodized oil in the treatment and prophylaxis of endemic goiter. J Clin Endocrinol Metab 61:1112

14. Emrich D (1986) Zusammenfassung einer epidemiologischen Stichprobenuntersuchung zum Jodmangel und zur Jodsalzprophylaxe. In: Pfannenstiel P, Emrich D, Weinheimer B (Hrsg) Schilddrüse 1985. Thieme, Stuttgart New York, 331
15. Filetti S, Squatrito, Vigneri R (1985) Iodine supplementation methods other than by iodized salt. In: Hall R, Köbberling J (eds) Thyroid disorders associated with iodine deficiency and excess. Raven, New York (Serono symposia publications, vol 22, p 95)
16. Gaitan E, Cooksey RC, Legan J (1985) Iodine supplementation and lymphocytic autoimmune thyroiditis (AT). Prog Endocr Soc 719
17. Gutekunst R, Scriba PC (1989) Goiter and iodine deficiency in Europe. The ETA report as updated in 1988. J Endocrinol Invest 12:209
18. Gutekunst R, Smolarek H, Wächter W, Scriba PC (1985) Strumaepidemiologie. IV. Schilddrüsenvolumina bei deutschen und schwedischen Schulkindern. Dtsch Med Wochenschr 109:50
19. Gutekunst R, Smolarek H, Hasenpusch U, Stubbe P, Friedrich H-J, Wood WG, Scriba PC (1986) Goiter epidemiology: Thyroid volume, iodine excretion, thyroglobulin and thyrotropin in Germany and Sweden. Acta Endocrinol (Copenh) 112:494
20. Hall R, Köbberling JA (1985) Thyroid disorders associated with iodine deficiency and excess. Raven, New York (Serono symposia publication, vol 22)
21. Harach HR, Escalante DA, Onativia A, Outes JL, Day ES, Williams ED (1985) Thyroid carcinoma and thyroiditis in an endemic goiter region before and after iodine prophylaxis. Acta Endocrinol (Copenh) 108:55
22. Hetzel BS (1989) The story of iodine deficiency. Oxford Univ Press, Oxford
23. Hetzel BS, Dunn JT, Stanbury JB (1987) The prevention and control of iodine deficiency disorders. Elsevier, Amsterdam New York Oxford
24. Hintze G, Köbberling J, Emrich D, Wasielewski T, Thal H (1985) Influence of iodinated salt on goiter frequency in 10-year old school children – preliminary results after two years. Acta Endocrinol (Copenh) [Suppl 267] 108:80
25. Hötzel D, Scriba PC (1987) Jodversorgung in der Bundesrepublik Deutschland: Probleme und Lösungsmöglichkeiten. Vitam Min Spur 2:25
26. Knobel M, Medeiros-Neto G (1986) Iodized oil treatment for endemic goiter does not induce the surge of positive serum concentrations of antithyroglobulin or antimicrosomal autoantibodies. J Endocrinol Invest 9:321
27. Lamberg BA (1985) Effectiveness of iodized salt in various parts of the world. In: Hall R, Köbberling J (eds) Thyroid disorders associated with iodine deficiency and excess. Raven, New York (Serono symposia publication, vol 22, p 81)
28. Maberly G (1989) Evidence of a autoimmune thyroid disorder in endemic goiter associated with excessive iodine intake in China. (Indian Thyroid Association, March 6–8, Delhi, abstracts)
29. Marine D, Kimball OP (1917) The preventation of simple goiter. J Lab Clin Med 3:40
30. Pfannenstiel P (1985) Direct and indirect costs caused by continuous iodine deficiency. In: Hall R, Köbberling J (eds) Thyroid disorders associated with iodine deficiency and excess. Raven, New York (Sereno symposia publication, vol 22, p 447)
31. Pinchera A (1989) Aktuelle interdisziplinäre Probleme des Jodmangels, der Jodprophylaxe, des Jodexzesses und antithyroidale Substanzen. (2. Symposium Karl-Marx-Stadt)
32. Purves, HD (1974) The aetiology and prophylaxis of endemic goiter and cretinism. The New Zealand experience. N Z Med J 80:477
33. Scriba PC, Kracht J, Klein E (1975) Endemische Struma – Jodsalzprophylaxe. Dtsch Med Wochenschr 100:1350
34. Spinnler K, Studer K (1984) Die Jodversorgung in der Schweiz. 2. Schweizerischer Ernährungsbericht. Huber, Bern Stuttgart Wien, 299
35. Stanbury JB, Hetzel BS (1980) Endemic goiter and endemic cretinism. Iodine nutrition in health and disease. Wiley & Sons, New York Chichester
36. Volpé R (1986) Autoimmune thyroiditis. In: Ingbar SH, Bravermann HE (eds) Werner's The thyroid, 5th edn. Lippincott, Philadelphia, p 1266

37. Wächter W, Mvungi M, König A, Pickardt CR, Scriba PC (1986) Prevalence of goitre and hypothyroidism in Southern Tanzania: effect of iodised oil on thyroid hormone deficiency. J Epidemiol Community Health 40: 86
38. Wächter W, Pickardt CR, Gutekunst R, Horn K, König A, Kavishe FP, Scriba PC (1987) Use of ultrasonography for goiter assessment in IDD: studies in Tansania. In: Hetzel BS, Dunn JT, Stanbury JB (eds) The prevention and control of iodine deficiency disorders. Elsevier, Amsterdam New York Oxford, p 95
39. Weber P, Manz F, Kersting M, Schöck G (1986) Jodsalzverbrauch und Kochsalzumsatz. Dtsch Med Wochenschr 111:1916

Sachregister

Erratum

J. Köbberling/C. R. Pickardt (Hrsg.)
Struma
ISBN 3-540-51067-2   ISBN 0-387-51067-2

Die korrekte Anschrift (Autorenverzeichnis)
von Herrn Professor Dr. W. Becker lautet:

Becker, Wolfgang, Prof. Dr. med.

Nuklearmedizinische Klinik mit Poliklinik
der Friedrich-Alexander-Universität
Erlangen-Nürnberg
Krankenhausstraße 12
8520 Erlangen

Springer-Verlag
Berlin Heidelberg New York
London Paris Tokyo Hong Kong